高等职业教育教材

中药药理与实验教程

郭冷秋 韩 蕾 主编

化学工业出版社

·北京·

内容简介

《中药药理与实验教程》分为上、中、下三篇。上篇为总论，重点介绍中药药理学的基本概念、原理以及中药药理学的研究思路和方法；中篇为各论，重点介绍各类中药的共性药理作用和常用单味中药及复方的药理作用、作用原理、活性成分、临床应用及不良反应等内容；下篇为实验部分，重点介绍各类中药常用的实验方法。全书上、中、下三篇在知识体系上进行合理衔接，并利用思维导图进行知识点归纳梳理，章后附有的思考与练习，供检测和反馈学生的学习效果。

本教材供中药学、中药资源与开发、中药材生产加工技术、药学、药物制剂、药学服务等相关专业的本、专科学生教学使用，也可作为中药学、药学类专业自学考试、执业药师和职称考试参考书，亦可作为从事中医药科研、生产及学习中医的西医工作者的指导用书。

图书在版编目（CIP）数据

中药药理与实验教程／郭冷秋，韩蕾主编．— 北京：化学工业出版社，2023.3
ISBN 978-7-122-42605-5

Ⅰ. ①中⋯　Ⅱ. ①郭⋯ ②韩⋯　Ⅲ. ①中药学-药理学-实验-教材　Ⅳ. ①R285-33

中国版本图书馆 CIP 数据核字（2022）第 230593 号

责任编辑：王　芳　旷英姿
责任校对：宋　玮　　　　　　　装帧设计：关　飞

出版发行：化学工业出版社
　　　　　（北京市东城区青年湖南街 13 号　邮政编码 100011）
印　　刷：北京云浩印刷有限责任公司
装　　订：三河市振勇印装有限公司

787mm×1092mm　1/16　印张 22½　字数 554 千字
2023 年 3 月北京第 1 版第 1 次印刷

购书咨询：010-64518888　　　售后服务：010-64518899
网　　址：http://www.cip.com.cn

凡购买本书，如有缺损质量问题，本社销售中心负责调换。

定　　价：59.80 元　　　　　　　版权所有　违者必究

编写人员名单

主　编　郭冷秋　韩　蕾

副主编　梁　睿　闫宇辉　毛娜娜

编　者（按姓氏笔画排序）

王　馨	杭州市上城区卫健局
毛娜娜	苏州卫生职业技术学院
刘竞天	苏州卫生职业技术学院
闫宇辉	江苏食品药品职业技术学院
江　盼	江苏食品药品职业技术学院
李长君	三亚市中医院
沈延婷	苏州卫生职业技术学院
耿文婷	苏州卫生职业技术学院
高振宇	苏州卫生职业技术学院
郭冷秋	苏州卫生职业技术学院
谈如蓝	苏州卫生职业技术学院
梁　睿	苏州卫生职业技术学院
韩　蕾	江苏卫生健康职业学院

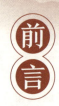

中药药理学是在中医药理论指导下，运用现代科学技术方法，研究中药与机体之间相互作用及作用规律的科学。它是中药学、中药材生产加工技术、中药资源与开发等专业的主干课程，也是中医临床、药学等专业的基础课程，是沟通基础医学与临床医学、中医学与中药学之间的桥梁学科。

本教材结合近年来中药药理学科的新进展和教学实践的反馈，紧密围绕中药学、中药材产地加工技术等专业人才培养方案，编写过程中兼顾对学生知识、能力和素质的全面培养，构建了"理论知识"和"实际应用"的全面知识体系，使学生能够胜任中药材生产、加工、检验、流通以及医疗服务等不同岗位对专业能力的要求。全书分为上、中、下三篇，共三十五章。前五章为总论，主要介绍中药药理学的基本概念和发展简史、中药药效学、中药毒理学、中药药性理论的现代研究和影响中药药理作用的因素。第六章至第二十三章为各论部分，主要介绍各类中药的共性药理作用和常用单味药及复方的现代药理研究成果。第二十四章至第三十五章为实验部分，重点介绍中药药理学研究中涉及到的常用实验方法与技术。本教材可供高职高专及本科院校中药学、中药材生产加工技术、中药资源与开发、药学服务、药品经营与管理、药物制剂等专业学生学习使用。

本教材由苏州卫生职业技术学院郭冷秋、江苏卫生健康职业学院韩蕾主编，具体编写分工如下：第一章、第六章、第十八章、第二十八章、第三十四章由郭冷秋编写；第二章、第三章、第七章由韩蕾编写；第四章、第二十六章由刘竞天编写；第五章由高振宇编写；第八章、第十五章、第二十二章、第三十章由梁睿编写；第九章、第二十一章、第二十九章、第三十五章由闫宇辉编写；第十章、第十一章、第十六章、第三十二章由江盼编写；第十二章、第十三章、第十七章由谈如蓝编写；第十四章、第二十三章、第二十五章、第三十三章由毛娜娜编写；第十九章由刘竞天、王馨编写；第二十章由刘竞天、李长君编写；第二十四章、第三十一章由耿文婷编写；第二十七章由沈延婷编写。全书由郭冷秋统稿和定稿。

本书在编写过程中参考了《中药药理学》和《中药药理研究方法学》等教材和著作，在此，对所参考的各教材编写人员致以深深的敬意和谢意。本书亦引用了许多专家和学者的最新研究成果，在此表示衷心的感谢！教材编写得到了苏州卫生职业技术学院各级领导及参编单位的大力支持，在此深表谢意！

由于编者水平有限，书中难免存在疏漏与不妥之处，敬请各位同行及广大读者批评指正。

编者
2022 年 8 月

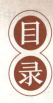

上篇 总论 / 001

第一章 绪论 / 002
第一节 中药药理学的基本概念与学科任务 / 002
　一、中药药理学的概念 / 002
　二、中药药理学的学科任务 / 003
第二节 中药药理学发展简史 / 003
　一、本草阶段 / 004
　二、近代中药药理学研究 / 004
　三、现代中药药理学研究 / 005

第二章 中药药效学 / 008
第一节 中药药效学的基本概念 / 008
　一、中药药效学的概念 / 008
　二、中药的基本作用 / 008
第二节 中药药理作用与功效主治的关系 / 009
　一、中药药理作用与功效具有相关性 / 009
　二、中药药理作用与功效具有差异性 / 010
第三节 中药药理作用的特点 / 010
　一、中药作用的多效性 / 010
　二、中药作用的两重性 / 010
　三、中药作用的双向性 / 011
　四、作用相对缓慢、温和 / 011

第三章 中药毒理学 / 013
第一节 中药毒理学概述 / 013
　一、中药毒理学的概念 / 014
　二、中药毒性的基本特点 / 014

第二节 中药毒性的类型 / 014
　一、副作用 / 014
　二、毒性反应 / 014
　三、超敏反应 / 015
第三节 中药的毒性成分类型 / 016
　一、有机类毒性物质 / 016
　二、重金属类毒性物质 / 016

第四章 中药药性理论的现代研究 / 019
第一节 中药四气的现代研究 / 019
　一、对自主神经系统功能的影响 / 019
　二、对内分泌系统功能的影响 / 020
　三、对基础代谢的影响 / 020
　四、对中枢神经系统功能的影响 / 020
　五、寒凉药的抗感染及抗肿瘤作用 / 021
第二节 中药五味的现代研究 / 021
　一、辛味药 / 021
　二、酸味药 / 021
　三、甘味药 / 022
　四、苦味药 / 022
　五、咸味药 / 022
第三节 中药升降浮沉的现代研究 / 022
第四节 中药归经理论的现代研究 / 023
　一、归经与药理作用的关系 / 023
　二、归经与药物在体内药动学的关系 / 023
　三、归经与微量元素的关系 / 024
　四、归经与受体学说、环核苷酸的关系 / 024

第五节 对有毒中药的现代认识 / 024
　一、有毒中药的研究 / 024
　二、有毒中药开发的方向 / 025

第五章　影响中药药理作用的因素 / 028
第一节　药物因素 / 028
　一、品种和产地 / 028
　二、采收季节 / 029
　三、贮藏 / 029
　四、炮制加工 / 029

　五、剂型与工艺 / 030
　六、剂量 / 030
　七、配伍 / 031
第二节　机体因素 / 031
　一、生理状况 / 031
　二、病理状况 / 032
　三、心理因素 / 032
第三节　环境因素 / 032
　一、地域与饮食起居 / 032
　二、时辰节律 / 033

中篇　各论 / 037

第六章　解表药 / 038
第一节　概述 / 038
　一、解表药的概念与应用 / 038
　二、解表药的现代药理研究 / 039
第二节　常用中药 / 041
　麻黄 / 041
　桂枝 / 043
　柴胡 / 045
　葛根 / 048
第三节　常用方剂 / 050
　桂枝汤 / 050
　麻黄汤 / 051

第七章　清热药 / 055
第一节　概述 / 055
　一、清热药的概念与应用 / 055
　二、清热药的现代药理研究 / 056
第二节　常用中药 / 058
　黄芩 / 058
　黄连 / 060
　金银花 / 062
　连翘 / 063
　苦参 / 065
　鱼腥草 / 066
　青蒿 / 068
　大青叶及板蓝根 / 070
第三节　常用方剂 / 071

　黄连解毒汤 / 071
　白虎汤 / 072

第八章　泻下药 / 075
第一节　概述 / 075
　一、泻下药的概念与应用 / 075
　二、泻下药的现代药理研究 / 076
第二节　常用中药 / 078
　大黄 / 078
　芒硝 / 081
　芦荟 / 082
　番泻叶 / 083
第三节　常用方剂 / 084
　大承气汤 / 084
　麻子仁丸 / 085

第九章　祛风湿药 / 088
第一节　概述 / 088
　一、祛风湿药的概念与应用 / 088
　二、祛风湿药的现代药理研究 / 089
第二节　常用中药 / 091
　秦艽 / 091
　独活 / 093
　雷公藤 / 094
第三节　常用方剂 / 097
　独活寄生汤 / 097

第十章　芳香化湿药 / 100

第一节　概述 / 100
一、芳香化湿药的概念与应用 / 100
二、芳香化湿药的现代药理研究 / 101

第二节　常用中药 / 102
厚朴 / 102
广藿香 / 104
苍术 / 106

第三节　常用方剂 / 108
藿香正气散 / 108

第十一章　利水渗湿药 / 111

第一节　概述 / 111
一、利水渗湿药的概念与应用 / 111
二、利水渗湿药的现代药理研究 / 112

第二节　常用中药 / 114
茯苓 / 114
猪苓 / 116
泽泻 / 117
茵陈 / 119
薏苡仁 / 120

第三节　常用方剂 / 121
茵陈蒿汤 / 121

第十二章　温里药 / 125

第一节　概述 / 125
一、温里药的概念与应用 / 125
二、温里药的现代药理研究 / 126

第二节　常用中药 / 128
附子 / 128
肉桂 / 130
干姜 / 132
吴茱萸 / 134

第三节　常用方剂 / 136
四逆汤 / 136

第十三章　理气药 / 140

第一节　概述 / 140
一、理气药的概念与应用 / 140
二、理气药的现代药理研究 / 141

第二节　常用中药 / 142
枳实与枳壳 / 142
陈皮 / 144
青皮 / 146
香附 / 147

第三节　常用方剂 / 148
柴胡疏肝散 / 148

第十四章　消食药 / 153

第一节　概述 / 153
一、消食药的概念与应用 / 153
二、消食药的现代药理研究 / 153

第二节　常用中药 / 155
山楂 / 155
麦芽 / 157
鸡内金 / 158

第三节　常用方剂 / 159
保和丸 / 159

第十五章　止血药 / 162

第一节　概述 / 162
一、止血药的概念与应用 / 162
二、止血药的现代药理研究 / 162

第二节　常用中药 / 164
三七 / 164
蒲黄 / 167

第三节　常用方剂 / 168
云南白药 / 168

第十六章　活血化瘀药 / 172

第一节　概述 / 172
一、活血化瘀药的概念与应用 / 172
二、活血化瘀药的现代药理研究 / 173

第二节　常用中药 / 175
丹参 / 175
川芎 / 177
延胡索 / 179
益母草 / 181
银杏叶 / 182
红花 / 184
桃仁 / 186

第三节　常用方剂 / 187
血府逐瘀汤 / 187
补阳还五汤 / 188

第十七章　化痰止咳平喘药 / 192

第一节　概述 / 192
一、化痰止咳平喘药的概念与应用 / 192
二、化痰止咳平喘药的现代药理研究 / 193

第二节　常用中药 / 195
桔梗 / 195
半夏 / 196
苦杏仁 / 198

第三节　常用方剂 / 199
小青龙汤 / 199

第十八章　安神药 / 203

第一节　概述 / 203
一、安神药的概念与应用 / 203
二、安神的现代药理研究 / 204

第二节　常用中药 / 205
酸枣仁 / 205
远志 / 207

第三节　常用方剂 / 209
酸枣仁汤 / 209
朱砂安神丸 / 210

第十九章　平肝息风药 / 214

第一节　概述 / 214
一、平肝息风药的概念与应用 / 214
二、平肝息风药的现代药理研究 / 215

第二节　常用中药 / 216
天麻 / 216
钩藤 / 218
地龙 / 220

第三节　常用方剂 / 222
天麻钩藤饮 / 222

第二十章　开窍药 / 226

第一节　概述 / 226
一、开窍药的概念与应用 / 226
二、开窍药的现代药理研究 / 227

第二节　常用中药 / 228
麝香 / 228
冰片 / 230
石菖蒲 / 231

第三节　常用方剂 / 232
安宫牛黄丸 / 232

第二十一章　补虚药 / 236

第一节　概述 / 236
一、补虚药的概念与应用 / 236
二、补虚药的现代药理研究 / 237

第二节　常用中药 / 239
人参 / 239
党参 / 243
黄芪 / 245
甘草 / 247
何首乌 / 249
枸杞子 / 251
石斛 / 253
冬虫夏草 / 254
当归 / 256

第三节　常用方剂 / 258
六味地黄丸 / 258
补中益气汤 / 259

第二十二章　收涩药 / 264

第一节　概述 / 264
一、收涩药的概念与应用 / 264
二、收涩药的现代药理研究 / 264

第二节　常用中药 / 266
五味子 / 266
山茱萸 / 268

第三节　常用方剂 / 269
四神丸 / 269

第二十三章　外用药 / 272

第一节　概述 / 272
一、外用药的概念与应用 / 272
二、外用药的现代药理研究 / 273

第二节　常用中药 / 274
雄黄 / 274
马钱子 / 275

第三节　常用方剂 / 278
如意金黄散 / 278

下篇　中药药理实验方法学 / 281

第二十四章　常用实验动物和实验动物基本操作技能 / 282

第一节　常用实验动物 / 282
一、实验动物的要求 / 282
二、实验动物的种类 / 282

第二节　实验动物的捉持、固定和标记 / 284
一、常用实验动物的捉持及固定方法 / 284
二、常用实验动物的标记方法 / 285

第三节　实验动物的给药方法 / 286
一、小鼠的给药方法 / 286
二、大鼠的给药方法 / 287
三、家兔的给药方法 / 287

第四节　实验动物的麻醉 / 288
一、常用的麻醉剂 / 288
二、动物的麻醉方法 / 288

第五节　实验动物的采血 / 289
一、小鼠、大鼠采血法 / 289
二、家兔采血法 / 290

第六节　实验动物的处死 / 291
一、小动物的处死方法 / 291
二、较大动物的处死方法 / 291
三、蛙类的处死方法 / 291

第七节　给药剂量的设计 / 292
一、药效学试验剂量的确定 / 292
二、剂量组的设置 / 293

第二十五章　中药药理实验研究方法 / 294

第一节　中药药理实验方法的一般介绍 / 294
一、离体实验 / 294
二、在体实验 / 294

第二节　实验设计中的几个问题 / 294
一、工作假说的形成 / 294
二、实验指标 / 295
三、预初实验 / 295
四、实验设计的基本原则 / 295
五、实验结果的处理和分析 / 296

第三节　影响实验结果的因素 / 296
一、动物因素 / 296
二、环境因素 / 296
三、药物因素 / 297

第二十六章　中药药理实验用药的制备方法 / 298

第一节　水煎剂的制备 / 298
一、水煎剂的制法 / 298
二、注意事项 / 298

第二节　浸膏与流浸膏的制备 / 299
一、浸膏的制法 / 299
二、流浸膏的制法 / 299

第三节　酊剂的制备 / 299
第四节　注射剂的制备 / 300
第五节　混悬剂的制备 / 300
第六节　乳剂的制备 / 301

第二十七章　解表药、清热药实验方法 / 302

第一节　发汗作用 / 302
第二节　解热作用 / 303
第三节　抗菌作用 / 304
第四节　抗病毒作用 / 305

第二十八章　泻下药实验方法 / 307

第一节　药物对离体肠管运动的影响 / 307
第二节　药物对在体肠运动的影响 / 308

第二十九章　祛风湿药实验方法 / 310

第一节　抗炎作用 / 310
第二节　镇痛作用 / 312

第三十章　温里药实验方法 / 315

第一节　药物对离体蛙心的作用 / 315
第二节　药物的抗心肌缺血作用 / 316
第三节　药物的抗心律失常作用 / 317

第三十一章　止血药实验方法 / 319
第一节　药物对出血时间的影响 / 319
第二节　药物对凝血时间的影响 / 320

第三十二章　活血化瘀药实验方法 / 322
第一节　药物对冠脉血流量的影响 / 322
第二节　药物对微循环的影响 / 324
第三节　药物对血液流变学的影响 / 325
第四节　药物对血栓形成的影响 / 327

第三十三章　化痰止咳平喘药实验方法 / 329
第一节　药物的平喘作用 / 329
第二节　药物的镇咳作用 / 330
第三节　药物的祛痰作用 / 331

第三十四章　安神药实验方法 / 333
第一节　镇静作用 / 333
第二节　催眠作用 / 334
第三节　抗惊厥作用 / 335

第三十五章　补虚药实验方法 / 337
第一节　药物对免疫器官重量的影响 / 337
第二节　药物对吞噬细胞功能的影响 / 338
第三节　药物对记忆功能的影响 / 340
第四节　药物的抗氧化作用 / 341
第五节　药物对血糖的影响 / 342

习题答案（部分）/ 344

参考文献 / 347

二维码资源目录

序号	标题	类型	页码
1	电子课件	课件	002
2	中药为何被称"本草"	文档	004
3	电子课件	课件	008
4	中药作用的双向性	文档	011
5	电子课件	课件	013
6	毒性中药材名单	文档	013
7	电子课件	课件	019
8	古时鹤顶红,现治白血病	文档	024
9	电子课件	课件	028
10	中药剂型及名称趣闻	文档	028
11	电子课件	课件	038
12	体温的调节方式及机体发汗类型	图片	041
13	哮喘的发病机制及麻黄的平喘作用	图片	041
14	辨证认识麻黄碱	文档	041
15	电子课件	课件	055
16	双黄连注射液不良反应案例分析	文档	060
17	电子课件	课件	075
18	大黄牡丹汤	文档	078
19	番泻叶的禁忌证	文档	084
20	电子课件	课件	088
21	自身免疫性疾病简介	文档	089
22	光敏药物	文档	093
23	雷公藤多苷片的"白与黑"	文档	094
24	电子课件	课件	100
25	胃酸分泌及抑制胃酸分泌作用机制	文档	102
26	变态反应发生机制及厚朴的抗变态反应作用	文档	102
27	电子课件	课件	111
28	尿液的生成过程	文档	114
29	泽泻降脂丸	文档	117
30	茵陈五苓散	文档	119
31	电子课件	课件	125
32	附子医案选读	文档	128
33	理中丸	文档	128
34	电子课件	课件	140

续表

序号	标题	类型	页码
35	橘井泉香的故事	文档	144
36	柴胡疏肝散方解	文档	148
37	电子课件	课件	153
38	大山楂丸	文档	155
39	电子课件	课件	162
40	三七类药物的不良反应事件分析	文档	164
41	槐角丸	文档	168
42	电子课件	课件	172
43	血液流变学检查及意义	文档	173
44	丹参注射液	文档	175
45	电子课件	课件	192
46	杏林春暖的故事	文档	198
47	小青龙汤方解	文档	199
48	电子课件	课件	203
49	尼可刹米惊厥模型的制备	视频	205
50	电子课件	课件	214
51	揭开天麻生长奥秘,为药农铺开致富道路	文档	216
52	电子课件	课件	226
53	"奇香"和"奇臭"的中药	文档	228
54	电子课件	课件	236
55	肾上腺皮质激素的分泌与调节	文档	247
56	何首乌致肝毒性案例	文档	249
57	电子课件	课件	264
58	五味子的妙用	文档	266
59	四神丸歌诀	文档	269
60	电子课件	课件	272
61	含雄黄中成药的正确使用	文档	274
62	小鼠的捉持——双手法	视频	284
63	小鼠的捉持——单手法	视频	284
64	家兔的捉拿	视频	285
65	家兔的称重	视频	285
66	家兔的固定——兔盒固定	视频	285
67	家兔的固定——兔台固定	视频	285
68	大鼠和小鼠的标记方法	视频	286
69	大鼠和小鼠的性别鉴别	文档	286
70	小鼠的给药方法——灌胃	视频	286
71	小鼠的给药方法——腹腔注射	视频	286
72	小鼠的给药方法——皮下注射	视频	286
73	小鼠的给药方法——肌肉注射	视频	286
74	家兔的给药方法——灌胃	视频	287
75	家兔的给药方法——耳缘静脉注射	视频	287

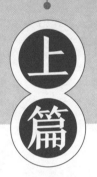

上篇 总论

本篇内容主要包括绪论、中药药效学、中药毒理学、中药药性理论的现代研究及影响中药药理作用的因素五部分。其中，绪论部分重点介绍了中药药理学的概念、研究内容、学科任务及中药药理学的形成和发展历史；中药药效学部分重点介绍了中药的基本作用、中药药理作用与功效之间的相关性和差异性、中药药理作用的特点；中药毒理学部分重点介绍了中药毒性的类型和毒性的特点；中药药性理论的现代研究部分重点介绍了四气、五味、升降沉浮、归经及有毒无毒的现代药理研究进展；影响中药药理作用的因素部分重点介绍了药物、机体和环境三个方面对中药药理作用的影响。通过本篇内容的学习，能够使同学们掌握中药药理学的基本概念和基本原理，了解中药药理学的研究思路和方法，建立起本课程的宏观知识体系和基本框架，并为后续学习打下良好的基础。

第一章 绪 论

电子课件

> **导学**
>
> 本章重点介绍中药药理学的概念、中药药理学的学科任务以及中药药理学的发展简史。
>
> **学习要求**
>
> 1. 掌握中药药理学的概念及中药药理学的研究内容。
> 2. 熟悉中药药理学的学科任务。
> 3. 了解中药药理学的发展简史。

第一节 中药药理学的基本概念与学科任务

一、中药药理学的概念

中药药理学（pharmacology of traditional chinese medica），是指在中医药理论指导下，运用现代科学方法，研究中药和机体之间相互作用及作用原理的一门学科。中药药理学是中药学的分支学科。

中药是指以中医学理论为基础，用于防治疾病的天然药材（包括植物、动物和矿物等）。机体则指人体、动物体及病原体等。中药的起源和中药学的发展已有几千年的历史，已经建立了独特的理论体系，并具有丰富的知识内涵。中药药理的研究要以中医药理论为指导思想，结合中药的功效、主治、有毒无毒等中医药理论开展。中药药理的研究要利用现代科学技术方法，借助现代先进科学技术手段，才能阐明中药作用的实质和防病治病的现代科学机理，才能对中医药的内涵给予现代科学水平的阐述。

中药药理学的研究内容分两部分，即中药药效学（中药效应动力学，pharmacodynamics of TCM）和中药药动学（中药代谢动力学，pharmacokinetics of TCM）。中药药效学是利用现代科学的理论和方法，研究和揭示中药药理作用产生的机制和物质基础。中药药动学是研究中药及其化学成分在体内的吸收、分布、代谢和排泄过程及其特点。关于中药药效学，历代本草著作均有论述，如麻黄平喘、桂枝解表、人参补气、附子温里等。现代中药药效研究，是建立在现代科学基础上对中药的作用及作用原理的再认识。中药药动学是研究机体对药物的作用，即药物在体内的动态变化规律，也就是体内药物浓度随时间的变化过程。中药药动学的研究，对于指导临床合理用药、提高用药的安全性和有效性具有十分重要的意义。但中药药动学的研究刚刚起步，且由于方法学上的问题使其研究较少。

二、中药药理学的学科任务

中药药理学作为一门新兴学科，发展至今已有近百年历史，其学科任务逐渐明确。

（1）阐明中药的作用　传统中医对中药方剂的功效主治描述，难以理解和接受，而中药药理学则采用与之相对应的现代药理学指标进行研究，从现代医学角度阐明中药的作用。如生脉散，由人参、麦冬、五味子三味中药组成，具有益气养阴功效，用于治疗气阴两虚证，即大汗出后元气衰微、脉微欲绝。通过现代药理研究证明，生脉散具有强心、抗休克作用，能兴奋心肌细胞β受体，加快心率，提高心肌收缩力，从而可用于治疗气阴两虚证。

（2）探讨中药药效产生的机制和物质基础　在证实中药方剂有效性的基础上，需要开展其有效成分（群）及作用机制的深入研究，以阐明中药方剂防治疾病的现代科学本质，认识和理解中药理论的内涵。如中医认为麻黄具有发汗解表的功效，通过发汗来解除表证。中药药理研究表明，麻黄中包括麻黄碱在内的多种成分具有发汗作用，可以通过促进血液循环、抑制汗腺导管的重吸收等作用来发汗。通过中药药理研究，可以从现代科学的角度认识和理解中药防病治病的科学内涵。研究中既要开展单味药的研究，也要重视复方的研究。

（3）阐明中医药理论的现代科学本质　几十年来通过对典型方剂的药理研究，探讨中医药理论的现代科学本质。目前对中药药性理论、归经理论，以及活血化瘀、扶正固本等作用，已初步建立了与之相关的现代科学概念。如通过对解表药的研究，阐明了表证的现代科学内涵；通过对活血化瘀药的研究，阐明了血瘀证的科学本质。

（4）参与中药新药的研发　中药新药的开发是以中药制剂的有效性、安全性和质量可控性为基本条件。国家《新药审批办法》规定，任何新药在上临床前均须提供药理学及毒理学实验资料，中药药理学在新药研发中具有重要的地位和作用。中药新药的研发不但为临床提供了高效低毒的中药新药制剂，也推动了中药药理学自身的发展。

（5）促进中医药走向世界　中医药源远流长，是中华民族悠久文化传统的结晶，是我国人民和疾病斗争的宝贵财富，但由于各种原因，中医药一直未能被世界广泛接受。中药药理的研究为中医药的现代化和国际化、中医药走向世界提供了科学的实验依据。

第二节
中药药理学发展简史

中医药文化源远流长，经历了几千年的发展历程，是我国优秀的民族文化遗产。中药是中医防病治病的主要手段，具有丰富的知识内涵，是中医理论的重要体现。然而，真正的中药药理学研究则为时较晚。中药药理学的发展大致经历了以下三个阶段。

一、本草阶段

自从有了药物，就有了药物治疗学。古人通过生活实践，认识到大黄根可以泻下，当病人出现便秘时，便寻找大黄根进行治疗；黄连止痢，出现痢疾时，寻找黄连治疗。这种有目的地寻找药物治疗疾病的行为，就是药物治疗学的萌芽，也是中药药理学的初步实践。古人从生活实践中积累了丰富的经验，如常山截疟、麻黄平喘、大黄泻下，都是几千年临床实践的结晶，也属于中药药效学范畴。古人由于受历史条件和科技水平的限制，不可能像现代人一样，从细胞、分子水平上阐述中药防病治病的作用机制，只能结合当时的哲学、文化成果，从抽象的角度去阐明中药的作用机制，这便是传统的中药药效理论，如四气、五味、升降沉浮、归经等。

中药为何被称"本草"

二、近代中药药理学研究

19世纪末20世纪初，西方医学进入了中国，出现了中西两大医学体系的碰撞和渗透。我国老一辈的医药学家，利用动物进行实验，科学地处理数据，探索中药的作用、作用机制及产生作用的物质基础，由此中药药理学才逐渐形成并不断发展起来。

20世纪20年代，当时在北京协和医学院药理系工作的陈克恢教授和赵承嘏教授合作进行了麻黄、当归等药的药理研究。从麻黄中分离得到麻黄碱，发现其具有高度的肾上腺素样活性，与交感神经兴奋剂相同，且作用更持久。于1924年发表了研究论文"麻黄有效成分——麻黄碱的作用"。这篇论文的发表具有划时代的意义。它不但标志着中药药理学的诞生，还形成了一条延续至今的中药药理研究的基本思路，即药理研究与化学研究相结合，有效成分的确定依靠药理研究的指导。此后，中药药理研究受到国内外医药界的广泛重视，激起了国内外对传统中药研究的热潮。

20世纪20~40年代，国内学者对延胡索、柴胡、乌头、蟾酥、仙鹤草、防己、贝母、使君子、常山、鸦胆子等一大批常用中药进行了化学和药理研究。但由于战争动乱，中药药理研究工作经费短缺、研究条件差，除麻黄一药的药理研究工作较深入外，其他中药都只是进行了一些初步的研究。而且当时的研究不太注意药材的品种及来源鉴定，科学性尚存在一定问题，且只是把中药当成一种植物药来研究，很少联系中医药理论和临床实践，所以研究进展缓慢，成果有限。但这些研究工作为今后中药药理的发展奠定了一定的基础。

新中国成立后，由于党和政府的高度重视，我国广大药学工作者研究中药的积极性空前高涨，中药药理研究进入了新的阶段，并取得了突出的成绩。

20世纪50~60年代，进行了大量单味药研究及其药效筛选研究，主要在强心、降压、抗菌、驱虫、镇痛、抗炎、利尿、解热等方面寻找有效中药，取得了很大进展。如发现了具有较高抗菌活性的黄连、穿心莲；金国章教授等对延胡索镇痛作用的研究也堪称这一时期中药单味药研究的典型。在这一时期还深入进行了茵陈蒿、秦艽、大黄、防己、附子、柴胡、甘草等单味中药的药理研究。

20世纪70~80年代，开始注意中医药理论指导，运用现代药理研究手段揭示传统中医药理论的科学内涵，中药药理研究发展速度更快。这一时期对常用单味中药的研究仍占中药药理研究的主导地位。除此之外，开始重视中药复方研究及与中医治法、治则结合的中药研究，中药配伍机制研究，也开始中药药性理论如四气、五味、归经等的现代研究。这一时期的单味中药的药理研究主要集中在补益药和活血化瘀药二类中药，其次为清热药和泻下药，如人参、丹参、川芎、雷公藤、大黄、黄芪、牛黄、甘草、沙棘、绞股蓝、当归、冬虫夏草、三七、青蒿、党参、五味子、苦参、西洋参、刺五加等。

与此同时，中药复方药理研究也有较大的进展。其间共研究中药复方230多首，其中以对心血管及消化系统作用的复方研究较多，如对生脉散、参附汤、桃红四物汤、四君子汤、补中益气汤、六味地黄丸、玉屏风散、苏合香丸等均进行了较深入的药理作用研究。在进行复方整方药理研究的同时，还对复方进行了配伍及拆方研究，对某些古方进行了改造及精简药味研究。如周金黄等运用现代药理学与化学方法，系统而深入地探讨了六味地黄汤的药理作用、作用机制和主要有效成分。富育杭等对经典方剂——桂枝汤对体温双向调节的作用机制进行了比较系统的深入研究。

在中药药理学学科形成和发展的过程中，教学和研究相互促进、相互推动。1978年，中山医学院负责主编首版药理学统编教材，其中列入"中草药药理研究概况"一章，首次按中医传统理论分类进行了药理作用的阐述。20世纪70年代末到80年代初，全国已有多所高等中医院校开设了中药药理课程或讲座。1985年出版了第一本由国家卫生行政部门组织、王筠默主编的《中药药理学》教科书，这标志着中药药理学科正式形成。

三、现代中药药理学研究

20世纪90年代后，随着现代科学技术的迅速发展，中药药理的研究跨入了一个崭新的时代。中药药理的研究领域不断拓展，研究思路有较大突破，研究方法与手段日益先进，研究目标更加明确。

（1）研究内容日渐丰富　以往中药药理学的研究侧重于药效学的研究，90年代以后，中药的药物代谢动力学研究和中药的安全性评价逐渐受到重视。另外，中药复方的药理研究日益增多，逐渐发展成为中药药理研究的主要内容。

（2）研究思路有较大突破　在单味药药理研究方面，中药的药理作用研究与中药传统理论的性味、归经、功效与主治相互联系日益紧密。在复方的中药药理研究方面，除了沿袭以往的药理研究之外，更加重视复方配伍规律和复方药效物质基础的研究。

（3）研究方法与手段日益先进　中药药理研究一直依靠整体动物实验而缺乏局部的评价手段，缺乏定量和客观数据标准，阻碍了其发展。近年来，出现了膜片钳技术、激光扫描共聚焦显微技术、基因探针、细胞重组、细胞内微电极、离子选择性微电极等技术，并且均开始应用于中药药理研究，使研究手段从整体动物发展到了组织器官、细胞亚细胞和分子生物学水平以及对基因的表达、调控影响方面。中药含药血清药理和血清药物化学等新的研究方法也逐步在中药药理研究中得到应用。

（4）研究目标更加明确　中医药研究的目标是实现中医药现代化，而中药现代化研究是中医现代化研究的切入点和突破口。中药现代化研究的核心是中药复方的研究，阐明中药复方的配伍规律、药效物质基础和作用机制是中药复方现代化研究的关键环节。中药药理学正在为中药现代化发挥积极的作用。

近百年的发展，中药药理研究取得了长足的进步，但它毕竟还是一门年轻的学科，该学科领域内的许多关键性的问题还需不断探索和完善，如中医"证"的病理模型的复制、体外实验方法学、药物在体内的动态变化规律等问题。在21世纪，当这些方法学问题得到突破性进展时，中药的药理学研究水平有了新的飞跃。我们有理由相信，经过广大的中药药理工作者坚持不懈的努力，中药药理学科将取得更快的发展，其理论体系将更加成熟。

知识链接

陈克恢与麻黄碱

　　陈克恢（1898年2月26日—1988年12月12日），是20世纪国际药理学界的一代宗师，也是现代中药药理学研究的创始人。1929年，年仅31岁的他成为了礼来公司药理研究部主任，并在此后长达34年的时间里参与礼来的药物开发。他在协和医学院任助教时（1923~1925），从数百种常用中药中选了麻黄作为第一个研究对象，几周内即从麻黄中分离出左旋麻黄碱。后来他通过一篇老文献知道，日本学者长井长义早于1887年即已从麻黄中分得此碱。当时只知道它能扩大瞳孔，不知道其他药理作用。他日夜奋战，仅用了6个月就得到不少成果，并在美国实验生物与医学学会北京分会上作了初步报告。1924年，他发表了关于麻黄碱药理作用的第一篇论文。他回美国后进一步证明麻黄碱可以治疗过敏性疾病和支气管哮喘，还可用于脊椎麻醉，以防血压下降。陈克恢还分析了世界各地产的麻黄草，发现只有中国和东南亚地区产的含左旋麻黄碱。从此，礼来药厂每年从中国进口大量麻黄用于麻黄碱的生产，以适应临床需要。这种状况持续了19年，直到第二次世界大战时，两位德国化学家用发酵法将苯甲醛与甲基胺缩合，成功地合成了左旋麻黄碱为止。

　　陈克恢首先发现麻黄碱的药理作用，为推动交感胺类化合物的化学合成奠定了基础，并对从天然产物中寻找开发新药起了典范作用。

学习小结

1. 中药药理学的概念与研究内容

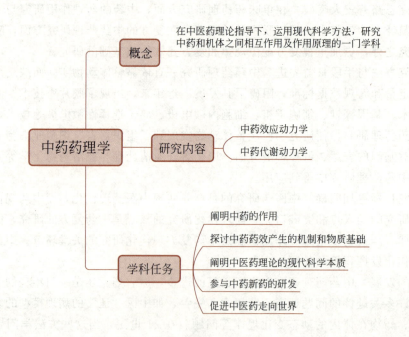

2. 中药药理学发展简史

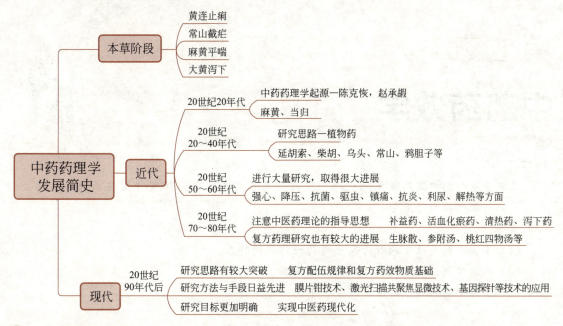

 思考与练习

一、单项选择题

1. 中药药理学的研究目的是（   ）。
   A. 研究中药产生药效的机制　　　　　　B. 分离有效成分
   C. 鉴定有效成分的化学结构　　　　　　D. 研究有效成分的理化性质
   E. 鉴定中药的品种

2. 下列哪项不是中药药动学的研究内容？（   ）
   A. 药物在体内的吸收　　　　　　　　　B. 药物在体内的分布
   C. 药物的生物转化（代谢）　　　　　　D. 药物的排泄
   E. 药物的作用强度

3. 国内最早对何种中药进行了现代药理研究工作？（   ）
   A. 黄连　　　　　B. 黄芩　　　　　C. 金银花　　　　　D. 麻黄
   E. 人参

4. 下面哪项不是中药药理学的学科任务？（   ）
   A. 阐明中药的作用　　　　　　　　　　B. 参与中药新药的开发
   C. 发现新化合物　　　　　　　　　　　D. 阐明中药药效产生的机制和物质基础
   E. 促进中医药走向世界

5. 对麻黄进行开创性研究的现代中药药理学的创始人是（   ）。
   A. 王浴生　　　　B. 陈克恢　　　　C. 周金黄　　　　　D. 王建华
   E. 陈奇

二、问答题

1. 简述中药药理学的学科任务。
2. 中药药理学的发展大致经历哪些阶段？

第二章
中药药效学

电子课件

> **导学** ▶▶▶
> 本章重点介绍中药药效学的概念、中药的基本作用、中药药理作用与功效主治的关系、中药药理作用的特点等。
>
> **学习要求** ▶▶▶
> (1) 掌握中药药效学的概念及中药药理作用的特点。
> (2) 熟悉中药药理作用与功效主治的关系。
> (3) 了解中药药效学的学科任务、中药的基本作用。

第一节 中药药效学的基本概念

中药药效学是中药药理学的重要研究内容之一。中药药效学研究一方面具有药效学研究的基本特点，如常采用现代药理学实验方法与手段研究药物有效成分的药理作用及作用机制等；另一方面由于中医药理论有别于现代医学理论、中药及方剂有效成分众多等原因，在发展过程中形成了中药独有的药效学研究思路及研究方法，如开展与中药配伍相关的药理作用及机制研究，制作中医证候动物模型并在此基础上开展药效学研究等。

一、中药药效学的概念

中药药效学是以中医药理论为指导，研究中药对机体的作用、作用机制及物质基础，阐明中药防治疾病原理的一门学科。中药药效学研究除可以阐明与药效有关的作用、作用机制及物质基础外，发现中药新的药效、拓展新的用途、创制中药新药也是其重点研究内容。

二、中药的基本作用

从微观角度讲，中药与西药相类似，具有兴奋和抑制两类基本作用。如附子中的去甲乌药碱可通过激动β受体从而产生兴奋心脏的作用；天麻中的天麻素具有镇静催眠及抗惊厥等对中枢神经系统的抑制作用等。

从系统角度讲，中药具有扶正祛邪和调节平衡等作用，其也可以理解为由兴奋或抑制作用所引起的复合效应。

1. 扶正祛邪

《黄帝内经·素问·刺法论》曰："正气存内，邪不可干。"人体的正气具有防御能力，具体表现在抵御外邪入侵、驱邪外出、修复调节能力及维持脏腑经络功能的协调等方面。从药理学角度来看，中药的扶正作用可以理解为中药增强机体抗病能力的作用，包括抗应激、自我修复和增强机体免疫功能等。部分中药具有抗应激作用，如人参有抗疲劳、提高机体耐缺氧能力等"适应原样"作用；甘草具有解毒作用，可以在一定程度上增强机体对物理、化学性等非特异性损伤的适应能力；丹参可促进机体的自我修复，表现为能够促进骨折愈合、促进肝组织修复与再生等；人参、黄芪等药物能够显著增强机体特异性及非特异性免疫功能。

"邪"又称邪气，与人体正气相对而言，泛指各种致病因素和病理损害。中药的祛邪作用主要体现在两个方面：一方面是直接祛除致病因素，如清热药多具有抗病原微生物作用，寒凉药物多具有抗肿瘤作用等；另一方面是通过扶正达到祛邪的目的，如补益药物多可增强机体免疫力；黄连可对抗多种病原微生物的毒素，提高机体对细菌内毒素的耐受能力等。

2. 调节平衡

调节作用是指中药对机体器官、组织、细胞等反应水平或能力的影响。"阴平阳秘"是《黄帝内经》对人体最佳生命活动状态的高度概括，疾病从根本上来说是阴阳的相对平衡遭到破坏，中药防治疾病就在于纠正失调的阴阳。损其偏盛，补其虚衰，纠正机体阴阳偏盛或偏衰的状况，恢复机体阴阳平衡，是中药的基本作用之一，即利用药性之偏，调节人体阴阳之偏，从而达到阴阳相对平衡。调整阴阳可以采用不同的方法。

（1）损其偏盛　阴或阳的任何一方过剩有余即所谓偏盛，可采用"损其有余"的治疗原则。对于阳热亢盛的实热病证应采用"热者寒之"或"治热以寒"，例如寒性药知母、石膏、黄芩、黄连等及其组成的复方能抑制交感神经功能，使体内甲状腺素水平降低，耗氧量减少。阴寒内盛的实寒病证应采用"寒者热之"或"治寒以热"，例如温热药人参、附子、干姜、肉桂等及其组成的复方能促进交感-肾上腺系统功能，促进物质代谢，增加产热，提高基础代谢率。

（2）补其偏衰　阴或阳相对不足的病证即所谓偏衰，采用"补其不足"的治疗原则，如对于阴虚不能制阳的虚热证可采用滋阴的方法。现代研究发现，六味地黄丸及天王补心丹等可降低阴虚动物模型红细胞膜 Na^+-K^+-ATP 酶活性，减轻低热、烦躁失眠、心率加快等症状。阳虚不能制阴的虚寒证宜采用补阳的方法，如补阳药鹿茸、巴戟天、冬虫夏草等可促进机体内分泌系统功能，部分药物具有性激素样作用，可促进性腺功能的恢复。

第二节
中药药理作用与功效主治的关系

一、中药药理作用与功效具有相关性

中药药效学的传统研究思路多从分析中药功效角度入手，采用药理学研究方法验证其是否存在与功效相对应的药理作用，并寻找其物质基础。诸多的研究结果表明，中药药理作用与功效之间常具有一定的相关性。如大黄善荡涤肠胃实热积滞，具有攻积导滞的功效，相关的中药药理学实验证明其具有明显的泻下作用，致泻部位主要在大肠。又如附子有"回阳救逆"的功效，可用于"亡阳证"的治疗。亡阳证有四肢厥冷、呼吸微弱、脉微欲绝的临床表现，现代医学中多见于心功能不全、微循环障碍、休克的患者。相关的中药药理学实验证明附子对各种类型的休克均有明显的防治作用，附子的强心升压、抗休克作用是其回阳救逆功效的药理学基础。

二、中药药理作用与功效具有差异性

对于中药的功效认识，应从整体角度出发加以理解。中药功效的发挥是中药的多种药物成分、多重药理作用的综合作用结果，中药的药理作用与中药功效之间并不能做到完全一一对应，不可生搬硬套。如解表药具有发汗的功效，但不能单纯将发汗功效理解为发汗作用。已有研究表明，解表药中只有麻黄、桂枝和生姜具有明确发汗作用，而如细辛、荆芥、柴胡等解表药发汗作用并不明显。

此外，在研究中还发现一些中药的药理作用无法与其传统功效相对应。如作为消食药的山楂具有降血脂、抗心肌缺血、降血压等作用；理气药中的青皮具有明显的升压作用等。以上这些新发现，为中药临床应用提供了新的用药思路。

第三节
中药药理作用的特点

一、中药作用的多效性

中药作用具有多效性的特点，即一味中药具有多种药理作用。中药复杂的物质基础是导致中药多效性的主要原因，如人参中含有皂苷、多糖、单糖、挥发油、氨基酸等多种成分，可产生提高机体免疫功能、改善学习记忆、强心、抗休克、促进骨髓造血、促进物质代谢等多种作用。此外，用药剂量、给药途径、炮制方法、药物配伍以及机体状态变化等也可导致同一中药出现不同甚至截然相反的作用。如芒硝口服后产生容积性泻下作用，而外用时则可产生抗炎和缓解局部水肿的作用；大黄生用结合型蒽醌苷含量较高，泻下作用明显，熟大黄因部分蒽醌苷水解为苷元，泻下作用明显减弱，大黄炒炭后泻下作用不明显。

二、中药作用的两重性

中药药理作用的两重性体现在中药既可以实现治疗疾病的目的，即产生治疗作用，同时也会带来不良反应。中药不良反应是指中药及其制剂在正常用法和用量的情况下，产生除治疗作用以外的非预期且有害于机体的反应。不良反应的类型包括药物的副作用、毒性反应（急性毒性、长期毒性以及特殊毒性如致畸、致癌和致突变作用等）、超敏反应、特异质反应等。

三、中药作用的双向性

某些中药既可使机体从亢进状态向正常转化，也可使机体从机能低下状态向正常转化，因机体所处的病理状态不同而产生截然相反的药理作用，最终可使机体恢复到平衡状态，又称为双向调节作用。

双向调节作用的产生与所用药物剂量大小以及产生作用的不同有效成分相关。如人参小剂量可兴奋中枢神经系统，主要药效成分为人参皂苷 Rg 类；大剂量则表现为中枢抑制作用，主要药效成分为人参皂苷 Rb 类。

四、作用相对缓慢、温和

中药与化学药物相比，具有有效成分复杂、单一成分含量相对较低的特点，起效相对较慢、作用温和。以补益药黄芪、党参为例，其增强机体免疫功能的作用需多次给药方可见效；清热药如金银花、黄连、黄芩等虽具有抗病原微生物作用，但与抗生素相比，作用相对较弱，清热药的抗感染作用是抗病原微生物、抗毒素、解热、抗炎、增强免疫功能等综合作用的结果。

学习小结

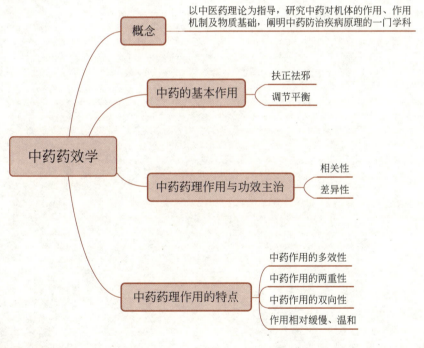

思考与练习

一、单项选择题

1. 中药作用双向性产生的原因是（　　）。
   A. 不同化学成分　　　　　　　　B. 不同给药途径
   C. 不同患者　　　　　　　　　　D. 不同采收季节
   E. 以上均非

2. 中药作用的两重性是指（　　）。
   A. 局部作用与全身作用　　　　　　B. 扶正与祛邪
   C. 治标与治本　　　　　　　　　　D. 有毒与无毒
   E. 治疗作用与不良反应
3. 下面哪项不是中药多效性产生的原因？（　　）
   A. 化学成分复杂　　　　　　　　　B. 用药配伍不同
   C. 炮制方法不同　　　　　　　　　D. 机体状态变化
   E. 有毒成分较多
4. 下列不属于中药扶正范畴的药理作用的是（　　）。
   A. 抗应激　　　　　　　　　　　　B. 促进骨折愈合
   C. 增强机体免疫功能　　　　　　　D. 抗病原微生物
   E. 解毒

二、问答题
中药药理作用的特点有哪些？

第三章
中药毒理学

电子课件

导学 ▸▸▸

本章重点介绍中药毒理学的概念、中药毒性的基本特点、中药毒性的类型、中药毒性成分的类型等。

学习要求 ▸▸▸

(1) 掌握中药毒理学的概念及中药毒性的基本特点。
(2) 熟悉中药毒性的类型。
(3) 了解中药毒性成分的类型。

第一节 中药毒理学概述

毒性中药材名单

中药的毒性是古人最早认识的药物特性，是中药的基本性能之一。中药的"毒"有三种不同的含义。一是"毒"即为"药"，凡能治疗疾病的均为毒物。张景岳《景岳全书》云："是凡可辟邪安正者，均可称为毒药。"二是"毒"即药物的偏性，因药物具有偏性方可以偏纠偏，达到祛邪治病的目的。如《黄帝内经·素问·五常政大论》云："大毒治病，十去其六；常毒治病，十去其七；小毒治病，十去其八。"三是"毒"专指用药不当而造成的对机体组织器官的损害。隋代巢元方《诸病源候论》曰："凡药物云有毒及大毒者，皆能变乱，于人为害，亦能杀人。"这里所提到的"毒"与现代药理学上的药物不良反应相类似。为了确保用药安全，本草书籍均对有毒性的药物加以"大毒""小毒"等标注，以避免因不当用药而损伤机体。如《本草纲目》载："砒乃大热大毒之药，而砒霜之毒尤烈；鼠雀食少许即死，猫犬食鼠雀亦殂，人服至一钱许亦死。"《中华人民共和国药典》（简称《中国药典》）（2020版）一部共收录毒性中药83种，其中标识有大毒的中药10种，有毒的中药42种，小毒的中药31种。

"安全、有效"是药物能够在临床得以广泛使用的前提，中药也不例外。长期的中医临床实践证明，大多数中药在合理用药的前提下使用均比较安全，但并非"绝对安全"。应纠正因中药来源于纯天然，因而完全无毒无害的错误认识。

一、中药毒理学的概念

中药毒理学是中药药理学的一个分支学科,是研究中药对机体的毒性效应、严重程度、发生频率和毒性作用机制的学科。简言之,中药毒理学是研究有毒中药与机体相互作用关系的学科。

二、中药毒性的基本特点

中药毒性主要有三个方面的基本特点。

(1) 毒性成分复杂 中药来源极其广泛、品种十分丰富,其中的毒性成分种类繁多,既包括生物碱类、糖苷类、二萜类、毒蛋白类等有机类毒性物质,也包括砷、汞、铅等重金属类毒性物质,中药中的毒性成分常是其发挥药效的有效成分。

(2) 毒性反应多样 不同中药的毒性表现多种多样,在毒性反应上亦存在程度上的差异。此外,由一味有毒药物引起多种不良反应的现象也并不少见。如雷公藤长期使用可出现消化系统、造血系统、生殖系统、心血管系统、泌尿系统等多系统损害,临床上长期用药时建议定期检查血、尿常规及肝、肾功能等。

(3) 毒性可以控制 部分中药虽然存在一定的毒性,但经过长期的临床及生产实践,积累并形成了大量的减毒增效方法,包括选用正品药材、依法炮制、对证用药、合理配伍、加强质控等。以常用中成药牛黄解毒片为例,其处方中含有雄黄,主要成分为二硫化二砷(As_2S_2),国际卫生组织早在 1981 年已将砷认定为人类致癌物。《中国药典》(2020 版)规定雄黄最高每日服用量为 0.05~0.1g,而牛黄解毒片每日服用量中雄黄的含量高达 0.2~0.3g。研究表明,牛黄解毒片中其他中药可减少雄黄中可溶性砷的溶出,并对可溶性砷在实验动物体内的吸收、分布、代谢及排泄等过程产生影响,进而降低雄黄的毒性。

第二节 中药毒性的类型

中药毒性的类型包括副作用、毒性反应、超敏反应等。

一、副作用

是指在治疗剂量下出现的与治疗目的无关的作用。如口服三七粉用于治疗体内外出血性疾病,但可能同时会出现胃肠道不适等副作用。

二、毒性反应

是指剂量过大或用药时间过长而引起的机体损害性反应,可分为急性毒性反应、慢性毒性反应、特殊毒性反应。急性毒性反应一般于给药后较短时间出现。慢性毒性一般见于长期服用或多次重复使用,如《名医别录》中记载淫羊藿"久服令人无子"、矾石"久服伤人骨"。特殊毒性包括致畸、致癌、致突变等。

有毒中药、中药毒性物质引起的毒性反应可能累及的系统、组织或器官不尽相同,总体来说主要包括以下几个方面。

(1) 心血管系统　心血管系统毒性表现为心悸、胸闷、血压改变、心律失常,甚至引起循环衰竭导致死亡。如川乌、草乌、附子等可诱发心律失常,出现室上性及室性期前收缩、心动过速、房室传导阻滞等；万年青、夹竹桃、罗布麻叶等在小剂量时有强心作用,大剂量或长期使用可导致房室传导阻滞、室性心动过缓或室颤等。

(2) 呼吸系统　呼吸系统毒性表现为咳嗽、咳血、呼吸困难、急性肺水肿、呼吸肌麻痹等,甚至引起呼吸衰竭导致死亡。如苦杏仁、桃仁等因含有氰苷,可经水解生成氢氰酸,迅速与细胞线粒体膜上氧化型细胞色素酶的三价铁相结合,阻止细胞氧化反应,引起组织缺氧,表现为头昏、头痛、呼吸困难、紫绀、心悸、抽搐、血压下降等,严重者可因窒息及呼吸衰竭死亡。

(3) 神经系统　神经系统毒性表现为肢体麻木、无力、记忆障碍、头痛眩晕、烦躁不安、共济失调、惊厥、意识丧失,严重时可引起中枢深度抑制甚至死亡。具有中枢神经系统毒性的中药有马钱子、乌头、川乌、草乌、附子、蟾酥、天南星、细辛、雪上一枝蒿、北豆根、雷公藤等。如马钱子中毒时可见头晕、吞咽困难、角弓反张、惊厥、精神障碍等；附子中毒时可见神经-肌肉接头阻滞,出现口舌烧灼感、麻木、疼痛,进而出现肢体麻木、头晕目眩、烦躁不安、流涎、小便失禁、瞳孔增大等。

(4) 消化系统　消化系统毒性表现为恶心、呕吐、食欲不振、腹胀、腹痛、腹泻或便秘、消化道出血、黄疸等,严重时可引起肝功能衰竭甚至死亡。苦寒药物如黄芩、黄连、苦参等易产生胃肠道刺激症状；黄药子对肝脏细胞具有直接毒性,长期使用可引起肝功能损害,出现恶心呕吐、中毒性肝炎,甚至出现肝性脑病引起死亡；中成药壮骨关节丸可引起肝细胞肿胀、脂肪变性,干扰胆汁排泄,引起胆汁淤积。

(5) 泌尿系统　泌尿系统毒性表现为尿频、尿急、尿痛、蛋白尿、血尿、少尿甚至无尿,严重时可致急性肾功能衰竭甚至死亡。具有肾脏毒性的中药主要有大戟、甘遂、芫花、斑蝥、雷公藤、牵牛子、鸦胆子等；关木通、青木香、广防己等因马兜铃酸含量较高,长期使用可能导致肾小管坏死,2004年已被国家食品药品监督管理局从药材标准中撤销。

(6) 造血系统　造血系统毒性表现为白细胞减少、粒细胞缺乏、溶血性贫血等,严重时可致再生障碍性贫血甚至死亡。具有造血系统毒性的药物包括洋金花、芫花、斑蝥、狼毒及含铅、砷、氰化物的中药等。

(7) 特殊毒性　如甘遂、芫花、莪术等有致畸作用；芫花、狼毒、巴豆、甘遂、千金子等长期使用有致癌的可能；雷公藤、石菖蒲、洋金花等有致突变作用。

三、超敏反应

中药中的一些成分如动物药中的蛋白质、植物药中的多糖类可作为抗原或半抗原诱发机体出现超敏反应,表现为药物热、皮疹,甚至出现剥脱性皮炎、过敏性休克等。易引起超敏反应的中药包括僵蚕、全蝎、蝉蜕、斑蝥、土鳖虫、天花粉、狼毒、鸦胆子等,以及丹参注射液、鱼腥草注射液、双黄连注射液等中药注射剂。双黄连注射液药品说明书中明确标识其不良反应包括过敏性休克,应在有抢救条件的医疗机构使用。

此外,少数中药可出现后遗效应,如患者长期使用甘草,停药后可出现低血钾、高血压、浮肿、乏力等；含麻黄、罂粟壳等的中药制剂易致患者出现依赖性。

第三节
中药的毒性成分类型

有毒中药的毒性物质多样，毒性成分同时也是药效成分的情况也较为常见，如川乌、草乌、附子所含的酯型生物碱具有明确的镇痛作用，但同时也是引起毒性反应的主要物质基础；砒霜所含 As_2O_3 是其毒性成分，但同时也被证实可用于白血病的治疗。

中药毒性成分大体可分为有机类和重金属类两种类型。

一、有机类毒性物质

（1）生物碱类　可引起毒性反应的含生物碱类中药较多。川乌、草乌、附子、雪上一枝蒿中含有乌头碱，马钱子中含有士的宁、马钱子碱，天仙子、洋金花中含有莨菪碱、东莨菪碱，常山中含有常山碱，山慈菇、野百合中含有秋水仙碱，苦参、山豆根中含有苦参碱，半夏、天南星中含有类似烟碱及毒芹碱等成分。生物碱类物质对机体的毒性可因其性质的不同而存在明显差异。如乌头碱具有明显的神经系统及心血管系统毒性；毒芹碱可刺激黏膜，引起喉头水肿，同时对呼吸中枢具有明显抑制作用；雷公藤中的雷公藤碱、千里光和款冬花中的吡咯里西啶生物碱是常见的肝毒性成分之一。

（2）糖苷类　糖苷类毒性成分包括强心苷、皂苷、氰苷和黄酮苷等。中药万年青、八角枫、夹竹桃、无梗五加中含有强心苷类成分，杏仁、桃仁、枇杷仁、郁李仁、白果等含有氰苷，黄药子、穿山龙等中含有薯蓣皂苷，芫花、广豆根等中含有黄酮苷。强心苷主要表现为心脏毒性，氰苷主要表现为呼吸系统毒性，薯蓣皂苷可引起肝脏毒性。此外，皂苷水溶液大多数能破坏红细胞而产生溶血作用，因此含皂苷的药物通常不宜制成注射剂。

（3）二萜类　雷公藤中含有雷公藤二萜，可造成心脏、肝脏损伤及骨髓抑制，还具有明显的遗传毒性和潜在的致癌性；大戟、芫花、甘遂等含有大戟二萜类化合物，对消化道和皮肤具有明显的刺激性。

（4）毒蛋白类　毒蛋白分植物毒蛋白和动物毒蛋白。植物毒蛋白主要存在于植物种子中，对胃肠道黏膜具有强烈的刺激和腐蚀作用，能引起广泛的内脏出血。巴豆、苍耳子、商陆、蓖麻子、木鳖子等含有植物毒蛋白。巴豆中含有的毒蛋白能溶解红细胞使局部细胞坏死，口服可致消化道腐蚀出血、尿血等。苍耳子含有的毒蛋白可损害肾实质细胞，致使肾小球变性坏死。全蝎、蜈蚣、金钱白花蛇等含有动物毒蛋白，常引起循环衰竭、产生溶血反应等。

二、重金属类毒性物质

中药中的重金属主要包括砷、铅、汞等，因所含重金属类别不同，毒性靶器官和作用机制也有所差异。

砒霜、雄黄含砷类成分，具有原浆毒作用，可与含巯基的酶结合并干扰其活性，导致组织代谢异常。急性中毒的具体表现为口腔及胃肠道黏膜水肿、出血坏死等，并可致全身毛细血管扩张，细胞液渗出，引起血压降低，还可出现谵妄、抽搐、昏迷等中枢神经损害及急性肝肾功能衰竭。慢性中毒可表现为砷性黑变病皮肤损害，出现皮肤过度角化，四肢远端感觉减退，严重者出现肝肾功能损害。

水银、轻粉、朱砂等含汞类成分，汞对人体具强烈的刺激性和腐蚀作用，并能抑制多种酶的活性，引起中枢神经与自主神经功能紊乱。如中毒后可出现精神失常、胃肠道刺激症状及消化道出血；严重时可发生急性肾功能衰竭而死亡。

密陀僧、广丹、铅粉等含铅类成分，铅中毒可造成卟啉代谢紊乱，阻碍血红蛋白合成，抑制骨髓造血功能，导致贫血、溶血；可引起胃肠道炎性改变，出现消化道症状；严重时可损害中枢神经系统，引起抽搐、谵妄、高热及昏迷等中毒性脑病。

知识链接

含有马兜铃酸的中药材及中成药的使用

针对马兜铃酸类成分具有潜在肾毒性的问题，国家食品药品监督管理局陆续出台了一系列措施，进一步规范含马兜铃酸中药材及中成药的使用。如发布《关于加强广防己等6种药材及其制剂监督管理的通知》，禁止使用马兜铃酸含量高的关木通、广防己和青木香等；将马兜铃科植物细辛的药用部位由全草改为几乎不含马兜铃酸的根和根茎；明确安全警示，对含马兜铃属药材的口服中成药品种严格按处方药进行管理；制定《含毒性药材及其他安全性问题中药品种的处理原则》等；《中华人民共和国药典》（2020版）一部中除不再收载含马兜铃酸类成分的马兜铃和天仙藤外，还制定了九味羌活丸（处方含细辛）的马兜铃酸Ⅰ的限量标准。

学习小结

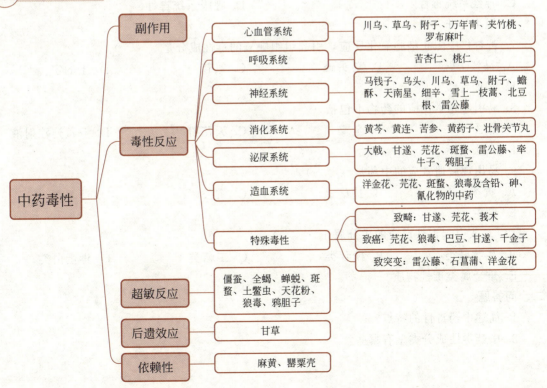

思考与练习

一、单项选择题

1. 下列药物中心血管系统毒性不明显的是（　　）。
   A. 川乌　　　　B. 附子　　　　C. 夹竹桃　　　　D. 万年青
   E. 黄药子

2. 具有较强肾脏毒性的中药成分是（　　）。
   A. 马钱子碱　　B. 乌头碱　　　C. 氰苷　　　　　D. 士的宁
   E. 马兜铃酸

3. 长期使用可出现多系统损害，建议定期检查血、尿常规及肝、肾功能的是（　　）。
   A. 黄连　　　　B. 苦杏仁　　　C. 雷公藤　　　　D. 淫羊藿
   E. 苦参

4. 控制中药毒性的方法不包括（　　）。
   A. 选用正品药材　　　　　　　B. 依法炮制
   C. 加强质控　　　　　　　　　D. 合理配伍
   E. 减少使用

5. 淫羊藿"久服令人无子"属于（　　）。
   A. 急性毒性　　B. 副作用　　　C. 超敏反应　　　D. 慢性毒性
   E. 以上均非

6. 附子中毒引起的肢体麻木、头晕目眩属于（　　）。
   A. 心血管系统毒性　　　　　　B. 消化系统毒性
   C. 神经系统毒性　　　　　　　D. 呼吸系统毒性
   E. 以上均非

7. 苦杏仁中阻止细胞氧化反应，引起组织缺氧的毒性成分是（　　）。
   A. 马钱子碱　　B. 乌头碱　　　C. 氰苷　　　　　D. 士的宁
   E. 马兜铃酸

8. 易引起超敏反应的药物不包括（　　）。
   A. 僵蚕　　　　B. 全蝎　　　　C. 天花粉　　　　D. 双黄连注射液
   E. 乌头

9. 易出现后遗效应的中药是（　　）。
   A. 黄芩　　　　B. 甘草　　　　C. 雷公藤　　　　D. 淫羊藿
   E. 麻黄

10. 乌头引起毒性反应的成分属于（　　）。
    A. 生物碱类　　B. 糖苷类　　　C. 二萜类　　　　D. 毒蛋白类
    E. 重金属类毒性物质

二、问答题

1. 简述中药毒性的特点。
2. 中药毒性成分类型有哪些？

第四章
中药药性理论的现代研究

电子课件

> **导学**
> 　　本章重点介绍中药药性理论的现代研究结果，包括四气、五味、升降浮沉、归经、有毒无毒等。
>
> **学习要求**
> 　　1. 掌握四气、五味的现代研究结果。
> 　　2. 熟悉升降浮沉的现代研究结果。

　　中药功效的总结来源于临床应用，反过来又能有效地指导临床用药，这与中药药性有关。中药药性是对中药功效性质的进一步概括，是中药理论的核心，是中药学的主要特色，也是中医药基本理论的重要组成部分，是指导中医临床用药的重要依据。中药药性理论主要包括四气、五味、升降浮沉、归经以及有毒无毒。

第一节 中药四气的现代研究

　　中药四气是指寒、热、温、凉四种不同的药性，又称为四性。能够减轻或消除热证的药物，一般为寒性或凉性；反之，能够减轻或消除寒证的药物，一般为热性或温性。研究发现，患者病证的寒热属性和中药四气均涉及机体活动的多个方面，主要体现在影响中枢神经系统、自主神经系统、内分泌系统、能量代谢等方面。

一、对自主神经系统功能的影响

　　寒证或热证患者常有自主神经功能紊乱的症状。寒证患者自主神经平衡指数偏低（唾液分泌量多、心率减慢、基础体温偏低、血压偏低、呼吸频率减慢），即交感神经-肾上腺系统功能偏低；而热证患者自主神经平衡指数偏高，即交感神经-肾上腺系统功能偏高。对寒证、热证患者分别应用以温热药和寒凉药为主的方剂治疗后，临床症状逐渐好转，同时自主神经平衡指数逐渐恢复正常。进一步研究发现，四气与自主神经递质、受体以及环核苷酸水平之间存在一定联系。临床寒证患者尿中环磷酸鸟苷（cGMP）的排出量明显高于正常人，阳虚证患者血中 cGMP 占优势，提示副交感神经-M 受体-cGMP 系统功能亢进，两种证候患者分别服用温热药和助阳药后，能通过提高脑组织腺苷酸环化酶（AC）mRNA 表达，使细胞内环磷酸腺苷（cAMP）水平升高，恢复 cAMP/cGMP 比值；相反亦然。综上所述，多数寒凉药能降低交感神经活性、抑制肾上腺皮质功能、升高细胞内 cGMP 水平；多数温热药能提高交感神经活性、增强肾上腺皮质功能、升高细胞内 cAMP 水平。

二、对内分泌系统功能的影响

中药四气可明显影响机体的内分泌系统功能。温热药能增强机体内分泌系统功能，寒凉药能抑制机体内分泌系统功能。采用温热药复方（附子、干姜、肉桂方等）喂饲寒证（虚寒证）模型大鼠，可使动物血清促甲状腺激素（TSH）含量升高、基础体温升高，并促进肾上腺皮质激素的合成与释放。总之，大多数温热药对内分泌系统功能具有一定的促进作用，如鹿茸、肉苁蓉、人参、刺五加等可兴奋下丘脑-垂体-肾上腺轴功能；附子、肉桂、紫河车、人参等能兴奋下丘脑-垂体-甲状腺轴功能；附子、肉桂、鹿茸、紫河车、补骨脂等对下丘脑-垂体-性腺轴功能具有兴奋作用。而寒凉药则使内分泌功能受到抑制。

三、对基础代谢的影响

寒证或阳虚证患者基础代谢偏低，多数温热药可增强能量代谢；热证或阴虚证患者基础代谢偏高，多数寒凉药可抑制能量代谢。"甲低阳虚证"模型动物体温降低，产热减少，温热药附子、肉桂等具有兴奋下丘脑-垂体-甲状腺轴功能的作用，可纠正其低体温变化；"甲亢阴虚证"模型动物产热增加，出现饮水量增加、尿量减少、血浆黏度增高，寒凉性的滋阴药如龟甲能纠正"甲亢阴虚证"大鼠的上述症状，并使血清中升高的 T3 和 T4 值明显下降。

甲状腺素增强机体产热、提高组织基础代谢率的作用与诱导 Na^+-K^+-ATP 酶（钠泵）有关。Na^+-K^+-ATP 酶，促进细胞的 Na^+-K^+ 交换，提高机体耗氧率，并消耗三磷酸腺苷（ATP）。寒凉药地黄、知母、黄柏、黄连等能抑制 Na^+-K^+-ATP 酶的活性；而温热药如淫羊藿等可兴奋细胞膜钠泵活性、调整细胞糖代谢，纠正寒证（阳虚证）病人的能量不足。

四、对中枢神经系统功能的影响

给予寒凉药或温热药，造成"寒证"或"热证"的动物模型，可见到类似于寒证或热证患者中枢神经系统功能的异常变化，同时脑内兴奋性或抑制性神经递质含量也发生相应变化。如寒证大鼠痛阈值和惊厥阈值升高，提示动物中枢神经处于抑制状态；相反，热证大鼠痛阈值和惊厥阈值降低，表明动物中枢神经兴奋功能得到增强。同时寒证或热证模型动物脑内神经递质含量也发生相应变化：热性药组大鼠脑神经元的酪氨酸羟化酶活性显著增高，同时脑内去甲肾上腺素（NE）含量增加，5-羟色胺（5-HT）含量显著降低，表现出中枢兴奋状态；寒性药则抑制酪氨酸羟化酶，减少动物脑内 NE、多巴胺（DA）的合成，明显增高 5-HT 含量，表现出中枢抑制状态。研究表明，许多寒凉药具有抗惊厥、解热、镇痛等中枢抑制作用，如钩藤、羚羊角等具有抗惊厥作用；黄芩、栀子、苦参等具有镇静作用；金银花、板蓝根、连翘、穿心莲、知母、栀子、柴胡、葛根等具有解热作用。而部分温热药如五味子、麻黄、麝香等具有中枢兴奋作用。

五、寒凉药的抗感染及抗肿瘤作用

许多中药,特别是清热解毒药、辛凉解表药,药性多属寒凉。其中许多药物都具有一定的抗感染疗效,用于治疗细菌、病毒等病原体引起的急性感染,在体内外对多种致病微生物有抑制作用。清热解毒药金银花、连翘、大青叶、板蓝根、白头翁、贯众等以及辛凉解表药菊花、柴胡、葛根、薄荷、桑叶等具有抗菌、抗病毒、抗炎、解热等多种与抗感染相关的药理作用。许多寒凉药还具有增强机体免疫功能的作用,如穿心莲、鱼腥草、野菊花、金银花、黄连、牡丹皮等,能提高巨噬细胞的吞噬能力,能加速病原微生物和毒素的清除;部分寒凉药如白花蛇舌草、穿心莲的制剂在体外无显著抗菌、抗病毒作用,但临床用于治疗感染性疾病有效,提示药物可增强机体免疫功能,从而提高防御功能。许多寒凉性的清热解毒药物,如青黛、冬凌草、斑蝥、山慈菇、穿心莲、七叶一枝花、白花蛇舌草、半枝莲等,对动物实验性肿瘤有抑制作用,在临床治疗恶性肿瘤的中草药中,以药性寒凉的清热解毒药所占的比例最大。

第二节
中药五味的现代研究

作为中药性能中的五味,主要是用于反映药物作用在补、泻、散、敛等方面的特征性,是中药味道与功效的概括和总结。现代研究揭示,不同的化学成分是中药辛、酸、甘、苦、咸五味的物质基础。中药通过五味——五类基本物质作用于疾病部位,产生药理作用,从而调节人体阴阳、扶正祛邪、消除疾病,即五味-化学成分-药理作用,三者之间存在一定规律性。

一、辛味药

辛味药主入肝、脾、肺经,主要含挥发油,其次为苷类、生物碱等。辛味药主要分布于芳香化湿药、开窍药、温里药、解表药、祛风湿药和理气药中。辛味药能行能散,具有解表、化湿、开窍、行气健胃、活血等功效。现代研究表明,以上功效与扩张血管、改善微循环、发汗、解热、抗炎、抗病原体、调整肠道平滑肌运动等作用相关。解表药绝大多数含有挥发油,如麻黄、桂枝、紫苏、细辛等,均有发汗、解热作用;理气药如枳实、陈皮、佛手、厚朴、木香等也含挥发油,能影响胃肠平滑肌活动,以疏通气机,消除气滞,健胃驱风;常用的开窍药也均为辛味药,除蟾酥外主要含挥发油,具有辛香走窜之性,能使神志昏迷的病人苏醒。辛味药主要的药理作用:扩张皮肤血管;抗菌、抗病毒、抗炎;调节胃肠平滑肌运动;平喘;改善血流动力学;改善血液流变学,抗血栓形成;抑制组织异常增生。

二、酸味药

酸味药主入肝、脾、肺经。酸味药一般有酸味或涩味(涩味也归附于酸味),主要含有有机酸类成分,其次是鞣质。酸味药主要分布于收涩药和止血药中。酸味药有收敛固涩——

敛肺、涩肠、止血、固精、敛汗之功效。现代研究表明，酸味药可抗菌、抗炎；或使组织蛋白沉淀凝固，在创面形成保护膜，起到收涩、止泻、止血的作用以及治疗虚汗、泄泻、尿频、滑精、出血等滑脱不禁证候的作用。如诃子含水解鞣质20%～40%，包括异没食子酸、没食子酸、黄酸、诃子酸，此类成分有强大的收敛作用。酸味药主要药理作用：凝固组织蛋白；抑制细菌生长；镇咳；镇静安神；减少肠蠕动；抑制蛔虫。

三、甘味药

甘味药主入肝、脾、肺经。甘味药大部分含有机体代谢所需要的营养物质，如糖类、蛋白质、氨基酸、苷类等。甘味药主要分布于补虚药、消食药、安神药和利水渗湿药中。甘味药具有补虚、和中、缓急止痛、缓和药性或调和药味等功效，如大枣、党参、熟地黄、甘草等。现代研究表明，以上功效与增强或调节机体免疫功能、影响神经系统、抗炎、抗菌、缓解平滑肌痉挛等作用相关，如甘草所含甘草酸和多种黄酮类成分，都具有缓解平滑肌痉挛的作用，体现了其缓急止痛的功效，可以治疗虚证及拘急疼痛证候。甘味药主要药理作用：增强肾上腺皮质功能；促进或调节免疫；增强造血功能；影响物质代谢；改善性功能；解毒；解痉、镇痛、镇静。

四、苦味药

苦味药主入肝经。苦味药主要含生物碱和苷类成分，其次为挥发油、黄酮、鞣质等。苦味药主要分布于涌吐药、泻下药、理气药、清热药、活血药和祛风湿药中。苦能泄、能燥，具有清热、祛湿、降逆、泻下等功效。清热药中的苦寒药黄连、黄芩、黄柏、北豆根、苦参等主要含生物碱，皆具有抗菌、抗炎、解热等作用；苦寒泻下药大黄和番泻叶均含有番泻苷而具有泻下、抗菌和止血作用。苦味药主要有抗菌、抗病毒、抗炎、通便、止咳平喘等作用。

五、咸味药

咸味药主入肝、肾经。咸味药含有碘、钠、钾、钙和镁等无机盐。咸味药主要分布在化痰药和温肾壮阳药中。咸能软、能下，具有软坚散结或泻下作用，多用于治疗痰核、痞块及大便燥结。昆布、海藻含碘，可治疗瘿瘤（单纯性甲状腺肿）；芒硝含硫酸钠可泻下通便。咸味药主要有抗增生、抗单纯性甲状腺肿大、通便、镇静、抗惊厥、改善性功能等作用。

第三节
中药升降浮沉的现代研究

中药的升降浮沉是用于表示药物作用的趋向。向上、向外的作用称为升浮，向下、向内的作用称为沉降。药物的升、降、浮、沉性能与药物的性味质地、功效主治、炮制配伍等因素密切相关。

一般认为，味辛甘、性温热的中药多数作用升浮；味酸、甘、咸，性寒凉的中药作用沉降；具有解表、透疹、祛风湿、升阳举陷、开窍醒神、温阳补火、行气解郁及涌吐等功效的药物，其作用趋向主要是升浮的；而具有清热、泻火、利湿、安神、止呕、平抑肝阳、息风止痉、止咳平喘、收敛固涩及止血等功效的药物，其作用趋向主要是沉降的。从质地而言，凡质地轻松的中药（如花、茎、叶部位入药者）大多作用升浮，质地厚重（代赭石）或属籽实类（如枳实）大多作用沉降。中药升降浮沉特性不是固定不变的，炮制加工及配伍会改变药物升降浮沉作用趋势。如药物经酒制则升、姜制则散、醋炙则收敛、盐制则下行。升浮药配伍在大量的沉降药方中，则功效随之趋下；反之，沉降药配大量升浮药，则功效也随之趋上。

中药升降沉浮理论的现代研究，主要是结合药物的药理作用进行观察和分析。如补中益气汤能选择性地提高兔、犬在体或离体子宫平滑肌的张力，全方去掉升麻、柴胡后作用减弱且不持久。兴奋子宫平滑肌是升麻、柴胡升阳举陷功效的药理学基础，是其治疗子宫脱垂的实验依据。目前对升降浮沉理论的现代实验研究存在较大的困难，至今未能取得明显进展。因中药的体内作用趋向多为人的主观感受，动物实验中难以利用仪器设备观察、测定和获得客观化数据，因此，需要在研究思路和方法上的突破，从而客观地表征中药升降浮沉理论的科学内涵。

第四节
中药归经理论的现代研究

"归"有归属之意，是指药物作用的归属，即指药物作用的部位；"经"是指人体脏腑经络及所属部位的概称。归经就是药物作用选择性地归属于一定的脏腑经络，是药物的作用所及或药物效应的定向、定位，是药物功效与药理作用部位的综合。归经的现代研究，主要从药物的药理作用、药物在体内药动学、受体学说和对环核苷酸的影响等方面进行。

一、归经与药理作用的关系

将429种常用中药按药理活性分组，统计各组的归经频数，发现两者之间存在着明显的规律性联系，且与传统中医理论相符合。如中医理论认为"肝主筋""诸风掉眩，皆属于肝"，具有抗惊厥作用的钩藤、天麻、羚羊角、地龙、牛黄、全蝎、蜈蚣等22种中药均入肝经，入肝经率达100%；具有止血作用的仙鹤草、白及、大蓟等21种中药入肝经率为85.3%，也符合肝藏血的中医理论；当归对血液循环系统、子宫平滑肌和机体免疫系统的药理作用与其归心、肝、脾经有关；53种壮阳中药全部入肾经，符合"肾病用肾药"的药性理论；具有止咳作用的杏仁、百部、贝母等18种中药，有祛痰作用的桔梗、前胡、远志等23种中药，有平喘作用的麻黄、地龙、款冬花等13种中药，入肺经率分别为100%、100%和95.5%，符合"肺主呼吸""肺为贮痰之器"的中医理论。

二、归经与药物在体内药动学的关系

经过分析，中药的有效成分在体内药动学的分布情况与归经也存在相关性。对23种中药的有效成分在体内的分布与中药归经之间的联系进行分析，发现其中20种中药归经所属的脏腑与其有效成分分布最多的脏腑基本一致（61%）和大致相符（26%），符合率高达87%。如用 ^{14}C 鱼腥草素给小鼠静脉注射后发现该成分绝大部分由呼吸道排出，这为鱼腥草

归肺经提供了依据。

三、归经与微量元素的关系

微量元素的"归经"假说认为微量元素是中药的有效成分之一,是中药归经的重要物质基础。对180多种中药的微量元素与归经的关系进行统计分析,发现补肾中药补骨脂、肉苁蓉、熟地黄、菟丝子等的锌、锰络合物含量较高,由于锌、锰等微量元素在机体的生殖、发育过程中发挥重要作用,可以认为有较高锌、锰含量是这些补肾中药归肾经的物质基础。

四、归经与受体学说、环核苷酸的关系

归经的"受体学说"认为,中药的有效成分或有效部位与相应受体具有较强的亲和力,通过激动或阻断受体而产生相应的药理作用,这种亲和力的存在是中药归经理论的基础。如细辛归心经,其所含的消旋去甲乌药碱具有兴奋心肌 β_1 受体的作用。许多中药可以通过调节体内环核苷酸(cAMP、cGMP)浓度或比值而反映出药物对某脏器组织的选择性作用,环核苷酸含量变化显著的脏器,与各药归经的关系十分密切。

第五节
对有毒中药的现代认识

中药的"毒"(偏性)的概念是广义的,毒性是中药最基本的性能之一。以偏纠偏是有毒中药治疗疾病的基本原则,如含砷类有毒中药,砒石、砒霜、雄黄、雌黄等,都曾在哮喘、溃疡病、皮肤病、白血病、糖尿病、风湿病、梅毒和寄生虫病的治疗方面发挥了其独特的功效,其中砒霜用来治疗急性早幼粒细胞白血病取得了较好疗效。近年来,研究人员从毒性中药中发现了不少有抗癌、抑菌、抗病毒、抗凝血活性的成分,这些中药有希望成为治疗癌肿、心血管疾病、白血病、感染性疾病等的良药。

一、有毒中药的研究

(1)有毒中药的化学成分研究 有不少有毒中药,其毒性成分与活性成分一致。如斑蝥素是斑蝥体内的有毒成分,但也是抗癌的有效物质,可以抑制细胞的核酸和蛋白质合成,能够刺激骨髓,引起白细胞升高,降低癌激素水平及影响癌细胞核酸代谢,杀灭癌细胞。通过现代研究,明确了中药的毒性成分、毒性靶标和中毒机制,为有毒中药的安全应用提供保障;也可对既是毒性也是活性的成分进行结构改造,使其毒性降低、活性增高。

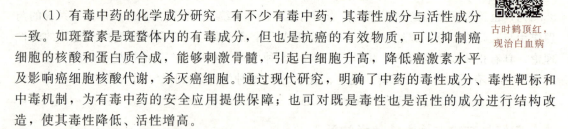

古时鹤顶红,现治白血病

(2)有毒中药的药理与临床研究 体外试验证明,砒霜的主要成分三氧化二砷对肝细胞有诱导凋亡作用,并能选择性攻击癌细胞而不损伤正常细胞。针对砒霜毒性大的问题,用科学方法将其精制纯化为注射液,既提高了血液和肿瘤内部的药物浓度,也最大限度地减少了毒性。对蛇毒的开发利用,如以蝮蛇毒制剂治疗血栓或血友病等。通过大量的现代研究,增加了有毒中药的剂型、扩大了有毒中药的应用范围。

二、有毒中药开发的方向

（1）针对中毒机制的开发研究　根据植物毒素对神经系统传递过程不同环节的影响，可开发出相应的新型药源先导物，如各种受体激活剂或阻断剂、离子拮抗剂等。呼吸系统中毒主要是呼吸麻痹作用，如箭毒生物碱是 N-胆碱受体阻断剂阻断受体与乙酰胆碱结合，引起肌肉松弛、麻痹，提示箭毒生物碱可开发为肌肉松弛剂（已成功）。氰苷可考虑开发呼吸、镇静、止咳、肌肉松弛药等相关药物。

（2）有毒中药炮制品的开发研究　炮制可使毒性中药的化学成分及药理机制发生相应改变，如草乌中剧毒成分是乌头碱，经高温处理，能水解成毒性较小的乌头原碱和乌头次碱，而降低毒性。药物经不同炮制方法、不同辅料处理，会产生一系列化学变化，生成新的化学成分，也可以此为线索寻找新药源。

（3）有毒中药配伍的开发研究　在长期历史实践中，总结出大量减毒增效的中药配伍规律，通过配伍降低中药的毒性。《伤寒论》中常见附子与甘草配伍，如四逆汤、甘草附子汤等。《本草经集注》记载"俗方每用附子，须甘草、人参、生姜相配者"，其正是通过配伍来减弱附子的毒性。可通过配伍前后的化学成分、药理作用等对比研究，揭示其减毒机制，研究解毒新法等。

学习小结

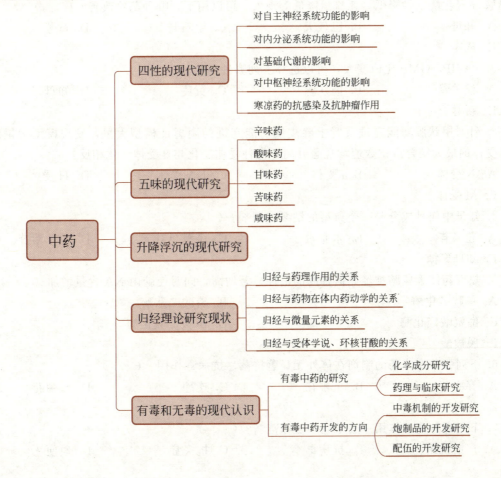

知识链接

中医经典中的药理知识

"天食人以五气,地食人以五味"出自《素问·六节藏(脏)象论》。原文为"天食人以五气,地食人以五味。五气入鼻,藏于心肺,上使五色修明,音声能彰;五味入口,藏于肠胃,味有所藏,以养五气,气和而生,津液相成,神乃自生。"

食,同饲。意思:天供给人们以五气,地供给人们以五味。五气,指天之风、暑、湿、燥、寒;五味,即食物内含的酸、苦、甘、辛、咸之味。五气由鼻吸入,贮藏于心肺,其气上升,使面部五色明润,声音洪亮;五味入于口中,贮藏于肠胃,经消化吸收,五味精微内注五脏以养五脏之气,脏气和谐而保有生化机能,津液随之生成,神气也就在此基础上自然产生了。

古人认为,天与人的关系,最明显地表现在呼吸方面,不可一息停止;地与人的关系,表现在饮食方面,是人不可缺少的生存条件。

思考与练习

一、单项选择题

1. 大鼠出现心率减慢,尿中儿茶酚胺、17-羟皮质类固醇排出量减少,血浆和肾上腺内多巴胺-β-羟化酶活性降低,耗氧量降低等现象,可以用下列哪种药物改善?(　　)
   A. 知母　　　　B. 巴戟天　　　　C. 生石膏　　　　D. 黄芩
   E. 黄连

2. cAMP/cGMP 比值变大,可以选择下列哪种药物治疗?(　　)
   A. 淫羊藿　　　B. 肉苁蓉　　　　C. 黄芪　　　　　D. 知母
   E. 熟附子

3. 针对甲状腺功能亢进及肾上腺皮质功能亢进的阴虚证模型大鼠,发现模型大鼠脑、肾β受体的最大结合点位数值均显著升高,何种受体变化与β受体变化相反?(　　)
   A. N受体　　　B. α受体　　　　C. DA受体　　　D. H受体
   E. M受体

4. 知母中何种成分是一个典型的钠泵抑制剂?(　　)
   A. 芒果苷　　　B. 木脂素　　　　C. 菝葜皂苷元　　D. 淫羊藿苷
   E. 知母聚糖

5. 热性药使大鼠脑神经元何种酶的活性显著增高,同时使脑内NA含量增加(　　)。
   A. 单胺氧化酶　　　　　　　　　B. 磷酸二酯酶
   C. 酪氨酸羟化酶　　　　　　　　D. 胆碱乙酰化酶
   E. 脱羧酶

6. 下列哪种寒凉药的制剂在体外无显著抗菌、抗病毒作用?(　　)
   A. 穿心莲　　　B. 金银花　　　　C. 连翘　　　　　D. 野菊花
   E. 柴胡

7. 下列哪种药理作用一般不属于苦味范畴?(　　)
   A. 广谱抗菌　　B. 抗病毒　　　　C. 抗炎症　　　　D. 通便

E. 增强肾上腺皮质功能

8. 补中益气汤能选择性地提高兔、犬在体或离体子宫平滑肌的张力，主要依靠其中什么药物？（　　）

A. 黄芪　　　　　B. 升麻　　　　　C. 甘草　　　　　D. 人参

E. 白术

9. ^{14}C 鱼腥草素给小鼠静脉注射后发现该成分绝大部分由呼吸道排出，说明鱼腥草归（　　）。

A. 肺经　　　　　B. 肝经　　　　　C. 肾经　　　　　D. 膀胱经

E. 心经

10. 中药补骨脂、肉苁蓉、熟地黄、菟丝子等，经测定锌、锰络合物含量较高，说明此类药物归（　　）。

A. 心经　　　　　B. 脾经　　　　　C. 肺经　　　　　D. 肾经

E. 肝经

11. 细辛归心经，其所含的消旋去甲乌药碱具有兴奋心肌，与什么受体有关？（　　）

A. α受体　　　　B. β受体　　　　C. D受体　　　　D. M受体

E. N受体

12. 可以治疗血栓或血友病的是下列药物？（　　）

A. 斑蝥制剂　　　B. 砷制剂　　　　C. 马钱子制剂　　D. 蟾酥制剂

E. 蝰蛇毒制剂

二、问答题

1. 中药寒、热、温、凉如何影响基础代谢？
2. 甘味药主要的药理作用有哪些？
3. 列举中药升降浮沉的药理研究实例。
4. 举例说明寒凉药的抗感染及抗肿瘤作用。
5. 举例说明中药归经学说与药理学的关联。

第五章
影响中药药理作用的因素

电子课件

> **导学** ▶▶▶
> 本章重点介绍影响中药药理作用的因素，包括药物因素、机体因素和环境因素。
>
> **学习要求** ▶▶▶
> 1. 掌握常见药物因素（包括品种与产地、采收季节、贮藏、炮制加工、剂型与工艺、剂量配伍等）对中药药理作用的影响。
> 2. 熟悉常见机体和环境因素（包括生理情况、病理状态、心理因素和地域与饮食起居、时辰节律等）对中药药理作用的影响。

第一节 药物因素

一、品种和产地

中药剂型及名称趣闻

中药品种繁多，至今已达 12000 余种，常用药 500 余种，由于多方面的原因，中药材的同名异物和同物异名现象严重。例如《中华人民共和国药典》(2020) 年版一部收载的"石斛"品种，包括了金钗石斛、霍山石斛、流苏石斛；"石决明"品种包括了杂色鲍、皱纹盘鲍、羊鲍、澳洲鲍、耳鲍或白鲍等 6 个动物品种；"黄连"品种包含了毛茛科植物黄连、三角叶黄连或云南黄连。同一品名下的不同种类中药材，性状不同，所含有的化学成分、药理作用必然有差异，也必然使药理作用和临床疗效不同。而同物异名的情况则更加常见，例如：冰片，又名龙脑、片脑、梅片等；而黄连，更有鸡爪连、鹰爪连、味连、雅连、川连、云连、凤尾连和古勇连等多个名称，使用时，若未能分辨一些不常见的别名所代表的药材，误选误用，也会对药物的药理作用和临床疗效造成影响。

中药药性的形成与中药生长的自然环境密切相关，因此，产地也是影响中药药理作用的重要因素。古人认为，药物生长于大自然之中，禀受天之阴阳之气而成寒热温凉四气，禀受地之阴阳之气而为酸苦甘辛咸五味。天地间环境变化影响药物的生长化收藏，禀受不同，从而形成药性的差异。因此，中药药性的形成，是中药秉承了自然环境中各因素的变化，受到天地间环境变化影响综合作用的结果。清代医家徐大椿《药性变迁论》云："古方所用之药，当时效验显著，而本草载其功用凿凿者，今依方施用，竟有应有不应，其故何哉？盖有数端焉。一则地气之殊也。当时初用之始，必有所产之地，此乃其本生之土，故气厚而力全，以后传种他方，则地气移而力薄矣。"由此充分说明，地理环境变异是药材药性产生差异的重要原因，产地不同对药物质量的影响很大。"失其地则性味少异矣，失其时则性味不全矣。"许多名贵药材，都有特定的产地，故历史上早已形成了"道地药材"的概念，即某一地区所产的某种药材，质量高，疗效好。例如：四川的贝母、附子、黄连；内蒙古的甘草；云南的三七、茯苓、木香；山西的黄芪、党参；"浙八味"——白术、白芍、浙贝母、杭白菊、延胡索、玄参、麦冬、温郁金；东北的人参、五味子、刺五加等；河南的地黄、牛膝、山药等；山东的阿胶、沙参、银花等；广东的陈皮、化橘红等；西藏的红花等，都是历史悠久、享有盛名的道地药材。

二、采收季节

化学成分作为中药药性的物质基础，其在药用植物体内的积累，不仅随植物不同年龄有很大变化，而且在1年之中随季节变化、物候期变化亦有很大影响。中药品质的优劣，与采收季节密切相关。植物的根、茎、叶、花、果实、种子或全株的生长和成熟期各不相同，故中药材的采收季节也就随入药部位的不同而异。例如：金银花花蕾7个生长发育时期干物质积累依大小次序为：银花期＞大白期＞金花期＞凋花期＞二白期＞三青期＞幼蕾期；金银花花蕾中主要有效成分之一绿原酸在7个生长时期的单蕾中含量具有动态变化，从幼蕾期到大白期逐步增加，于大白期达高峰，之后开始降低；大白期花蕾中绿原酸的含量大约是幼蕾期的1.2倍、银花期的1.5倍。药农的民谚"当季是药，过季是草""三月茵陈四月蒿，五月砍来当柴烧。九月中旬采麻黄，十月山区五味找。知母黄芪全年采，唯独春秋质量高。"说明了按季节采收药材的重要性。

三、贮藏

贮藏条件对中药质量的优劣也有着直接的影响。贮藏不当会造成中药材霉烂、虫蛀、走油等现象，从而影响中药药理作用及临床疗效的发挥。中药贮藏保管通常应以干燥、低温、避光为好。例如：在日照、高温（40～60℃）、高湿（相对湿度在74%以上）的条件下贮存6个月的刺五加，其所含有的丁香苷几乎完全损失；含挥发油的药材随时间延长，易氧化、分解或自然挥发（如樟脑、冰片、麝香）而使药效降低；供提取小檗碱的原料药三颗针，在见光和避光的条件下存放3年后，其小檗碱的含量分别降低54.1%和39.83%。可见，中药的保管和贮藏，是影响中药质量、药理作用和临床疗效的重要因素之一。

四、炮制加工

中药饮片一般需要炮制后使用，是中医长期临床用药经验的总结。炮制前后，中药的化学成分会发生改变，药理作用及临床疗效也随之而有差异。中药在炮制过程中，经加热、水浸及用酒、醋、药汁等辅料处理后，使中药某些成分的理化性质产生不同程度的变化，有的成分被溶解出来，有的成分被分解或转化成新的成分，有的成分在提取物中的量有所增减，对中药作用与疗效产生不同程度的影响。

（1）消除或降低药物毒性或副作用　对于有毒性或副作用的中药，为保证临床用药的安全有效，可经过炮制而降低其毒性或副作用。如乌头中含有多种生物碱，以双酯型的乌头碱、中乌头碱和次乌头碱毒性最强，经炮制后，乌头碱水解生成苯甲酰单酯型乌头碱或进一步水解为氨基醇类乌头原碱，其毒性大大降低。

（2）增强疗效　苦杏仁镇咳平喘的有效成分是苦杏仁苷，而与苷共存的还有苦杏仁酶，当温度、湿度适宜时，酶可促进苦杏仁苷分解，使有效成分减少，镇咳平喘作用也随之降低。苦杏仁经炮制后，抑制了酶的活性，苷分解减少，所以，相同的苦杏仁，炮制品中苦杏仁苷的煎出率比生品煎出率提高 1.73 倍。

（3）加强或突出某些作用　炮制能使中药产生的化学成分转变，甚至产生新的化学物质，因而药理作用和临床疗效也随之改变。如何首乌为补血药，生品中结合型的蒽醌衍生物具缓下作用，经炮制后的制首乌结合型蒽醌衍生物水解，含量减少，而游离蒽醌衍生物和糖的含量明显增加，故补益作用增强而泻下作用降低。

五、剂型与工艺

对中成药而言，由于制备工艺、辅料和剂型的多样化，组成中成药的各类饮片自身的偏性与其入汤剂时相比发生了明显变化，其所含成分本身的属性、有无、多寡、相对比例、释药特点及生物利用度等都会受到影响，并最终影响中成药的整体药性。

（1）工艺　根据药物的性质和所需制剂的目的，所有药物在制成中成药时均需要经过适宜的制剂过程，包括粉碎、提取、纯化等过程，某些过程会使成分发生变化从而对药性产生影响，比如提取的温度、溶剂、时间等。中药所含化学成分繁多、复杂，应根据目标成分的理化性质，通过调节提取溶剂的极性（如水提醇沉或醇提水沉）来提取目标成分，去除其他成分或杂质。

（2）辅料　制剂辅料的使用同样会影响中成药的药性。制剂辅料的使用贯穿于中成药制备的整个过程，包括提取、分离、纯化、浓缩、干燥等和最终成型的各个阶段。根据制剂辅料最终是否保留在成型制剂中，可将其大致分为制剂过程辅料和中成药辅料两类，二者合理使用均可最大限度地保留有效成分，提高其偏性，增强治疗作用。

（3）剂型　根据药物的性质和临床使用目的，需将药物制备成符合治疗疾病需求的剂型。药物疗效主要取决于药物本身，但是在一定条件下，剂型对药物疗效的发挥也可以起到关键性作用。与缓释或普通释药剂型相比，速释剂型可加速药效释放速度，使单位时间内机体受到药物的效应更强，药物所表现的偏性更强而快。同种药物因剂型不同、给药方式不同会出现不同的药理活性，从而表现出不同药性。例如：三黄汤中的小檗碱可与其中的黄芩苷、大黄中的鞣质产生不溶于水的生物碱复盐，出现混悬，但随汤剂入胃后经胃液作用仍可分解起效；若制成注射剂，这种混悬物被滤去，反使药效降低，这是因为汤剂在煎煮过程中各成分相互作用，对成分溶出、分解及新物质的生成等都有很大影响。

六、剂量

同一药物，因用量不同，其药性会发生变化。正如《神农本草经》记载，丹参性"微寒"，即指在治疗剂量下，其发挥清心凉血之功效，以治疗热病扰心之心神不宁等热证；而陶弘景言其："时人服多眼赤，故应性热。"提示二者观察丹参药性的角度不同，亦反映出同一药物用量不同，其"气"可发生变化。药之二气与剂量相关，一些被主要气味的'偏性'所掩盖的次要气味，随着剂量增加而逐渐达到'有效浓度'，药物就表现出新的药性。互相矛盾的气味则表现出相反的功效，是剂量依赖性'双向作用'，此为一物二气的又一新认识。

临床用柴胡以升阳举陷、疏肝解郁，剂量一般较小，其寒性并不明显，若剂量增大，则具解表退热之功，显现出寒性。可见，同一药物的寒热药性，可因用量不同而发生变化。

七、配伍

按病情的需要以及药物性能，选择两种或两种以上的药物配伍应用，是中医用药的主要形式。配伍得当可增强疗效、降低毒性；配伍不当，则可能降低疗效，甚至出现不良反应。中药配伍的基本内容是"七情"，即单行、相须、相使、相畏、相杀、相恶、相反。相须、相使配伍，在药效上发挥了协同增效作用，相畏、相杀配伍，能减低或消除毒性，以上均为用药之所求。例如：黄连与连翘同用（相须）对金黄色葡萄球菌的抑菌力比单用黄连强6倍以上；石膏、知母合用（相须）退热作用快、强且持久；截疟七宝散中，常山有抗疟作用，但有较严重的恶心、呕吐等消化道反应，合用槟榔（相畏），可使呕吐反应减少，而不影响常山的抗疟作用。相恶配伍在药效上产生拮抗作用，相反配伍则出现较多的不良反应或增强毒性，这两种配伍为用药之所忌。例如：十八反中"甘草反芫花"，实验证明，甘草与芫花合用可以使 LD_{50} 减小，毒性增大。因此，为了用药安全，避免毒性副作用的发生，七情中的相恶、相反是复方配伍禁忌中应当遵循的原则。

七情概括了药物之间最基本的配伍模式，组方配伍还要遵循"君、臣、佐、使"的配伍理论，这样的组方原则经研究在很大程度上具有其合理性。例如：桂枝汤具有解热、发汗、抗炎、镇痛、抑制流感病毒、增强免疫功能等作用，拆方研究表明，全方的作用明显优于方中诸药的各种组合，缺少任何一味药都会使全方药效降低，说明方中各药合理配伍能够取得最佳的治疗效果。

第二节 机体因素

机体的生理状况、病理状况和心理状况等差异，也是影响中药药理作用的重要因素。如患者的年龄、性别、个体差异、遗传因素、病理状态和精神因素等。了解和掌握相关知识，对于中药的合理使用、保证疗效和减少不良反应非常重要。

一、生理状况

生理状况包括体质、年龄、性别、情志、遗传等，对药物药理作用的发挥均有影响。体质虚弱、营养不良者对药物的耐受性较差，用攻、泻、祛邪药物时宜适当减量。

年龄不同对药物的反应也不同。婴幼儿处于发育阶段，各器官系统尚未发育完善，而老年人的肝肾等器官系统功能逐渐减退，这都会影响药物有效成分的吸收、代谢和排泄，对药物的耐受性较差，用药量应相对减少。另外，老年人体质多虚弱，祛邪攻泻之品，不宜多用；而幼儿稚阳之体，不可峻补，滋补药不宜多用。

性别不同对药物的反应也有差异。女性在月经、怀孕、分娩、哺乳等时期，对不同药物的敏感性不同。例如：月经期应不用或少用峻泻药及活血化瘀药等，以免导致月经过多或出血不止；红花、大戟、麝香、地龙等能兴奋子宫，半夏有致畸作用，孕期均应避免服用，以免导致流产或对胎儿发育造成不良影响。另外，个体差异如高敏性、种族、耐受性等影响，在中药应用中也同样存在。

二、病理状况

机体所处的病理状况不同，对药物的作用也有影响。例如：肝病患者的肝脏功能低下，药物容易蓄积，甚或中毒；肾功能低下的患者排泄功能减弱，药物或其代谢产物不易排出体外，也可致蓄积或中毒。此外，机体的机能状态不同，药物的作用可能也不同。例如：黄芩、穿心莲等，只对发热患者有解热作用，对正常体温并无降低作用；玉屏风散能使机体低下的免疫功能增强，又能使过亢的免疫功能趋向正常。

三、心理因素

情志、精神状态等也会影响药物作用的发挥。患者的精神状况与药物的疗效密切相关。乐观者可以增强对疾病的抵抗能力，有利于疾病的治愈和恢复，鼓励患者树立战胜疾病的信心，能使患者在精神上得到安慰。相反，忧郁、悲观、烦躁，不愿配合治疗，将会影响药物疗效。在使用有效药物的同时应充分激发、利用患者的良好情绪，提高药物疗效。在新药临床评价时，为了排除安慰剂的作用，均要求使用安慰剂对照和双盲法试验。

另外，肠道内微生态环境对中草药体内代谢有很大影响。中药是一种多成分药物，多以口服形式给药，肠内菌群对其代谢所起的作用就更为重要。不同类型的细菌能够产生不同的酶，并能催化不同类型的药物代谢反应。肠内菌群对药物的作用主要起分解反应，使药物分子量相对减小，极性减弱，脂溶性增强，往往伴有药效或毒性成分的产生和加强。例如：番泻苷 A 和番泻苷 B 是大黄和番泻叶的主要成分，它们本身并没有泻下活性，口服后在肠内经菌群代谢生成有泻下活性的大黄酸蒽酮。肠内菌群对药物的代谢作用受许多因素的影响，如种族差异、饮食及抗菌药物的使用、代谢适应与酶抑制等，其作用不仅与菌群本身，而且与它们所寄居的宿主肠道内的特定环境有关。

第三节
环境因素

一、地域与饮食起居

环境即地理条件、气候、饮食起居、室内环境、居住位置等，对人的健康有较大影响，对药物作用也有影响。某些生活或工作环境中存在的化学污染物，如入住刚装修完的房间、工作在化学品仓库或某些化学实验室等，较多接触多氯联苯、多环芳香烃、多种重金属、挥发性全麻药等有毒、有害物质，能诱导肝药酶的活性。长期饮酒或吸烟也可诱导肝药酶的活性，加速中药代谢。地域的不同，同一中药用量也不同；一些地方潮湿，一些地方干燥，一些地方高温，一些地方寒冷，这些因素也影响中药作用。

二、时辰节律

时间节律对中药药效亦有影响。时间昼夜变化,四季更替,机体的生理活动也会随之发生周期性的变化,中药的效应和毒副反应也会随之产生差异。例如:附子、乌头的急性毒性,乌头碱给药后毒性午时(11:00~13:00)最高,戌时(19:00~21:00)最低;参附注射液静脉注射,子时(23:00~1:00)LD_{50}值为 9.862g/kg,午时为 8.308g/kg;而天麻素于不同时辰给大鼠用药,发现体内过程呈现昼夜变化,戌时(20:00)给药,吸收快,见效快,作用明显;辰时(8:00)给药,血药达峰最迟,药效差;丑时(2:00)给药,血药浓度-时间曲线下面积最小,反映生物利用度低;雷公藤的乙酸乙酯提取物的急性毒性试验以中午 12:00 的动物死亡率最高,20:00 至次晨 8:00 给药动物死亡率最低;上述例子均说明了时辰因素对药理作用的重要影响,因此研究药物的择时使用具有积极意义。

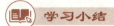
学习小结

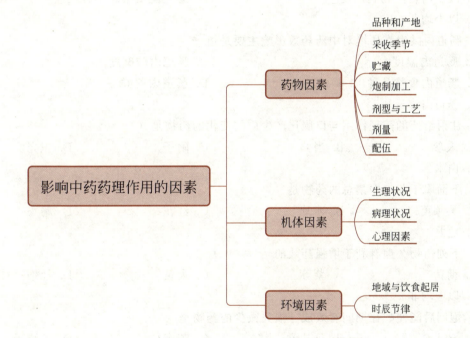

知识链接

中西药合用对于中药药理作用的影响

西方医药传入我国以后,我国医药学家开始尝试中药与西药配伍合用。如张锡纯《医学衷中参西录》创立"石膏阿司匹林汤",开创中西药联合使用的先河。随着中西医结合工作的深入开展,中西药同用防治疾病的应用日益广泛,中西药配伍应用的实例越来越多。中西药合用的药理作用主要表现为三个方面。一是协同增效。例如:黄连木香与痢特灵合用,提高治疗痢疾的效果;金银花与青霉素合用,抑制耐药菌株有协同作用;延胡索与阿托品合用,止痛效果明显提高;枳实与庆大霉素合用,能提高庆大霉素在胆道的浓度,有利于胆囊炎的治疗。二是减轻或消除西药的毒副作用。例如：甘草（或甘草甜素）与链霉素同用，降低链霉素对第八对脑神经的损害；珍珠母粉与氯丙嗪合用，减轻或消除氯丙嗪对肝脏的损害。三是毒性增加或药效降低。例如：朱砂与西药溴化物合用，毒性增加；含钙丰富的中药与洋地黄类药物合用，增加洋地黄类药物的毒性；含鞣质的中药与四环素、红霉素及庆大霉素等抗生素同用，或与含金属离子钙剂、铁剂同服，可使中西药药效同时降低。

思考与练习

一、单选题

1. 制剂工艺不同可产生的影响是（　　）。
 A. 加强或突出某一药理作用　　　　　B. 降低药物毒性
 C. 改变药物生物利用度　　　　　　　D. 避免配伍禁忌不良反应
 E. 以上均非

2. 肠道内微生态环境对中药药效影响主要是指（　　）。
 A. 肠道内温度　　　　　　　　　　　B. 肠道内酸碱度
 C. 肠道内食物品种　　　　　　　　　D. 肠道内菌群
 E. 肠道内渗透压

3. 注射给药的药理作用与口服比产生质的变化的药物是（　　）。
 A. 人参　　　　B. 当归　　　　C. 附子　　　　D. 枳壳
 E. 白术

4. 下面属于非妊娠禁忌的药物是（　　）。
 A. 吴茱萸　　　B. 冰片　　　　C. 红花　　　　D. 麝香
 E. 地龙

5. 下列药物久煎有利于增强药效的是（　　）。
 A. 薄荷　　　　B. 紫苏　　　　C. 大黄　　　　D. 牡蛎
 E. 以上均非

6. 炮制后能使贮存期间有效成分损失减少的药物是（　　）。
 A. 乌头　　　　B. 延胡索　　　C. 苦杏仁　　　D. 马钱子
 E. 炉甘石

7. 与连翘同用能增强抗菌作用的药物是（　　）。
 A. 石膏　　　　B. 黄连　　　　C. 常山　　　　D. 人参
 E. 附子

8. 何首乌经炮制（　　）作用增强。
 A. 泻下　　　　B. 补益　　　　C. 抗菌　　　　D. 利尿
 E. 抗炎

9. 槟榔可以使常山的呕吐反应减轻，却不影响常山的抗疟作用，此种配伍称为（　　）。
 A. 相须　　　　B. 相使　　　　C. 相畏　　　　D. 相恶
 E. 相反

10. 石膏与（　　）配伍，可以使退热作用快、强且持久。
A. 大黄　　　　　　B. 桂枝　　　　　　C. 人参　　　　　　D. 知母
E. 附子

二、问答题

1. 详述影响中药药理作用的药物因素。
2. 试述"十八反""十九畏"对中药药理的影响。

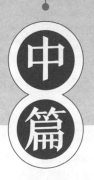

中篇 各论

中篇为各论部分，按照中药的传统分类方法共分为18章。每章均设置导学和学习要求，了解学习的重点、难点及知识目标和能力目标。每章的概述部分介绍中医药理论对本类药物的认识，探讨中药所治的"证"与现代医学的"病"之间的相关性及中药、方剂可能的药理作用，并根据现代研究进展，归纳本类药物的共性药理作用；常用中药及方剂部分，在基于传统中医药对本类药物认识的基础上，着重介绍中药药理作用的研究进展。在此基础上，兼顾中药药理研究的思路和常用方法的介绍，达到授人以渔的目的。

第六章
解 表 药

电子课件

导学 ▶▶▶

　　本章重点介绍解表药的现代药理作用，常用单味中药麻黄、桂枝、柴胡、葛根及常用复方桂枝汤、麻黄汤的主要药理作用和现代临床应用。

学习要求 ▶▶▶

　　1. 掌握解表药的现代药理作用；麻黄、桂枝的主要药理作用、有效成分、作用机理及现代临床应用。

　　2. 熟悉柴胡、葛根的主要药理作用、有效成分及现代临床应用；与表证相关的主要临床表现和病理变化。

第一节 概　述

一、解表药的概念与应用

　　凡以发散表邪、解除表证为主要功效的药物，称为解表药。

　　解表药多味辛，主要归肺、膀胱经，具有发散表邪的功效，临床用于外感表证。部分药物兼有利水消肿、止咳平喘、透发疹毒等作用，可用于水肿、咳喘、麻疹、风疹、风湿痹痛、疮疡初起等。解表药根据其药性和临床功效的不同，可以分为发散风寒药（又名辛温解表药）和发散风热药（又名辛凉解表药）两类。辛温解表药有麻黄、桂枝、生姜、防风、紫苏、白芷、苍耳子、辛夷、细辛等，用于风寒表证，常用复方有麻黄汤、桂枝汤；辛凉解表药有薄荷、牛蒡子、藁本、柴胡、升麻、菊花、葛根等，用于风热表证，常用复方有银翘散、桑菊饮等。

　　表证是外邪（外界的各种致病因素）侵犯人体的浅表部位（皮肤、肌肉、经络）所引起的证候群。临床表现主要有恶寒、发热、头痛、全身酸疼、鼻塞、咳嗽、苔薄白、脉浮、无汗或有汗等。表证与现代医学的上呼吸道感染（感冒、流感、扁桃体炎等）和急性传染病初期的症状相似。表证最主要的一个症状是恶寒。中医认为，"有一分恶寒，便有一分表证"，因此，有无"恶寒"是诊断表证的重要依据。产生恶寒症状的原因在于皮肤血流量减少（血管收缩），皮肤温度降低。表证的重要发病原因之一是机体受凉，寒凉刺激作用于机体，可引起皮肤血管收缩，同时呼吸道黏膜血管反射性收缩，引起局部缺血，抵抗力降低，使原先存在于呼吸道的病原微生物乘机侵入黏膜上皮细胞，生长繁殖，导致感染性炎症而出现许多临床症状。表证的症状表现、病理变化及发病原因等各方面，与现代医学的上呼吸道感染具有高度相似性。因此，解表药的现代药理作用研究，应重点围绕解热、抗炎、镇痛、抗病原微生物、发汗、免疫调节等方面着手展开。

二、解表药的现代药理研究

结合表证的发病原因与病理表现，从发汗、解热、抗病原微生物、镇痛镇静等方面开展了研究，结果表明，解表药具有以下共性药理作用。

(1) 发汗与促进发汗作用　发汗是中医治疗表证的重要方法，通过发汗使表邪从汗而解。本类药物一般均具有发汗或促进发汗作用，其中辛温解表药的发汗作用强于辛凉解表药。麻黄及其有效成分麻黄碱、麻黄挥发油能促使实验动物发汗，并且周围环境温度提高有助于发汗；桂枝、生姜及麻黄汤、桂枝汤等也有促进发汗的作用。解表药的发汗作用机制是多环节的：麻黄碱通过抑制汗腺导管对钠离子的重吸收而促进汗液分泌；桂枝、生姜通过扩张血管，促进体表血液循环而促进发汗。

(2) 解热作用　本类药大多有不同程度的解热作用，可以使实验性发热动物的体温降低。辛凉解表药的解热作用强于辛温解表药，尤以柴胡解热作用最为显著，桂枝、荆芥、防风、葛根、紫苏、浮萍等也有明显的解热作用。柴胡挥发油、柴胡皂苷、葛根素、桂皮油、荆芥油为解热作用的有效成分。解表药解热作用是多方面作用的结果：通过发汗或促进发汗而增加机体散热；通过抗炎、抗病原微生物等作用消除发热病因而使体温下降。

(3) 抗病原微生物作用　体外实验研究表明，麻黄、桂枝、防风、细辛、生姜、柴胡、薄荷、牛蒡子等对多种细菌（如金黄色葡萄球菌、溶血性链球菌、大肠埃希菌、伤寒杆菌、痢疾杆菌等）具有不同程度的抑制作用；麻黄、桂枝、柴胡、桂枝汤等对某些病毒（如呼吸道病毒）有一定的抑制作用。

(4) 镇痛镇静作用　多数解表药具有镇痛作用。柴胡、桂枝、藁本、白芷、防风、羌活、细辛、桂枝汤、九味羌活汤等对多种实验性疼痛模型动物，均表现出明显的镇痛作用；多数解表药也表现出明显的镇静作用，可使实验动物自由活动减少。

(5) 抗炎作用　柴胡、麻黄、生姜、辛夷、细辛、桂枝汤、银翘散、桑菊饮等对多种实验性炎症模型动物均有明显的抑制作用。抗炎作用机制可能与下列环节有关：抑制花生四烯酸代谢；抑制组胺或者其他炎性介质生成或释放；增强肾上腺内分泌轴功能；清除自由基等。

(6) 调节免疫作用　柴胡、葛根、苏叶、麻黄汤、麻杏石甘汤、桂枝汤等均可提高机体的非特异性免疫功能，有利于解除表证；部分药物尚可通过提高特异性免疫功能而发挥解表作用。部分药物或复方（麻黄、桂枝、小青龙汤、葛根汤等）对变态反应具有抑制作用，可缓解和治疗过敏性疾病。

综上所述，解表药的发汗、解热、镇痛、抗炎作用是其解除表证的药理学基础，而抗病原微生物、调节免疫系统功能作用则对其驱散表邪功效具有积极的意义。

📖 **学习小结**

1. 解表药的分类与应用

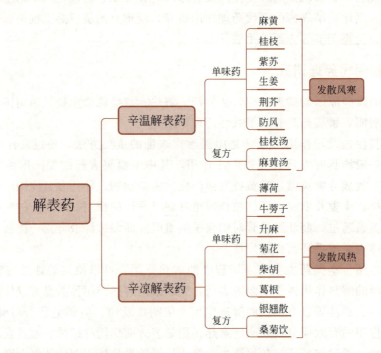

2. 解表药的功效主治与药理作用

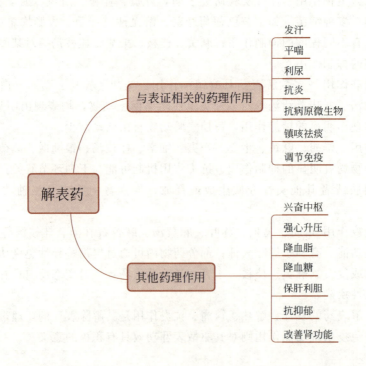

第二节 常用中药

麻 黄

【来源采集】本品为麻黄科植物草麻黄 *Ephedra sinica* Stapf.、中麻黄 *Ephedra intermedia* Schrenk et C. A. Mey. 或木贼麻黄 *Ephedra equisetina* Bge. 的干燥草质茎。采于秋季，晒干后去除杂质，草质茎切段即得到饮片。主产于内蒙古、吉林、辽宁、山西及河北等地区。

【主要成分】麻黄主要成分为生物碱类、挥发油、黄酮类、多糖和酚酸类等。生物碱为麻黄的主要药理活性成分，其中苯丙胺类生物碱含量最高，即左旋麻黄碱、右旋伪麻黄碱、左旋去甲基麻黄碱、右旋去甲基伪麻黄碱、左旋甲基麻黄碱和右旋甲基伪麻黄碱等，麻黄碱占生物碱总量的 80%~85%。挥发油中含有 l-α-松油醇、2,3,5,6-四甲基吡嗪、1,4-桉叶素和十六烷酸等。

【性味归经】味辛、微苦，性温。归肺、膀胱经。

【功效主治】发汗散寒，宣肺平喘，利水消肿。用于风寒感冒，胸闷喘咳，风水浮肿等疾病。

【药理作用】

1. 与功效主治相关的药理作用

体温的调节方式及机体发汗类型　　哮喘的发病机制及麻黄的平喘作用　　辨证认识麻黄碱

（1）发汗　麻黄水煎剂、挥发油、麻黄碱等均有发汗作用。处于温热环境及配伍桂枝后，促进汗腺分泌的作用更加显著。麻黄发汗作用可能与以下环节有关：阻碍汗腺导管对钠离子的重吸收，呈现汗液分泌增加；兴奋汗腺 α 受体，使汗腺分泌增加；通过兴奋中枢神经系统有关部位而产生效应。

（2）平喘　麻黄碱、伪麻黄碱、麻黄挥发油是其平喘的有效成分。麻黄平喘作用特点为：化学性质稳定，口服有效；起效较慢，作用温和，作用维持时间久。麻黄平喘作用主要涉及以下环节：兴奋支气管平滑肌的 β 受体，使支气管平滑肌松弛；兴奋支气管黏膜血管平滑肌的 α 受体，使血管收缩，降低血管壁通透性，减轻支气管黏膜水肿；促进肾上腺素能神经末梢和肾上腺髓质嗜铬细胞释放肾上腺素和去甲肾上腺素，间接发挥拟肾上腺素样作用；阻止过敏介质释放。

（3）利尿　麻黄的多种成分均具有利尿作用，以 D-伪麻黄碱作用最显著。麻黄生物碱静脉注射给药利尿作用明显，口服用药作用较弱。其利尿作用机制可能是通过扩张肾血管增加肾血流量，使肾小球滤过率增加；或影响肾小管重吸收功能，阻碍肾小管对钠离子的重吸收。

（4）解热、抗炎　麻黄挥发油对多种实验性发热模型动物有解热效果，对正常小鼠体温有降低作用。麻黄的多种成分、多种制剂（水提取物、醇提取物）均有抗炎作用，能降低毛细血管通透性、渗出和水肿。解热与抗炎作用的机制与抑制花生四烯酸的代谢有关。

（5）抗病原微生物　体内、体外实验表明，麻黄挥发油有抗菌、抗病毒作用，对金黄色葡萄球菌、甲型及乙型溶血性链球菌、流感嗜血杆菌、肺炎双球菌、炭疽杆菌、白喉杆菌、亚甲型流感病毒等有明显的抑制作用。

（6）镇咳、祛痰　麻黄碱、麻黄水提取物可明显抑制二氧化硫和机械刺激所致的咳嗽反射，其镇咳强度约为可待因的1/20。麻黄挥发油灌胃具有一定的祛痰作用。

2. 其他药理作用

（1）兴奋中枢神经系统　治疗剂量麻黄碱即能兴奋大脑皮层和皮层下中枢，引起精神兴奋、失眠等症状。

（2）强心、升高血压　麻黄碱能直接和间接兴奋肾上腺素能神经受体，对心脏具有正性肌力、正性频率作用；能收缩血管，使血压升高。其升压作用特点：作用缓慢、温和、持久，反复应用易产生快速耐受性。

（3）改善肾功能　麻黄干浸膏对慢性肾衰大鼠血中尿素氮、肌酐等有明显的降低作用，与大黄有类似的减缓尿毒症功效。其活性成分为单宁类。

综上所述，麻黄发汗、解热、抗病原微生物、抗炎、抗过敏等作用，是其发汗散寒功效的药理学依据；缓解支气管平滑肌痉挛、减少黏膜水肿、抗炎、抗过敏、镇咳、祛痰等是其宣肺平喘的药理学基础；利尿、改善肾功能是麻黄利水消肿的药理学基础。

【现代应用】

（1）感冒（风寒型）　以麻黄为主的复方制剂如麻黄汤、大青龙汤，常用于治疗感冒、流行性感冒等辨证属于风寒型者。

（2）呼吸道疾病　麻黄复方可用于治疗支气管哮喘、喘息型支气管炎、肺炎、气管炎，亦可用于治疗过敏性鼻炎。麻黄碱片剂口服、雾化剂吸入、麻黄膏（麻黄和白胡椒粉7∶3组成）贴肺俞穴均有好的疗效。

（3）低血压状态　麻黄碱皮下注射或肌肉注射可预防硬膜外和脊椎麻醉引起的低血压。

（4）肾炎水肿　用麻黄连翘赤小豆汤治小儿肾炎，可降低复发率，将西医治疗单纯性肾病80%左右的复发率降到20%。

（5）缓慢型心率失常　麻黄附子细辛汤加味治疗缓慢型心律失常56例效果良好。

（6）偏头痛　麻黄附子细辛汤治疗风寒侵袭、脉络瘀阻所致偏头痛效果较好。

（7）黏膜水肿　0.5%～1%麻黄碱溶液滴鼻，可治疗鼻黏膜充血肿胀引起的鼻塞。麻黄碱也可用于缓解荨麻疹和血管神经性水肿的皮肤黏膜水肿。

【不良反应】麻黄碱毒性较大，动物实验可引起小鼠眼球突出、举尾反应、紫绀、眼眶内出血等。麻黄碱用量过大或长期使用，有高血压、心律不齐、失眠、神经过敏、震颤、头痛、癫痫发作、心肌梗死、中风等不良反应，甚至死亡。

【注意事项】

1. 食品补充剂中麻黄碱的用量不得≥8mg；在6h内摄入量不得≥8mg，1日总摄入量不得≥24mg，连续使用该产品不得超过7天。

2. 高血压、心脏病、精神病和孕妇应避免使用；麻黄碱不得与咖啡因配伍使用。

学习小结

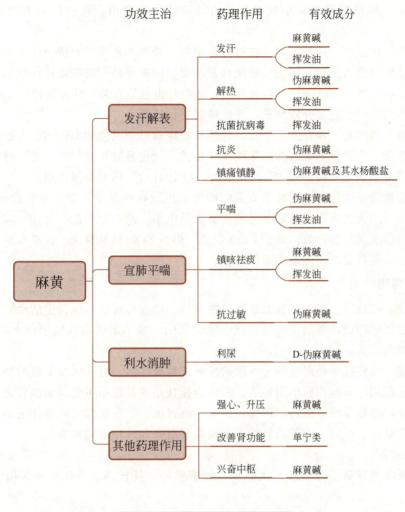

桂 枝

【来源采集】本品为樟科植物肉桂 *Cinnamomun cassia* Presl. 的干燥嫩枝。春、夏二季采收，除去叶，晒干或切片晒干。主产于广西、广东及云南等地。

【主要成分】桂枝有效成分为挥发油（桂皮油），含量为 0.43%～1.35%。挥发油中主要成分为桂皮醛，占 62.29%～78.75%；另有桂皮酸及少量乙酸肉桂酯、乙酸苯丙酯等。此外，尚含反式桂皮酸、香豆素、原儿茶酸等。

【性味归经】味辛、甘，性温。归心、肺、膀胱经。

【功效主治】发汗解肌，温通经脉。主治风寒感冒，脘腹冷痛，血寒经闭，关节痹痛，痰饮，水肿，心悸，奔豚等。

【药理作用】

1. 与功效主治相关的药理作用

（1）发汗、解热　桂枝单独应用发汗作用较弱，与麻黄伍用则发汗力增强。桂皮醛、桂皮酸对实验性发热家兔具有解热作用，并能降低正常小鼠的体温。其解热和降温作用可能是扩张皮肤血管，使机体散热增加以及促进发汗的结果。

（2）镇痛　桂枝挥发油给小鼠灌服，能提高动物痛阈值；桂枝的复方制剂镇痛作用更强。

（3）抗炎、抗过敏　桂枝煎剂、桂枝挥发油对多种致炎物质所致的急性炎症具有抑制作用，可明显降低血管通透性，挥发油尚能抑制小鼠棉球肉芽肿。其抗炎作用机制与抑制组胺生成、抑制前列腺素 E（PGE）的合成释放、清除自由基等有关。桂枝能抑制 IgE 所致肥大细胞脱颗粒作用，减少过敏介质释放，并能抑制补体活性。

（4）抗病原微生物　体外实验显示，桂枝醇提取物对金黄色葡萄球菌、大肠杆菌、肺炎球菌、炭疽杆菌、霍乱弧菌等有抑制作用；桂皮油、桂皮醛对结核杆菌、变形杆菌有抑制作用，对亚甲型流感病毒京科 68-1 株和孤儿病毒（$ECHO_{11}$）均有抑制作用。

（5）对心血管系统作用　桂枝水煎剂能增加小鼠冠脉血流量，增加心肌营养性血流量。桂枝蒸馏液可降低大鼠离体心脏缺血再灌注室颤发生率，改善心功能，与桂枝减少心肌乳酸脱氢酶和磷酸肌酸激酶的释放，减少 LPO 生成，提高 SOD 活性有关。桂枝水煎剂还可以扩张外周血管、改善微循环，加速体温的恢复。

2. 其他药理作用

（1）镇静、抗惊厥　桂枝水提取物、总挥发油、桂皮醛可使小鼠自主活动减少，增强巴比妥类药物的催眠作用，对抗苯丙胺兴奋中枢的作用，对小鼠药物性惊厥（士的宁、烟碱）和听源性惊厥均有一定的对抗作用。

（2）利尿　由桂枝等药组成的五苓散给麻醉犬静脉注射，可使尿量明显增加，单用桂枝静脉注射利尿作用比其他四药单用显著，故认为桂枝是五苓散中主要利尿成分之一。

综上所述，桂枝发汗、解热、镇痛、抗炎、抗过敏、抗病原微生物等作用是其发汗解肌功效的药理学基础，而对心血管系统的影响则是其温通经脉功效的体现。

【现代应用】

（1）上呼吸道感染　以桂枝为主的复方如麻黄汤、桂枝汤、葛根汤等常用于上呼吸道感染。

（2）支气管炎　以桂枝为主的复方如小青龙汤、大青龙汤，常用于治疗支气管炎、支气管哮喘等。

（3）关节炎　以桂枝为主的复方制剂如桂枝芍药知母汤、当归四逆汤等，用于骨关节炎、风湿性或类风湿性关节炎、骨质增生等有较好效果。

（4）心肌缺血、心绞痛　以桂枝为主的复方如枳实薤白桂枝汤、加味桂枝茯苓汤，用于心绞痛、缺血性中风、心肌梗死等有较好效果。

此外，桂枝与有关药物配伍可以治疗多种疾病，如痛经、月经不调、慢性心功能不全、肾炎、遗尿、癫痫、胃和十二指肠溃疡、冻疮、肿瘤等。

【不良反应】

（1）流产　桂枝当中所含的桂皮油当使用量较大时可以导致流产。

（2）植物神经功能紊乱　当桂枝用量过大时，常可出现汗多、疲倦、四肢乏力、心慌心悸的情况。

（3）月经过多　内郁化火的痛经患者使用桂枝后易引起经血量增多。

【注意事项】

1. 掌握禁忌证。桂枝性温助热，温热病、阴虚火旺及出血证不宜应用。孕妇、月经量过多及植物神经功能紊乱者忌用。

2. 严格掌握剂量。用量应依病情变化、个体差异而定，但最大量不可超过12g。

3. 需长期使用桂枝及其制剂时，应在医师指导下用药，以确保用药安全、有效。

学习小结

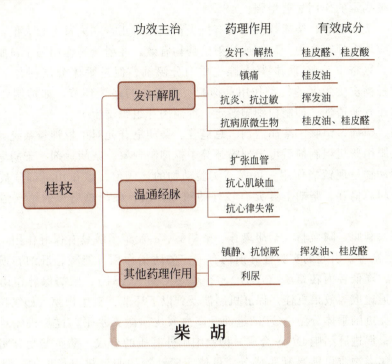

柴 胡

【来源采集】本品为伞形科植物柴胡 *Bupleurum chinense* DC. 或狭叶柴胡 *Bupleurum scorzonerifolium* Willd. 的干燥根，前者习称"南柴胡"，后者习称"北柴胡"。春、秋二季采挖，可生用、醋炒、酒炒、蜜炒、鳖血炒。主产于东北、华北、华东、华中和西北等地。

【主要成分】柴胡主要含柴胡皂苷，挥发油（柴胡醇、丁香酚、己酸、γ-十一酸内酯、对-甲氧基苯二酮等），脂肪油（油酸、亚麻油酸、棕榈酸、硬脂酸等的甘油酯），甾醇（主要为α-菠菜甾醇）和多糖等。此外，尚含有生物碱、黄酮类、葡萄糖、氨基酸等。

【性味归经】味苦，性微寒。归肝、胆经。

【功效主治】发表退热，疏肝解郁，升阳举陷。用于感冒发热，寒热往来，胸胁胀痛，脱肛，子宫脱垂，月经不调等。

【药理作用】

1. 与功效主治相关的药理作用

（1）解热　历代医家将柴胡作为治疗发热性疾病的重要药物，尤其对寒热往来的半表半里之热有确切疗效。这种热象大致相当于现代医学的风湿热、化脓性感染及疟疾等。实验研究显示，柴胡等对多种原因（如伤寒、副伤寒菌苗等）引起的动物实验性发热，均有明显的解热作用，并且可使正常动物的体温降低。解热主要成分为柴胡皂苷、皂苷元A和挥发油，作用于下丘脑体温调节中枢，抑制该部位 cAMP、PEG 的产生或释放，从而抑制体温调定点的上移，使体温下降。

（2）抗病原微生物　柴胡对金黄色葡萄球菌、溶血性链球菌、霍乱弧菌、结核杆菌、钩端螺旋体、流感病毒、肝炎病毒、牛痘病毒、Ⅰ型脊髓灰质炎病毒、单纯疱疹病毒、流行性出血热病毒等有一定抑制作用。柴胡抗病毒的主要成分为皂苷类，其抗病毒机制与抑制 Na^+、K^+-ATP 酶引起能量和水盐代谢变化、抗细菌内毒素有关。柴胡与黄芩配伍后，抗流感病毒和肺炎病毒的作用显著增强。

（3）抗炎　柴胡皂苷、柴胡挥发油均有抗炎作用，对正常和去肾上腺大鼠，多种致炎剂引起的炎症反应均有抑制作用。口服或注射给药均有效，注射给药作用强于口服。柴胡抗炎机制比较复杂：兴奋下丘脑-垂体-肾上腺皮质内分泌轴，促进垂体分泌促肾上腺皮质激素（ACTH），增强糖皮质激素的抗炎作用；抑制炎症反应的多个环节，如抑制致炎物质的释放、降低毛细血管通透性、抑制白细胞游走；抑制肉芽组织增生等。

（4）镇静、镇痛、镇咳　柴胡煎剂、总皂苷、柴胡皂苷元对中枢神经系统具有明显抑制作用，正常人服用柴胡粗制剂后可出现嗜睡等中枢抑制现象。柴胡煎剂、柴胡皂苷对多种实验性疼痛模型动物呈现镇痛作用，可提高实验动物的痛阈值，该作用可部分被纳洛酮所拮抗。柴胡、柴胡总皂苷、柴胡皂苷元有较好的镇咳作用，柴胡总皂苷的镇咳强度略低于可待因。

（5）保肝、利胆、降血脂　柴胡皂苷、柴胡醇、α-菠菜甾醇具有保肝作用，对多种原因（化学、生物因素等）引起的实验性肝损伤有一定的防治作用，能减轻肝细胞损伤，促进肝功能恢复正常，降低谷丙转氨酶（ALT）、谷草转氨酶（AST）。柴胡保肝作用以复方制剂如小柴胡汤、逍遥散等效果更佳。保肝机制涉及到以下环节：对生物膜（如线粒体膜）有直接保护作用；促进脑垂体分泌 ACTH 进而升高血浆皮质激素水平，提高机体对非特异性刺激的抵抗能力；促进肝细胞 DNA 合成，抑制细胞外基质的合成。醋炙柴胡有明显的利胆作用，其所含黄酮类物质可能是利胆成分，可使实验动物的胆汁排出量增加，降低胆汁中胆酸、胆色素和胆固醇的含量。柴胡皂苷 A、D，皂苷元 A、D 和柴胡醇、α-菠菜甾醇可使实验性高脂血症动物的胆固醇、甘油三酯和磷脂水平降低，其中降低甘油三酯的作用最为明显。

（6）抗抑郁　柴胡对慢性应激性、不可预见性刺激加孤养及四肢束缚诱发的抑郁模型均有一定的拮抗作用，能够改善抑郁模型动物行为学异常。有效成分柴胡皂苷 A，可通过调节脑内单胺类神经递质代谢及抗氧化作用发挥抗抑郁作用。

（7）对内脏平滑肌的作用　柴胡皂苷可明显增强乙酰胆碱对豚鼠、家兔离体肠平滑肌的收缩作用，而其复方制剂又可对抗乙酰胆碱、氯化钡、组胺等所致的肠平滑肌痉挛。柴胡皂苷、柴胡多糖对多种实验性胃黏膜损伤模型有保护作用。柴胡还有兴奋子宫的作用。

2. 其他药理作用

增强免疫、抗肿瘤　柴胡多糖、柴胡热水提取物（高分子组分）等能提高机体免疫功能。柴胡多糖可增强库普弗（Kupffer）细胞吞噬功能，增强自然杀伤细胞的功能，提高病毒特异抗体滴度，提高淋巴细胞转化率和皮肤迟发型超敏反应。柴胡皂苷在小剂量时可促进脾细胞 DNA 合成和 IL-2 的产生，但剂量增大后则抑制脾细胞 DNA 的合成。

综上所述，柴胡解热、抗病原微生物、抗炎、提高免疫功能等作用是其和解表里功效的药理学基础；保肝、利胆、降脂、镇静、镇痛等作用与其疏肝解郁功效有关；而其对内脏平滑肌的兴奋作用可能与其升举阳气功效有关。

【现代应用】

（1）发热　对感冒、流感、肺炎、支气管炎、扁桃体炎、疟疾等引起的发热，用柴胡注射液、柴胡口服液、柴胡糖浆等治疗，均有较好的效果。

（2）病毒性肝炎　柴胡注射液或者复方柴胡制剂如小柴胡汤等治疗急慢性肝炎，对改善症状，回缩肝脾，恢复肝功能有较好效果。

（3）咳嗽　柴胡、柴胡注射液、柴胡镇咳片治疗感冒、急慢性支气管炎、肺炎所致的咳嗽有效。

（4）高脂血症　柴胡注射液肌内注射可明显降低甘油三酯。

（5）流行性腮腺炎　柴胡注射液肌内注射具有较好疗效。

此外，柴胡及柴胡注射液对病毒性角膜炎、扁平疣、寻常疣有一定疗效。柴胡与其他药物配伍，可以治疗痛经、月经不调、胃下垂、子宫脱垂、脱肛等。

【不良反应】柴胡毒性较小，口服较大剂量可出现嗜睡、工作效率降低，甚至深睡等中枢抑制现象，还可出现腹胀、食欲减退等。

【注意事项】

1. 柴胡注射液注射给药可能引起过敏反应，严重者可发生过敏性休克。
2. 柴胡皂苷有溶血作用，口服时此效应不明显。

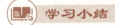

学习小结

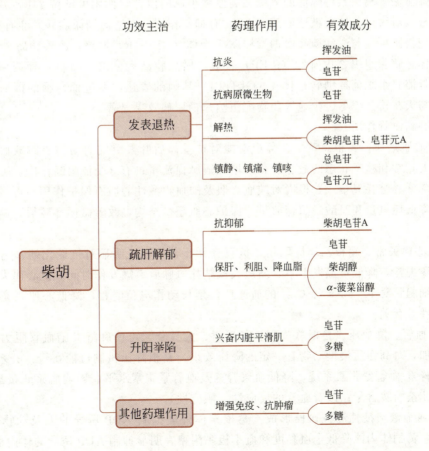

葛 根

【来源采集】本品为豆科植物野葛 Pueraria lobata (Willd.) Ohwi. 或甘葛藤 Pueraria thomsonii Benth 的干燥根。秋、冬二季采挖，趁鲜切成厚片或小块，干燥。主产于河南、湖南、浙江、四川等地。

【主要成分】主要含有黄酮类（0.06%～12.30%）和香豆素类化合物。黄酮类有大豆苷（黄豆苷）、大豆苷元（黄豆素）、葛根素等；香豆素类主要有 6,7-二甲基香豆素、6-牻牛儿基-7,4'-二羟基香豆素等。此外，还含有尿囊素、β-谷甾醇、淀粉等。

【性味归经】味甘、辛，性凉。归脾、胃经。

【功效主治】升阳解肌，透疹止泻，除烦止渴。用于外感发热头痛、项背强痛，口渴，消渴，麻疹不透，热痢，泄泻。

【药理作用】

1. 与功效主治相关的药理作用

（1）解热 葛根煎剂、葛根乙醇浸膏对多种实验性发热模型动物均有解热作用，黄酮类物质是其解热作用的成分，葛根素作用较突出。解热特点为起效快，在用药后 3～5h 最明显。解热机制可能与以下环节有关：扩张皮肤血管，促进血液循环而增加散热；阻断中枢部位的 β 受体而使 cAMP 生成减少，产生解热效应。

（2）降血糖 葛根素可降低四氧嘧啶高血糖小鼠的血糖，作用可维持 24h，并能改善糖耐量。葛根素对大鼠晶体醛糖还原酶（AR）有抑制作用，对防治糖尿病并发症有积极意义。降血糖作用机制可能与激活胰高血糖素样肽-1 受体（GLP-1R）通路，改善胰岛 β 细胞功能，增加脑垂体、胰腺组织 β-内啡肽（β-EP）合成，增加胰岛素分泌，抑制 α-葡萄糖酐酶，上调脂肪、骨骼肌组织葡萄糖转运体 4（GLUT4）基因的表达，促进葡萄糖的摄取利用等有关。葛根与天花粉、麦冬、生地等药物配伍治疗糖尿病效果显著。

（3）心脑血管作用

① 抗心肌缺血。葛根总黄酮、葛根素能对抗垂体后叶素引发的动物心肌缺血。葛根素能使麻醉犬正常和痉挛状态的冠脉扩张，增加冠脉血流量；有 β 受体阻断作用，可使心率明显减慢，降低心脏耗氧量。葛根素对缺血心肌及缺血再灌注心肌有保护作用，可减少心肌乳酸生成，降低耗氧量和肌酸激酶释放量，保护心肌超微结构，改善微循环障碍，减少 TXA2 生成。

② 抗心律失常。葛根乙醇提取物、黄豆苷元、葛根素能明显对抗氯化钡、乌头碱等所致大鼠心律失常，降低室颤发生率，缩短大鼠结扎冠脉后室颤发作时间。抗心律失常机制与影响心肌细胞膜对 K^+、Na^+、Ca^{2+} 的通透性，延长动作电位时程，降低心肌兴奋性、自律性及传导性等有关。

③ 扩血管、降血压。葛根总黄酮、葛根素、大豆苷元可使麻醉犬脑血管阻力下降、脑血流量增加，对高血压模型动物有一定的降压效果。葛根降压机制可能在于：β 受体阻断效应；抑制肾素-血管紧张素系统，降低血浆肾素及血管紧张素水平；影响血浆儿茶酚胺代谢，减少血浆儿茶酚胺含量；改善血管的反应性（顺应性）。

④ 改善血液流变性和抗血栓形成。葛根素体外能抑制 ADP 诱导的人及动物血小板聚集；葛根总黄酮体内能降低全血黏度和血小板黏附率，明显抑制 ADP 诱导的体内血栓形成。

2. 其他药理作用

（1）降血脂、抗动脉硬化　葛根素对饮酒所致大鼠血清载脂蛋白 A1（apo A1）降低及甘油三酯升高有显著对抗作用。葛根素能防止动脉硬化，作用机制与抑制血管内皮细胞表达细胞间黏附因子Ⅰ（ICAM-Ⅰ），避免炎症因子对内皮细胞损伤有关。

（2）促进记忆　葛根水煎剂、蒙根醇提取物、葛根总黄酮灌胃或注射给药均可对抗动物实验性记忆获得障碍和记忆再现障碍，改善 D-半乳糖所致亚急性衰老小鼠的记忆功能，对抗东莨菪碱引起的自主选择能力降低。作用机制可能与下调脑组织 β-淀粉样蛋白（Aβ）1-40 和 Bax 表达、抑制 tau 蛋白过度磷酸化、减轻胆碱能神经元损伤、促进 Ach 的生成和释放、减轻皮层和海马神经元凋亡等有关。

此外，葛根总黄酮、葛根素有抗氧化作用，可减少组织丙二醛（MDA）、过氧化脂质（LPO）含量，增加超氧化物歧化酶（SOD）活性。葛根总黄酮、葛根素、大豆苷元、多糖等具有抗实验性肿瘤的作用。黄豆苷元对小鼠离体肠平滑肌有明显解痉作用，可对抗乙酰胆碱所致的肠痉挛。

综上所述，葛根扩张血管、促进血液循环、解热、降糖、降脂、对内脏平滑肌的解痉作用等是其解肌退热、除烦止渴功效的药理学基础。其对心脑血管系统等作用则反映活血通脉功效。

【现代应用】

（1）偏头痛、高血压　葛根片口服，缓解偏头痛，改善伴有项强颈痛的高血压病患者的头痛、项强、头晕、耳鸣症状。

（2）冠心病、心绞痛　葛根注射液（胶囊、滴丸），含葛根制剂如愈风宁心颗粒、葛兰心宁软胶囊、心血宁片等，可缓解症状，改善心电图。

（3）突发性耳聋　葛根片、葛根素注射液等可改善患者症状。

（4）糖尿病并发症　葛根素注射液可改善糖尿病周围神经病变症状，提高运动、感觉神经传导速度。

（5）眼底病　葛根素注射液可用于眼底病，如视网膜动、静脉阻塞和视神经萎缩等。

（6）感冒、头痛、发热　常用葛根复方制剂，如葛根汤、桂枝加葛根汤等。

（7）麻疹初起、发热、疹出不畅　用升麻葛根汤治疗。

【不良反应】　葛根口服毒性极小，少数患者口服葛根片后有头胀感，减量后可消失。个别病人静脉滴注葛根素后出现皮疹、过敏性休克、速发性喉头水肿、震颤、面部血管水肿、消化道出血、溶血反应等症状。

【注意事项】

1. 葛根性凉，体寒、湿气重的人多食后会加剧体内寒气的聚积，容易引发身体不适。
2. 葛根能降血压，所以低血压患者不适合食用。
3. 低血糖的患者不宜食用葛根。

学习小结

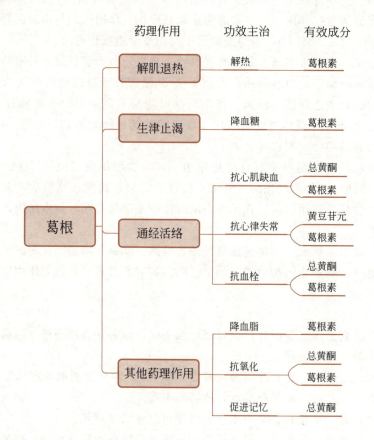

第三节 常用方剂

桂枝汤

【出处与组成】出自《伤寒论》。由桂枝（去皮）9g，芍药 9g，炙甘草 6g，生姜 9g，大枣 6g 组成。

【功效主治】解肌发表，调和营卫。主治外感风寒表虚证，症见恶风发热、汗出头痛、鼻鸣干呕、苔白不渴、脉浮缓或浮弱。

【用法】水煎服，温服取微汗。

【药理作用】

（1）抗病毒　桂枝汤煎剂对流感病毒、副流感病毒、呼吸道合胞病毒、腺病毒、柯萨奇 B 型病毒等具有抑制作用，可减轻单纯疱疹病毒滴鼻感染所致肺炎模型小鼠的肺部炎症反应,增强单核巨噬细胞的吞噬功能。

(2) 抗菌　桂枝汤体外对金黄色葡萄球菌、耐甲氧西林金黄色葡萄球菌、枯草杆菌、甲型链球菌、变形杆菌和铜绿假单胞菌的生长有一定抑制作用。

(3) 解热　桂枝汤对啤酒酵母、霍乱、伤寒、副伤寒甲乙四联菌苗、白细胞介素 IL-1、干扰素和肿瘤坏死因子-α (TNF-α) 等所致动物实验性发热有明显解热作用,其作用机制与降低模型动物血清的白细胞介素-1 和 TNF-α,血浆和下丘脑的 PGE 水平有关。

(4) 抗炎　桂枝汤能抑制实验动物急性炎症反应,抑制佐剂性关节炎模型大鼠的原发与继发性足肿胀,降低继发性关节炎关节液中 IL-1/3 和 TNF-α 的浓度。桂枝汤中苯丙烯类化合物是其抗炎物质基础,作用机制与抑制环氧化酶-2 (COX-2) 和前列腺素 E2 合酶,从而抑制 PGE 分泌有关。

(5) 镇静、镇痛　桂枝汤能减少小鼠自主活动,协同戊巴比妥钠的中枢抑制作用;对热刺激和化学刺激引起的疼痛反应有抑制作用。

(6) 对汗液分泌的调节　桂枝汤能促进正常和阿托品所致的汗腺分泌受抑小鼠的发汗,对安痛定诱发汗腺分泌亢进的病理模型,桂枝汤能分别增强和抑制汗腺分泌。对汗液分泌呈现双向调节作用。

(7) 对免疫功能的调节　桂枝汤对正常动物的非特异性免疫功能无明显影响,但能改善病毒性肺炎小鼠的免疫功能,增强免疫功能低下模型小鼠肠道黏膜的免疫功能。桂枝汤还能抑制迟发型超敏反应,抑制左旋咪唑所致偏亢的免疫功能,使之恢复正常。

综上所述,桂枝汤的解肌发表、调和营卫功效与其解热、抗病毒、抗菌、抗炎、镇痛、镇静、抗过敏、调节免疫功能等作用相关。

【临床应用】

(1) 上呼吸道感染　桂枝汤对普通感冒、流行性感冒、呼吸道炎症等疗效良好。

(2) 出汗异常　桂枝汤加味治绝育后自汗、低热,外感多汗、局限性多汗症和黄汗症有效。

(3) 过敏性疾病　桂枝汤对荨麻疹、多形红斑、皮肤瘙痒、过敏性鼻炎等过敏性疾病有效。

(4) 颈椎病、肩周炎　桂枝汤加葛根治颈椎病有效,加草乌浸酒治肩周炎有效。

【使用注意】外感热病、阴虚火旺、血热妄行者均当忌服,孕妇及月经过多者慎用。

麻黄汤

【出处与组成】本方出自《伤寒论》。由麻黄 9g,桂枝 6g,杏仁 6g,炙甘草 3g 组成。

【功效主治】发汗解表,宣肺平喘。主治外感风寒表实证,症见恶寒发热,头痛身疼,鼻塞、流涕、咳痰,无汗而喘,舌苔薄白,脉浮紧等。

【用法】上四味,以水九升 (1L＝200mL),先煮麻黄,减二升,去上沫,内诸药,煮取二升半,去滓,温服八合 (1 合为 20mL)。覆取微似汗,不须啜粥,余如桂枝法将息 (现代用法:水煎服,温覆取微汗)。

【药理作用】

(1) 解热　麻黄汤有较强的解热作用,给药 30min 可以使发热家兔体温降低,120min 时温度下降最明显。

（2）发汗　麻黄汤及其所含麻黄碱、伪麻黄碱及桂皮醛对小鼠腋窝部皮肤汗腺导管内径有扩张作用，且呈量效关系。

（3）抗病毒　麻黄汤体外具有抗甲型 H1N1 流感病毒作用，可能与其抑制流感病毒的复制以及 TLR4 和 TLR7 信号通路中的相关基因有关。

（4）抗炎　麻黄汤对二甲苯致小鼠耳肿胀和中性粒细胞释放白三烯具有抑制作用，拆方分析显示全方效果最佳。

（5）止咳平喘　麻黄汤可显著延长氨雾刺激所致小鼠咳嗽的潜伏期，减少咳嗽次数，显著促进小鼠支气管对酚红的排泌。在小鼠肺支气管灌流实验中，可使灌注时间缩短 20.4%，对乙酰胆碱致豚鼠离体气管痉挛均有解痉作用。

（6）抗过敏　麻黄汤能改善组胺滴鼻后小鼠的鼻症状，提高组胺的阈值，有抗组胺的作用。

（7）免疫调节　麻黄汤能提高寒冷刺激致上呼吸道黏膜免疫功能低下小鼠唾液中溶菌酶活性和分泌型免疫球蛋白 A（sIgA）含量，降低滴鼻感染肺炎链球菌小鼠死亡率并延长生存时间。

综上所述，麻黄汤发汗、解热、镇咳、平喘、抗炎、抗过敏、免疫调节等药理作用是其发汗解表、宣肺平喘的药理学基础，临床用于急性呼吸道感染、急慢性支气管炎、支气管哮喘等。

【临床应用】麻黄汤常用于以咳嗽、气喘、发热等为主要临床表现的呼吸系统疾病，如急性呼吸道感染、急性支气管炎、慢性支气管炎、支气管哮喘等。另外，经配伍，也用于治疗冠心病、缓慢性心律失常、高血压、急性肾小球肾炎、慢性肾衰竭、肾病综合征腹水、肝硬化腹水、类风湿性关节炎等。

【使用注意】
1. 表虚自汗、体质虚弱、久患疮疡、淋病、出血及高血压等患者禁用。
2. 因损伤人体阳气，故不宜过量使用。

 知识链接

麻黄的副作用与兴奋剂

麻黄能够提高中枢神经系统的兴奋性，主要作用成分为麻黄碱。关于麻黄的兴奋作用古人早有认识，梁代陶弘景的《本草经集注》记载"先煮一两沸，去上沫，沫令人烦"。

近年来，麻黄被用于减肥和运动健美，引发一系列不良反应，如急性心肌梗死、严重高血压、心肌炎、心律失常、肝脏毒性等。美国 FDA 参照麻黄所致心脏病发作、卒中及死亡等相关报道，于 2004 年初正式出台法案禁用含麻黄碱制剂。服用含麻黄碱制剂提高运动比赛成绩事件亦屡有发生。前职业网球运动员费尔南德斯在 1992 年奥运会前被测试出服用麻黄碱；2000 年悉尼奥运会上，罗马尼亚女子体操运动员拉杜坎在个人全能比赛后尿检呈阳性，尿液中被检查出含有麻黄碱。麻黄碱在化学结构上与甲基苯丙胺相似，甲基苯丙胺为冰毒的主要成分。我国将麻黄列为特殊监管药物品种，资源的采集、销售均受到一定局限与管制。

思考与练习

一、单项选择题

1. 下列哪项不是麻黄平喘作用的机理？（　　）
   A. 促进肾上腺素、去甲肾上腺素释放
   B. 直接兴奋支气管黏膜血管平滑肌α受体
   C. 阻止过敏介质释放
   D. 促进糖皮质激素分泌
   E. 直接兴奋支气管平滑肌β受体

2. 下列哪项不是麻黄的作用？（　　）
   A. 兴奋中枢　　B. 升高血压　　C. 抗炎　　D. 抗过敏
   E. 镇痛

3. 下列哪种药具有保肝利胆作用？（　　）
   A. 麻黄　　B. 桂枝　　C. 细辛　　D. 柴胡
   E. 葛根

4. 桂枝解热镇痛的有效成分主要是（　　）。
   A. 桂皮醛　　B. 桂皮酸　　C. 乙酸桂皮酯　　D. 反式桂皮酸
   E. 香豆素

5. 下列可引起中枢神经系统兴奋的药物是（　　）。
   A. 麻黄　　B. 桂枝　　C. 柴胡　　D. 细辛
   E. 葛根

6. 何种药物长时间喂饲后可引起动物肝癌发病率增加？（　　）
   A. 细辛　　B. 柴胡　　C. 桂枝　　D. 麻黄
   E. 葛根

7. 葛根治疗偏头痛的主要依据是（　　）。
   A. 有镇静作用　　　　　　　　B. 有降压作用
   C. 有兴奋吗啡受体作用　　　　D. 有调节脑血管收缩、舒张功能
   E. 以上均非

8. 下列哪项不是解表药的主要药理作用？（　　）
   A. 平喘　　B. 解热　　C. 发汗　　D. 抗炎
   E. 镇静

9. 下列可治偏头痛的药物是（　　）。
   A. 麻黄　　B. 桂枝　　C. 葛根　　D. 柴胡
   E. 以上均非

10. 下列具有降血糖作用的药物是（　　）。
    A. 麻黄　　B. 桂枝　　C. 柴胡　　D. 细辛
    E. 葛根

11. 下列哪项不是桂枝的作用？（　　）
    A. 扩张体表血管　　B. 解热　　C. 降血脂　　D. 抗炎

E. 抗过敏

12. 下列哪项不是葛根的适应证？（　　）
    A. 突发性耳聋　　　　　　　　B. 风湿性关节炎
    C. 冠心病、心绞痛　　　　　　D. 高血压
    E. 感冒、头痛

13. 能改善高血压病症状的药物是（　　）。
    A. 麻黄　　　B. 桂枝　　　C. 柴胡　　　D. 细辛
    E. 葛根

14. 可用于治疗流行性腮腺炎的药物是（　　）。
    A. 麻黄　　　B. 桂枝　　　C. 柴胡　　　D. 细辛
    E. 葛根

15. 下列何药不具有抗炎作用？（　　）
    A. 麻黄　　　B. 桂枝　　　C. 葛根　　　D. 细辛
    E. 柴胡

16. 麻黄利尿作用最强的成分是（　　）。
    A. 麻黄碱　　　　　　　　　　B. D-伪麻黄碱
    C. 甲基麻黄碱　　　　　　　　D. 麻黄次碱
    E. 去甲基麻黄碱

17. 下列哪项不是葛根对心血管系统的作用？（　　）
    A. 增强心肌收缩力　　　　　　B. 抗心肌缺血
    C. 抗心律失常　　　　　　　　D. 扩张血管
    E. 降低血压

18. 以下有促进记忆功能的药物是（　　）。
    A. 麻黄　　　B. 桂枝　　　C. 柴胡　　　D. 细辛
    E. 葛根

19. 下列哪项不是葛根抗心律失常的作用机理？（　　）
    A. 降低心肌兴奋性　　　　　　B. 减慢心肌传导性
    C. 抑制心肌自律性　　　　　　D. 阻断心肌β受体
    E. 阻断心肌α受体

20. 以下具有抗细菌毒素作用的药物是（　　）。
    A. 麻黄　　　B. 桂枝　　　C. 柴胡　　　D. 葛根
    E. 黄连

二、问答题

1. 解表药有哪些共性药理作用？
2. 机体发汗方式有哪几种？解表药的发汗属于什么类型？
3. 结合解表药的功效主治，谈谈解表药物的研究思路。

第七章 清 热 药

电子课件

> **导学** ▶▶▶
>
> 本章重点介绍清热药的现代药理作用，常用单味中药黄芩、黄连、金银花、连翘、苦参及常用复方黄连解毒汤、白虎汤的主要药理作用和现代临床应用。
>
> **学习要求** ▶▶▶
>
> 1. 掌握清热药的现代药理作用；黄芩、黄连的主要药理作用、有效成分、作用机理及现代临床应用。
> 2. 熟悉金银花、苦参、鱼腥草的主要药理作用、有效成分及现代临床应用。
> 3. 了解连翘、青蒿、大青叶、板蓝根及常用复方黄连解毒汤、白虎汤的主要药理作用、有效成分及现代临床应用。

第一节 概 述

一、清热药的概念与应用

以清解里热为主要功效，用以治疗里热证的药物，称为清热药。

里热证是由于六淫外邪入里化热，或因五志过激，脏腑偏盛，郁久化热所致的一类证候群，如温热病高热烦渴、湿热泻痢、温毒发斑、痈肿疮毒及阴虚发热等。由于里热证的致病因素、疾病表现阶段及脏腑、部位的不同，里热证有多种证型，有热在气分、血分之分，有实热、虚热之别。气分热证典型症状有壮热、烦渴、汗出、脉洪大等，多见于感染性疾病急性期；热在营血典型症状表现有发热烦躁、神昏谵语，或血热妄行而出现吐血、斑疹、出血等，多见于感染性疾病伴有凝血系统功能障碍者；湿热内蕴或湿邪化热所致湿热证的典型症状可见口苦、黄疸、泻痢、小便黄赤，多见于一些慢性感染性疾病，如肝炎、胆囊炎、胆石症、肠炎、湿疹、真菌性阴道炎等；热毒炽盛典型表现为疮痈、疖毒、斑疹、痄腮等，多见于感染性疾病所引起的高热症状及毒血症、菌血症等全身性感染性症状，多种局部化脓性感染（如肺脓肿、急性化脓性腹膜炎）等外科病变，以及痢疾和部分病毒感染（如流脑、乙脑）等传染性病变；虚热证多表现为骨蒸潮热、夜热早凉、大便秘结等，常见于急性传染病的后期或慢性消耗性疾病。

里热证的治疗应遵循《素问·至真要大论》"热者寒之""温者清之",《神农本草经》"疗热以寒药"的用药原则。清热药药性寒凉,沉降入里,通过清热泻火、清热燥湿、清热解毒、清热凉血及清虚热等不同功效,使里热得以清解。其中清热泻火药主要清解气分实热,常用药物有石膏、知母、栀子等;清热凉血药主要用于清解营血分实热,常用药物有地黄、玄参、牡丹皮等;清热燥湿药主要用于清解湿热,常用药物有黄芩、黄连、黄柏等;清热解毒药主要用于治疗热毒,常用药物有金银花、连翘、板蓝根、蒲公英等;清虚热药可用于阴虚内热,常用药物有地骨皮、银柴胡等。

现代药理学研究中,因里热证常见于病原微生物感染所引起的急性传染病和感染性疾病,故相关研究也主要围绕其发挥抗感染作用所可能涉及的作用环节开展。此外,里热证也包括了一些非感染性疾病,如某些肿瘤、白血病、心血管疾病、变态反应疾病、出血性疾病及内分泌疾病、代谢性疾病等。

二、清热药的现代药理研究

(1) 抗病原微生物　多数清热药对细菌、真菌、病毒有一定程度的抑制作用,其中清热解毒药、清热燥湿药的作用相对更为明显。黄连、黄芩、黄柏、龙胆草、金银花、蒲公英、鱼腥草、紫草等对革兰氏阳性菌(如金黄色葡萄球菌、溶血性链球菌、肺炎球菌等)、革兰氏阴性菌(如大肠埃希菌、痢疾杆菌、变形杆菌等)均有一定的抑制作用;黄连、黄柏对结核杆菌、钩端螺旋体等有一定的抑制作用;苦参、龙胆草、金银花、知母、连翘、青黛、鱼腥草等能抑制多种皮肤真菌的生长繁殖。清热药的抗菌机制可能涉及破坏菌体结构,影响细菌细胞膜,抑制核酸、蛋白质的合成,影响叶酸代谢等多个环节。部分中药如黄芩、黄连、黄柏、金银花、蒲公英等还可延缓细菌耐药性的产生。

金银花、连翘、蒲公英、穿心莲、秦皮、板蓝根、贯众、鱼腥草、苦参、紫草等对流感病毒、疱疹病毒等有一定的抑制或灭活作用;金银花、连翘、黄芩、苦参、贯众、虎杖等对柯萨奇病毒等有一定的抑制作用;苦参、黄芩、赤芍、牡丹皮、山豆根、半枝莲、青蒿等对乙型肝炎病毒有一定的抑制作用。清热药抗病毒的作用机制可能涉及以下环节:直接杀灭病毒,抑制和阻断病毒复制,延缓细胞病变,增强机体免疫功能等。

此外,黄芩、白头翁、鸦胆子等具有抗阿米巴原虫的作用,青蒿、鸦胆子有抗疟原虫的作用。

(2) 解热　石膏、知母、黄芩、黄连、金银花、犀角、地骨皮、大青叶、玄参、赤芍、紫草、白虎汤、黄连解毒汤等对多种动物实验性发热模型均有一定的解热作用,机制与抑制内生致热原的产生及干扰其作用环节有关。

(3) 抗炎　清热药对多种实验性急、慢性炎症模型均有不同程度的抑制作用。金银花、大青叶、板蓝根、鱼腥草、穿心莲、黄连、黄芩、苦参、龙胆草、知母、栀子、赤芍、牡丹皮、玄参等对急性渗出性炎症有一定的抑制作用;金银花、知母、黄芩、牡丹皮、赤芍等对大鼠佐剂性关节炎有一定的抑制作用。清热药的抗炎机制包括:兴奋垂体-肾上腺皮质系统,抑制炎症介质的合成与释放等。

(4) 抗毒素、降低细菌侵袭力　部分清热药可减轻细菌毒素对组织的损害,提高机体对毒素的耐受力,降低细菌的侵袭力。例如:金银花、蒲公英、穿心莲、黄连、黄芩等能直接中和、降解内毒素或破坏其结构,同时还能够抑制内毒素诱导的炎症介质合成与释放;小檗碱具有抗外毒素作用,能使霍乱弧菌毒素所致的腹泻潜伏期延长,腹泻程度减轻;黄连、黄芩及黄连解毒汤等能够抑制金黄色葡萄球菌产生凝固酶,降低细菌侵袭力;中药射干有抗透明质酸酶作用,抑制细菌在结缔组织中扩散,也可在一定程度上降低细菌侵袭力。

(5)抗肿瘤　紫花地丁、大青叶、板蓝根、金银花、白头翁、苦参等具有一定的抗肿瘤作用。主要作用机制包括:抑制肿瘤细胞增殖,诱导肿瘤细胞凋亡、分化,增强人体免疫功能,调控细胞信号通路及传导、抗突变、抑制血管生成,逆转肿瘤多药耐药性及增强肿瘤细胞对化疗药物的敏感性等。

(6)调节免疫　清热药对免疫功能的影响较为复杂。一方面,多数清热药能增强机体免疫功能。例如:苦参、山豆根能升高白细胞数;大青叶、青蒿、蒲公英、白花蛇舌草等能提高单核-巨噬细胞系统吞噬功能;黄连、黄芩、金银花、青蒿、蒲公英、白花蛇舌草等可促进淋巴细胞转化;牡丹皮、赤芍、山豆根、白花蛇舌草、金银花、黄柏、鱼腥草、穿心莲等可增强体液免疫功能。另一方面,某些清热药又可抑制多种类型的变态反应。例如:黄芩、苦参等能抑制肥大细胞脱颗粒,抑制过敏介质释放;苦参、穿心莲等能抑制迟发型超敏反应。

综上所述,清热药的抗病原微生物作用强度与抗生素相比虽相对较弱,但可通过抗病原微生物、解热、抗炎、抗毒素、免疫调节等多个环节综合产生抗感染作用,这是清热药清解里热功效的药理学基础。清热药抗感染作用的主要有效成分有黄芩素(黄芩)、小檗碱(黄连、黄柏、三颗针)、苦参碱(苦参、山豆根)、绿原酸及异绿原酸(金银花)、连翘酯苷(连翘)、穿心莲内酯(穿心莲)、秦皮乙素(秦皮)、色胺酮(板蓝根、青黛)、癸酰乙醛(鱼腥草)等。

此外,清热药及其有效成分还具有广泛的药理活性。例如:小檗碱、黄芩苷有降血糖作用,穿心莲、七叶一枝花等有抗蛇毒作用;黄芩、连翘、蒲公英等有保肝作用;黄连还具有正性肌力、抗心律失常等作用。

学习小结

1. 清热药的分类与应用

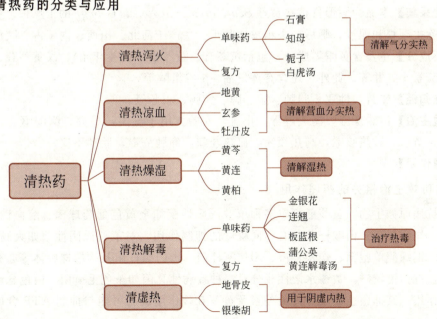

2. 清热药的功效主治与药理作用

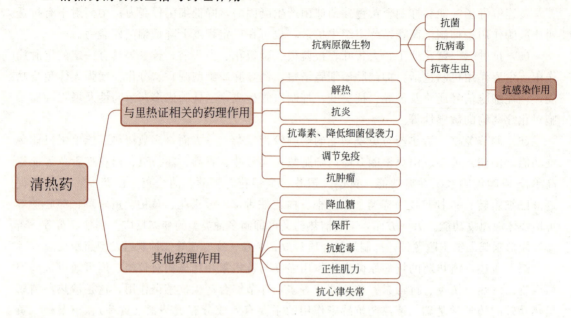

第二节
常用中药

黄 芩

【来源采集】本品为唇形科植物黄芩 *Scutellaria baicalensis* Georgi 的干燥根。春、秋二季采挖，除去须根和泥沙，晒后撞去粗皮，晒干。主产于河北、山西、内蒙古、陕西等地。

【主要成分】主要含黄酮类成分，包括黄芩苷、黄芩素（黄芩苷元）、汉黄芩苷、汉黄芩素及黄芩新素Ⅰ、Ⅱ等。此外，还含有挥发油、β-谷甾醇等。

【性味归经】味苦，性寒。归肺、胆、脾、大肠、小肠经。

【功效主治】清热燥湿，泻火解毒，止血，安胎。用于湿温，暑湿，胸闷呕恶，湿热痞满，泻痢，黄疸，肺热咳嗽，高热烦渴，血热吐衄，痈肿疮毒，胎动不安。

【药理作用】

1. 与功效主治相关的药理作用

（1）抗病原微生物　黄芩煎剂对多种革兰氏阳性菌如金黄色葡萄球菌、溶血性链球菌、肺炎球菌、炭疽杆菌、白喉杆菌等有不同程度的抑制作用，对革兰氏阴性菌如大肠埃希菌、痢疾杆菌、铜绿假单胞菌、伤寒杆菌、副伤寒杆菌、幽门螺杆菌及钩端螺旋体等亦有一定的抑制作用，抗菌谱较广。黄芩水溶性成分对多种致病性真菌如堇色毛癣菌、白色念珠菌等有一定抑制作用。其抑菌主要成分为黄芩素及黄芩苷，作用机制可能与抑制 ATP 合成酶、微生物被膜的形成及抑制某些蛋白的表达相关。黄芩素及黄芩苷与庆大霉素、氟康唑、β-内酰胺类抗生素等联用时，可产生协同作用。

黄芩及其有效成分对甲型流感病毒 PR8 株和亚洲甲型（京甲 1）、呼吸道合胞体病毒、人巨细胞病毒（HCMV）、乙型肝炎病毒、柯萨奇病毒、登革热病毒及艾滋病病毒等有一定的抑制作用。黄芩苷、黄芩素是主要有效成分，作用机制可能与抑制病毒复制及保护宿主细胞有关。

（2）解热　黄芩水提物及醇提物、黄芩总黄酮、黄芩苷等对内毒素、酵母等多种实验性发热动物模型具有一定的解热作用。黄芩解热作用与抑制环加氧酶（COX）活性，减少 PGs 合成有关。

（3）抗炎　黄芩及其有效成分对急慢性炎症均有不同程度的抑制作用。黄芩素对二甲苯所致小鼠急性耳肿胀具有明显抑制作用，黄芩素、黄芩苷、汉黄芩素均能抑制角叉菜胶诱导的大鼠急性足肿胀，黄芩及黄芩素对佐剂性关节炎大鼠继发性足肿胀有抑制作用。抗炎作用机制与抑制花生四烯酸的代谢有关。

（4）免疫抑制　黄芩中的黄酮类成分可抑制抗原-抗体反应，稳定肥大细胞膜，减少变态反应介质释放。黄芩苷、黄芩素、汉黄芩素能抑制角叉菜胶所致大鼠足肿胀。黄芩苷、黄芩素等对卵蛋白所致豚鼠过敏性哮喘有一定的缓解作用，对豚鼠被动性皮肤过敏反应也有一定的抑制作用。

（5）保肝、利胆　黄芩苷对四氯化碳（CCl_4）等造成的化学性肝损伤，对乙酰氨基酚等造成的药物性肝损伤、卡介苗等造成的免疫性肝损伤，以及酒精、缺血再灌注等诱导的肝损伤模型，均有一定的保护作用。此外，还具有一定的抗纤维化作用。黄芩及黄芩素等可促进实验动物胆汁分泌，显示其具有一定的利胆作用。

（6）抑制血小板聚集　黄芩中的多种黄酮类成分具有抑制血小板聚集作用。黄芩素、汉黄芩素、千层纸素、黄芩新素Ⅱ等均能不同程度地抑制胶原、ADP、花生四烯酸诱导的血小板聚集。黄芩水提物、乙酸乙酯提取物能对抗内毒素诱导的大鼠 DIC 及血小板、纤维蛋白原减少。

2. 其他药理作用

抗肿瘤　黄芩对多种肿瘤细胞均有一定的抑制作用，有效成分为黄芩素、黄芩苷、汉黄芩素。黄芩苷有阻滞肿瘤细胞周期、诱导肿瘤细胞凋亡、抑制肿瘤转移、促进免疫反应和诱导肿瘤细胞自噬等方面的作用。

此外，黄芩及其有效成分尚表现出一定的降压、降脂、抗心肌缺血、抗氧化及神经细胞保护等作用。

【现代应用】

（1）感染性疾病　黄芩及其复方制剂如双黄连系列制剂、复方银黄注射液等，可广泛用于上呼吸道感染、急性肺部感染、流行性腮腺炎、病毒性肝炎、急性菌痢及肠炎、胆道感染等。

（2）皮肤病　黄芩常用于蜂窝组织炎、银屑病、痤疮、湿疹等的治疗。黄芩苷能吸收紫外线，具有一定的护肤作用。

【不良反应】黄芩不良反应较少。含黄芩的注射剂如双黄连注射液等有引起过敏性休克的报道。

【注意事项】本品苦寒伤胃，脾胃虚寒者不宜使用。

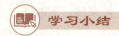

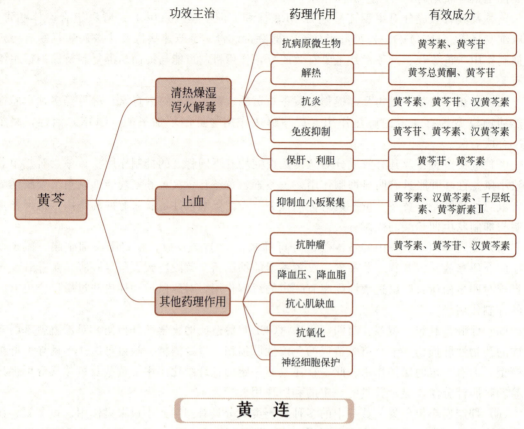

黄 连

【来源采集】本品为毛茛科植物黄连 *Coptis chinensis* Franch.、三角叶黄连 *Coptis Deltoidea* C. Y. Cheng et Hsiao 或云连 *Coptis teeta* Wall. 的干燥根茎。秋季采挖,除去须根和泥沙,干燥,撞去残留须根。主产于四川、湖北、云南等地。

【主要成分】黄连中含有多种生物碱,包括小檗碱、黄连碱、药根碱、甲基黄连碱、巴马汀等,其中小檗碱含量最高。

【性味归经】味苦,性寒。归心、脾、胃、肝、胆、大肠经。

【功效主治】清热燥湿,泻火解毒。用于湿热痞满,呕吐吞酸,泻痢,黄疸,高热神昏,心火亢盛,心烦不寐,心悸不宁,血热吐衄,目赤,牙痛,消渴,痈肿疔疮;外治湿疹,湿疮,耳道流脓。

【药理作用】

1. 与功效主治相关的药理作用

(1) 抗病原微生物

① 抗菌。黄连的抗菌谱较广,对革兰氏阳性菌(如金黄色葡萄球菌、肺炎双球菌等)、革兰氏阴性菌(如霍乱弧菌、痢疾杆菌等)、结核分枝杆菌、皮肤致病性真菌(如蓝色毛菌、絮状表皮癣菌、星形奴卡菌等)、白色念珠菌、幽门螺杆菌、钩端螺旋体等均有一定的抑制或杀灭作用,对大肠埃希菌、变形杆菌、伤寒杆菌作用较弱。主要物质基础为小檗碱、黄连碱、药根碱及巴马汀。小檗碱与其他清热药、甲氧苄啶等药物配伍使用,有明显的增效作用。

双黄连注射液不良反应案例分析

② 抗病毒。黄连对多种病毒有抑制作用，如柯萨奇病毒、流感病毒、单纯疱疹病毒、风疹病毒、新城鸡瘟病毒等。

③ 抗原虫。黄连对阿米巴原虫、滴虫、锥虫均有一定的抑制作用。

(2) 抗毒素、抗腹泻　黄连及小檗碱能提高机体对多种细菌毒素的耐受力，改善毒血症。黄连为治痢要药，除与抗菌作用有关外，还与抗腹泻作用有关。黄连和小檗碱能对抗霍乱弧菌肠毒素引起的肠绒毛顶端水肿，对抗大肠杆菌、霍乱弧菌所致肠分泌亢进及腹泻，降低死亡率。小檗碱对小鼠非感染性腹泻也有一定的对抗作用。

(3) 抗炎、解热　黄连、黄连制剂及小檗碱均具有一定的抗炎作用。黄连甲醇提取物能对抗多种实验性大鼠足肿胀及肉芽肿，小檗碱对多种实验性炎症早期渗出水肿及晚期肉芽组织增生有抑制作用。其抗炎机制可能与刺激促皮质激素释放及影响炎症反应相关环节如减少炎症介质的释放等有关。小檗碱对酵母所致发热、黄连注射液对白细胞致热原性发热有解热作用。

(4) 降血糖　小檗碱具有较好的降糖作用，对正常小鼠、自发性糖尿病 KK 小鼠（2 型糖尿病小鼠模型）的血糖都有一定的降低作用。降糖机制可能与促进胰岛素分泌、降低胰岛素抵抗、减少葡萄糖的吸收并促进葡萄糖的转运、促进胰岛 β 细胞的再生与功能恢复等有关。

(5) 抗溃疡　黄连及小檗碱等对药物性、应激性、幽门结扎等方法造成的实验性胃溃疡均有抑制作用。小檗碱对幽门螺杆菌诱导的人胃黏膜上皮细胞损伤具有一定的保护作用。

(6) 抗肿瘤　小檗碱及其衍生物有一定的抗癌活性，对宫颈癌、口腔癌、食道癌、胃癌、结肠癌、黑色素瘤、神经胶质瘤和白血病等均有一定的抑制作用。

2. 其他药理作用

(1) 正性肌力　在一定剂量范围内，小檗碱对多种动物离体及在体心脏均显示出正性肌力作用。其作用机制可能是增加心肌细胞 Ca^{2+} 内流有关。

(2) 抗心律失常　小檗碱和药根碱具有抗心律失常作用，能防治乌头碱、氯化钙、氯化钡、肾上腺素、电刺激及冠脉结扎所致的动物实验性心律失常。作用机制可能与延长心肌细胞动作电位时程和有效不应期，消除折返冲动，降低心肌自律性，抑制 Na^+ 内流有关。

(3) 降压　动物静脉注射或口服小檗碱均可引起血压下降，降压作用与剂量呈正相关。作用机制可能与 α 受体阻断作用有关，也有研究指出可能与激动血管内皮 M 受体，释放 NO，产生血管内皮依赖性舒张反应有关。

(4) 抑制血小板聚集　小檗碱对二磷酸腺苷、花生四烯酸、胶原及钙离子载体（A23187）诱导的家兔血小板聚集和 ATP 释放均有不同程度的抑制作用。

(5) 抗心肌缺血、脑缺血　小檗碱能增加离体猫心冠脉血流量，能减轻家兔及大鼠结扎冠脉所致的实验性心肌梗死范围及程度，减轻心肌缺血，并能提高小鼠耐缺氧能力。小檗碱还能增加麻醉小鼠脑局部血流量，减轻动物脑缺血再灌注损伤。

此外，黄连还具有镇静、降血脂、神经细胞保护等作用。

【现代应用】

(1) 细菌性痢疾、肠易激综合征　黄连及小檗碱用于治疗细菌性痢疾疗效确定，盐酸小檗碱是治疗痢疾肠炎的常用药。此外，小檗碱可有效缓解肠易激综合征的相关症状。

(2) 糖尿病　口服黄连或其复方制剂可用于 2 型糖尿病的辅助治疗。

(3) 消化性溃疡　小檗碱与维酶素、雷尼替丁合用可用于治疗幽门螺杆菌阳性的十二指肠球部溃疡。

(4) 心律失常　小檗碱可用于快速型心律失常如室性期前收缩等的治疗。

此外，黄连及其复方制剂还可用于高血压、高脂血症、急性肾盂肾炎、上呼吸道感染等的治疗。

【不良反应】小檗碱口服给药毒性较低，少数患者可出现上腹部不适、恶心、呕吐等消化道症状。口服或肌内注射小檗碱偶见药疹、皮炎、血小板减少等过敏反应。注射剂有引起过敏性休克、心脏抑制的报道，临床上已不再使用。

【注意事项】因盐酸小檗碱可引起溶血性贫血导致黄疸，故葡萄糖-6-磷酸脱氢酶缺乏的儿童禁用。

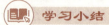

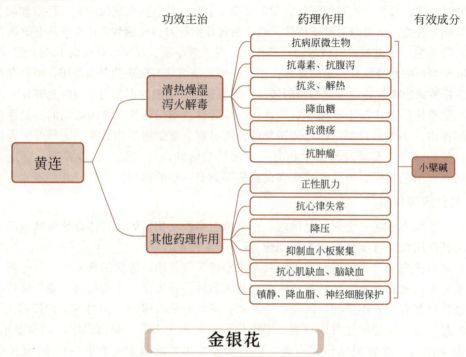

金银花

【来源采集】本品为忍冬科植物忍冬 Lonicera japonica Thunb. 的干燥花蕾或初开的花。夏初花开放前采收，干燥。主产于河南、山东。

【主要成分】主要含有机酸类成分，包括绿原酸和异绿原酸等；以及黄酮类成分，包括木犀草苷，忍冬苷等。还含有挥发油、环烯醚萜苷、三萜皂苷等成分。

【性味归经】味甘，性寒。归肺、心、胃经。

【功效主治】清热解毒，疏散风热。用于痈肿疔疮，喉痹，丹毒，热毒血痢，风热感冒，温病发热。

【药理作用】

1. 与功效主治相关的药理作用

（1）抗病原微生物　金银花抗菌谱较广，体外对多种致病菌如金黄色葡萄球菌、溶血性链球菌、肺炎球菌、大肠杆菌、痢疾杆菌等均有一定抑制作用，与青霉素合用可明显增强对耐药金黄色葡萄球菌的抑制作用。绿原酸和异绿原酸是金银花抗菌的主要有效成分。体外实验金银花及绿原酸对流感病毒、呼吸道合胞病毒、腺病毒、柯萨奇病毒、疱疹病毒等均有一定的抑制作用,可延长感染流感病毒小鼠存活时间,降低死亡率。

(2) 抗内毒素 金银花注射液体外具有降解内毒素的作用。腹腔注射金银花注射液可降低铜绿假单胞菌内毒素中毒小鼠死亡率,对内毒素致 DIC 家兔肾小球微血栓形成有抑制作用。绿原酸是金银花抗内毒素的主要有效成分。

(3) 解热、抗炎 金银花对酵母、内毒素等多种原因导致的实验性发热动物模型有一定解热作用。金银花对角叉菜胶所致大鼠足肿胀,巴豆油所致肉芽囊肿炎性渗出和肉芽组织形成均有一定抑制作用。

(4) 增强机体免疫功能 金银花能增强腹腔巨噬细胞、外周血白细胞吞噬功能,增强血清溶菌酶活性。金银花还能激活 T 淋巴细胞功能,提高淋巴细胞转化率。

2. 其他药理作用

保肝、利胆 金银药中的忍冬总皂苷皮下注射对多种化学性、药物性肝损伤具有保护作用。金银花总黄酮对卡介苗联合脂多糖所致小鼠免疫性肝损伤有一定保护作用。金银花还可促进大鼠胆汁分泌。

此外,金银花还具有抑制血小板聚集、抗氧化、降血脂等作用。

【现代应用】

(1) 呼吸道感染 金银花及其复方制剂广泛用于治疗急性咽炎、急性扁桃体炎、支气管炎、小儿肺炎等,疗效较好。

(2) 其他感染性疾病 金银花及其复方制剂也常用于治疗急性菌痢、阑尾炎、急性肾盂肾炎、病毒性肝炎,以及外用治疗急、慢性湿疹等皮肤病。

【不良反应】金银花口服毒性较低。因有效成分绿原酸为半抗原,金银花注射液有引起过敏反应的报道。

【注意事项】脾胃虚寒及气虚疮疡脓清者忌用。

学习小结

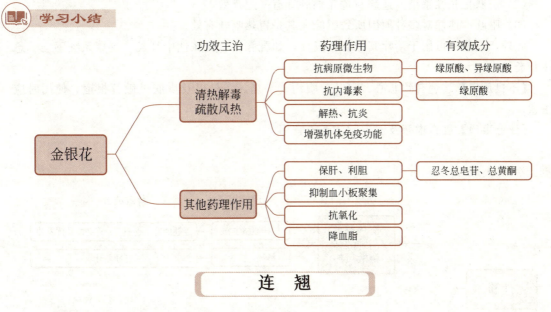

连 翘

【来源采集】本品为木犀科植物连翘 Forsythia suspensa (Thunb.) Vahl 的干燥果实。秋季果实初熟尚带绿色时采收,除去杂质,蒸熟,晒干,习称"青翘";果实熟透时采收,晒干,除去杂质,习称"老翘"。主产于山西、河南、陕西、湖北、山东。

【主要成分】主要含连翘苷等木脂素类化合物,连翘酯苷 A、C、D 等黄酮类化合物,熊果酸、齐墩果酸等三萜类化合物,醛酮类、醇酯醚类等挥发油类成分。

【性味归经】味苦,性微寒。归肺、心、小肠经。

【功效主治】清热解毒,消肿散结,疏散风热。用于痈疽,瘰疬,乳痈,丹毒,风热感冒,温病初起,温热入营,高热烦渴,神昏发斑,热淋涩痛。

【药理作用】

1. 与功效主治相关的药理作用

(1) 抗病原微生物　连翘抗菌谱较广,对金黄色葡萄球菌、肺炎球菌、溶血性链球菌、伤寒杆菌、副伤寒杆菌、白喉杆菌及霍乱弧菌等有抑制作用。有效成分为连翘酯苷、连翘苷、连翘酚及挥发油等。连翘体外对甲型流感病毒、鼻病毒、呼吸道合胞病毒、腺病毒、柯萨奇病毒等有一定抑制作用,有效成分为连翘酯苷,机制可能与诱生干扰素有关。

(2) 解热、抗炎　连翘煎剂及连翘酯苷能延缓酵母所致大鼠体温升高,对内毒素引起的家兔发热也有一定的解热作用。连翘能降低毛细血管通透性,抑制炎性渗出和水肿。

2. 其他药理作用

(1) 镇吐　连翘煎剂对洋地黄所致的家鸽呕吐以及阿扑吗啡所致的犬呕吐有一定的抑制作用。

(2) 保肝　连翘酯苷、齐墩果酸、熊果酸对动物实验性肝脏损伤均有保护作用,作用机制与提高抗氧化酶活性、降低脂质过氧化水平、降低促炎因子水平有关。

此外,连翘还有抗肿瘤、神经保护等作用。

【现代应用】

(1) 急性呼吸道感染　连翘及其复方可用于治疗上呼吸道感染及肺部感染等。

(2) 皮肤化脓性感染　连翘对疮疖痈肿等有一定疗效。

(3) 呕吐　连翘对多种原因所致呕吐尤其是胃热呕吐有效。

此外,连翘还可用于治疗其他各类炎症,如乳腺炎、化脓性中耳炎、泌尿系统感染、急性肝炎等。

【不良反应】连翘有致恶心、呕吐、腹泻、头痛、头晕以及皮肤过敏等报道,使用时应注意。

【注意事项】脾胃虚寒及气虚脓清者不宜用。

学习小结

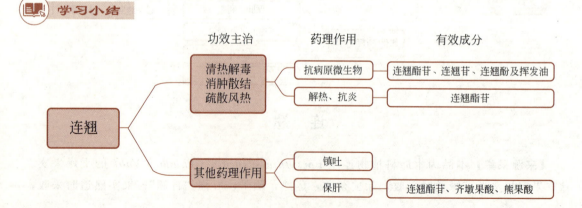

苦 参

【来源采集】本品为豆科植物苦参 Sophora flavescens Ait. 的干燥根。春、秋二季采挖，除去根头和小支根，洗净，干燥；或趁鲜切片，干燥。我国大部分地区均产。

【主要成分】主要含生物碱类化合物，包括苦参碱、氧化苦参碱、槐果碱、槐胺碱、槐定碱等。此外，还含有苦参醇、新苦参醇、苦参酮、异苦参酮等黄酮类化合物。

【性味归经】味苦，性寒。归心、肝、胃、大肠、膀胱经。

【功效主治】清热燥湿，杀虫，利尿。用于热痢，便血，黄疸，尿闭，赤白带下，阴肿阴痒，湿疹，湿疮，皮肤瘙痒，疥癣麻风；外治滴虫性阴道炎。

【药理作用】

1. 与功效主治相关的药理作用

（1）抗病原微生物　苦参水提物体外对多种细菌有抗菌作用，苦参生物碱成分是主要抗菌成分。苦参碱、氧化苦参碱对金黄色葡萄球菌、结核杆菌、麻风杆菌有抑菌作用，苦参碱对大肠杆菌、痢疾杆菌、变形杆菌、白色念珠菌、絮状毛癣菌等也有一定抑制作用。体内、外实验表明，苦参碱有抗柯萨奇病毒、抑制乙型肝炎病毒作用，其机制可能与抑制病毒蛋白质合成有关。苦参对阿米巴原虫、阴道滴虫、鞭毛虫等具有一定的抑制作用。

（2）解热、抗炎　苦参注射液、氧化苦参碱静脉注射对四联菌苗引起的家兔发热有抑制作用。苦参水煎液、苦参碱、氧化苦参碱对巴豆油、冰醋酸、角叉菜胶、蛋清等所致急性炎症反应有抑制作用。抗炎机制可能与抑制白细胞游走、稳定溶酶体膜及抑制炎性介质的合成与释放有关。

（3）抗肿瘤　体内、外实验表明苦参碱及黄酮类成分对肝癌、胃癌、大肠癌、肺癌等多种肿瘤细胞有抑制作用，对二乙基亚硝胺诱导的大鼠原发性肝癌有防治作用。抗肿瘤作用可能涉及以下环节：诱导癌细胞凋亡，促进癌细胞分化，抑制癌细胞 DNA 合成，抑制肿瘤血管生成以及直接细胞毒作用等。

（4）对免疫功能的影响　苦参生物碱如苦参碱、氧化苦参碱、槐胺碱、槐定碱、槐果碱等均有一定的免疫抑制作用，其中苦参碱的免疫抑制作用较强。氧化苦参碱对 I～IV 型过敏反应有抑制作用。

2. 其他药理作用

（1）抗心律失常　苦参及其生物碱、黄酮类成分具有抗心律失常作用，对乌头碱、氯化钡、结扎冠脉所致心律失常，以及氯仿-肾上腺素诱发的心室纤颤均有一定的对抗作用。苦参碱抗心律失常作用机制涉及多个环节，包括降低异位节律点自律性、消除折返激动及 β 受体阻断作用。

（2）保肝　苦参碱、氧化苦参碱对化学性、免疫性肝损伤动物具有保护作用，能减轻大鼠肝细胞变性、坏死及纤维组织形成。

（3）抗心肌缺血　苦参碱能扩张冠脉，增加冠脉血流量，对抗垂体后叶素引起的急性心肌缺血，产生心脏保护作用。

此外，苦参还有正性肌力、平喘、抗胃溃疡等作用。

【现代应用】

(1) 肠道及呼吸道感染　苦参及其复方可用于急性细菌性痢疾、肠炎等，也可用于急性扁桃体炎、小儿肺炎的治疗。

(2) 妇科感染　苦参粉末局部外用，对滴虫性阴道炎、霉菌性阴道炎、外阴瘙痒等有效。

(3) 皮肤病　苦参片、苦参总碱等对各种湿疹、疥疮、脂溢性皮炎、体癣等皮肤病均有一定的疗效。

(4) 心律失常　苦参相关制剂可用于冠心病、病毒性心肌炎等并发的心律失常。

(5) 乙型肝炎　苦参类制剂可用于慢性乙型病毒性肝炎的治疗，降低 HBV-DNA 阳性检出率和 HBeAg 阳性检出率；氧化苦参碱可改善病毒性肝炎肝纤维化血清学指标。

(6) 肿瘤　苦参碱为抗肿瘤辅助用药，可用于预防肿瘤病人恶液质，改善肿瘤病人生存质量。

此外，苦参对急性乳腺炎、中耳炎、痔疮等均有一定的疗效。

【不良反应】苦参类制剂可引起胃肠不适，如上腹部烧灼感、恶心、呕吐、泛酸、腹泻等。少数患者可见皮疹、头晕、烦躁、胸闷等症状。

【注意事项】脾胃虚寒及阴虚津伤者忌用或慎用。不宜与藜芦同用。

学习小结

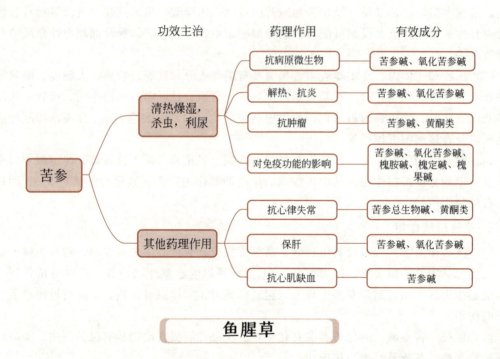

鱼腥草

【来源采集】本品为三白草科植物蕺菜 Houttuynia cordata Thunb. 的新鲜全草或干燥地上部分。鲜品全年均可采割；干品夏季茎叶茂盛花穗多时采割，除去杂质，晒干。主产于浙江、江苏、安徽、湖北。

【主要成分】主要含挥发油类成分，包括癸酰乙醛（鱼腥草素）及月桂醛等；还含有黄酮类成分，包括槲皮素、异槲皮素、槲皮苷等。此外，还含有多糖、生物碱等。

【性味归经】味辛，性微寒。归肺经。

【功效主治】清热解毒，消痈排脓，利尿通淋。用于肺痈吐脓，痰热喘咳，热痢，热淋，痈肿疮毒。

【药理作用】

1. 与功效主治相关的药理作用

（1）抗病原微生物　鱼腥草煎剂体外对金黄色葡萄球菌、溶血性链球菌、肺炎球菌、奈瑟卡他球菌、白喉杆菌等均有不同程度的抑制作用。抗菌有效成分为鱼腥草素，与甲氧苄啶合用抑菌作用明显增强。鱼腥草素性质不稳定，故鲜品抗菌作用优于干品。鱼腥草对多种病毒有抑制作用，包括流感病毒、孤儿病毒、单纯疱疹病毒、艾滋病病毒、乙肝病毒等。

（2）解热、抗炎　鱼腥草注射液对酵母引起的大鼠发热及大肠杆菌内毒素引起的家兔发热有解热作用，机制可能与抑制下丘脑中 cAMP 含量升高和促进精氨酸加压素（AVP）释放有关。鱼腥草煎剂、鱼腥草注射液、鱼腥草素、槲皮素、槲皮苷及异槲皮苷等对多种致炎剂引起的动物急性炎症反应有抑制作用。

（3）抗内毒素　鱼腥草注射液对内毒素所致的 DIC 家兔肾小球微血栓形成有抑制作用，对内毒素所致大鼠心肌损伤也有保护作用。

（4）增强免疫功能　鱼腥草对机体特异性及非特异性免疫功能均有一定的促进作用，对 X 线照射和环磷酰胺致小鼠白细胞减少有一定的保护作用。

（5）利尿　鱼腥草具有一定的利尿作用，可扩张毛细血管，增加肾血流量，进而促进尿液形成。利尿作用有效成分为槲皮苷。

（6）平喘、止咳　鱼腥草挥发油有一定的平喘作用，能拮抗 Ach 引起的呼吸道平滑肌收缩，缓解平滑肌痉挛，对卵白蛋白所致豚鼠过敏性哮喘也有一定的抑制作用。鱼腥草煎剂对氨水刺激所致小鼠咳嗽反应有抑制作用。

2. 其他药理作用

鱼腥草还具有一定的镇静、止血、降血糖、降血脂等作用。

【现代应用】

（1）呼吸道感染　鱼腥草注射液可用于急慢性支气管炎、肺炎的治疗。

（2）其他感染　鱼腥草相关复方可用于治疗泌尿系统感染、盆腔炎、附件炎、慢性宫颈炎等。

【不良反应】鱼腥草口服无明显毒性，因其特殊的腥臭味而有一定的刺激性。鱼腥草注射液可引起过敏反应，表现为皮肤红肿、瘙痒、皮疹、发热、寒战、胸闷、心悸、呼吸困难、肺水肿等，甚至引起过敏性休克。

【注意事项】虚寒证及阴性疮疡忌服。

学习小结

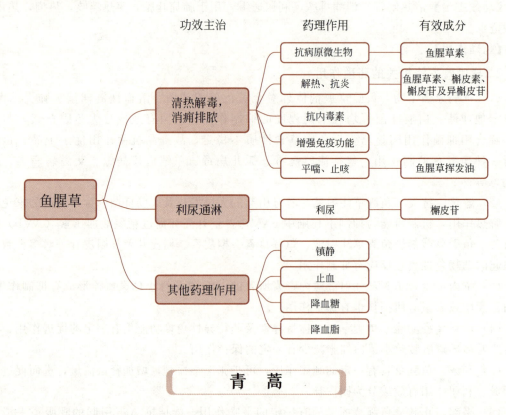

青 蒿

【来源采集】本品为菊科植物黄花蒿 Artemisia annua L. 的干燥地上部分。秋季花盛开时采割,除去老茎,阴干。主产于湖北、浙江、江苏等地。

【主要成分】青蒿主要含倍半萜类化合物,如青蒿素,青蒿甲、乙、丙、丁、戊素(Ⅰ、Ⅱ、Ⅲ、Ⅳ、Ⅴ),青蒿酸;以及香豆素类、黄酮类、挥发油类等成分。青蒿素是青蒿的主要活性物质。

【性味归经】味苦、辛,性寒。归肝、胆经。

【功效主治】清虚热,除骨蒸,解暑热,截疟,退黄。用于温邪伤阴,夜热早凉,阴虚发热,骨蒸劳热,暑邪发热,疟疾寒热,湿热黄疸。

【药理作用】

1. 与功效主治相关的药理作用

(1)抗病原微生物 青蒿素是青蒿中的主要抗疟成分,具有高效、速效、低毒等特点。青蒿素分子结构中含有独特的过氧化物桥结构(C—O—O—C),可与 Fe^{2+} 反应生成自由基,从而抑制疟原虫生长、破坏疟原虫的膜系结构,最终导致疟原虫死亡。其抗疟作用环节还包括抑制疟原虫的 PfATP6 酶,进而抑制膜转运蛋白表达,减少 Ca^{2+} 外排,从而引起细胞死亡。青蒿水煎液对表皮葡萄球菌、金黄色葡萄球菌、炭疽杆菌、白喉杆菌等多种细菌、皮肤癣菌和流感、柯萨奇病毒均有一定抑制作用。

(2)抗肿瘤 青蒿素对多种人类及动物肿瘤细胞均有一定的抑制作用,包括乳腺癌、宫颈癌、胃癌、结肠癌、肝癌、卵巢癌、人鼻咽癌、胰腺癌、肺癌、肾癌、黑色素瘤等多种肿瘤细胞，对多药耐药肿瘤细胞亦具有一定的活性。

（3）解热、镇痛、抗炎　青蒿的水提取物、乙酸乙酯提取物等均对实验性发热动物有解热作用。青蒿水提取物可提高小鼠热刺激痛阈，减少腹腔注射冰醋酸诱导的小鼠疼痛扭体次数。青蒿水提取物对多种原因所致的实验性急性炎症有抑制作用。青蒿素可抑制多种致炎因子诱导的细胞因子释放，可减轻脓毒症大鼠的脏器组织炎症反应。

（4）抗内毒素　青蒿素灌胃可降低内毒素诱导的实验动物肝、肺、肾等组织病理损伤，降低内毒素休克致死率。

（5）调节免疫功能　青蒿素对免疫系统作用较为复杂，目前认为以抑制作用为主。青蒿素对小鼠迟发性变态反应有抑制作用，但同时又能增强巨噬细胞的吞噬功能。

2. 其他药理作用

抗组织纤维化　青蒿素对大鼠实验性矽沉着病有一定治疗作用，可使肺纤维化程度减轻。作用机制可能与抑制成纤维细胞增殖、降低胶原合成并促进其分解有关。青蒿素对大鼠心肌梗死后心肌纤维化也有抑制作用。

此外，青蒿素还具有抗血吸虫作用，青蒿挥发油有祛痰、镇咳、平喘作用。

【现代应用】

（1）疟疾　青蒿素及其衍生物对各种疟原虫有效，临床上可用于治疗间日疟、一般恶性疟及抗氯喹恶性疟，特别是对抗氯喹疟疾和脑型恶性疟疗效最为突出，但复发率较高。

（2）慢性支气管炎　青蒿挥发油可用于治疗慢性支气管炎，有较好的镇咳、祛痰、平喘作用。

（3）皮肤真菌病、神经性皮炎　青蒿油搽剂外用，可用于手、足、体、股癣和神经性皮炎。

（4）血吸虫病　青蒿素、蒿甲醚和青蒿琥酯用于感染日本血吸虫尾蚴的早期治疗，可降低感染率和感染程度，并起到一定的预防作用。

【不良反应】青蒿、青蒿素不良反应较少。青蒿素毒性低，浸膏片口服时少数患者可出现恶心、呕吐、腹痛、腹泻等消化道症状。青蒿素注射液可引起过敏反应。

【注意事项】本品苦寒，脾胃虚弱、肠滑泄泻者忌用。

学习小结

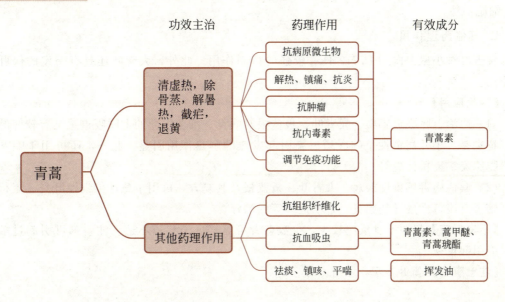

大青叶及板蓝根

【来源采集】本品为十字花科植物菘蓝 *Isatis indigotica* Fort. 的干燥叶。夏、秋二季分 2~3 次采收,除去杂质,晒干。板蓝根为菘蓝的干燥根,秋季采挖,除去泥沙,晒干。主产于河北、河南、江苏等地。

【主要成分】主要含吲哚类、喹唑酮类及多糖等成分,其中吲哚类主要有靛玉红、靛蓝等,喹唑酮类化合物主要有色胺酮等。

【性味归经】味苦,性寒。归心、胃经。

【功效主治】大青叶清热解毒,凉血消斑,用于温病高热,神昏,发斑发疹,痄腮,喉痹,丹毒,痈肿;板蓝根清热解毒,凉血利咽,用于瘟疫时毒,发热咽痛,温毒发斑,痄腮,烂喉丹痧,大头瘟疫,丹毒,痈肿。

【药理作用】

1. 与功效主治相关的药理作用

(1) 抗病原微生物 大青叶、板蓝根及其提取物抗菌谱较广,对耐药菌株有效,对钩端螺旋体亦有效。板蓝根抗病毒作用较强,应用较广,可抑制乙型脑炎病毒、乙型肝炎病毒、腺病毒、腮腺炎病毒等,高浓度可杀灭出血热病毒、单纯疱疹病毒。板蓝根能够有效地对抗流感病毒的不同亚型和毒株引起的感染。

(2) 抗内毒素 大青叶、板蓝根及其多种组分具有抗内毒素作用,对内毒素攻击动物具有一定的保护作用。

(3) 抗炎 大青叶、板蓝根的提取物可降低毛细血管通透性,减轻急性炎性渗出,抑制肉芽组织增生。色胺酮对环氧酶有一定的抑制作用,依靛蓝双酮具有清除过氧化物、降低白三烯水平等作用。

(4) 提高免疫功能 大青叶的总有机酸提取物、板蓝根的醇提取物对机体特异性及非特异性免疫功能均有一定的促进作用。大青叶可促进淋巴细胞增殖,提高巨噬细胞吞噬功能。腹腔注射板蓝根注射剂可提高小鼠外周血白细胞及淋巴细胞数,促进淋巴细胞转化,增强 NK 细胞活性。

2. 其他药理作用

靛玉红对小鼠白血病 L7212 具有较强的抑制作用。此外,大青叶还具有一定的保肝利胆作用。

【现代应用】

(1) 防治上呼吸道感染 大青叶、板蓝根对病毒、细菌引起的上呼吸道感染有较好的疗效,特别是对小儿病毒性上呼吸道感染引起发热的解热作用明显。此外,还可用于咽喉肿痛、腮腺炎、扁桃体炎等。

(2) 其他病毒感染性疾病 大青叶、板蓝根及其复方,可用于急性传染性肝炎、流行性乙型脑炎、流行性脑脊髓膜炎、带状疱疹等的治疗。

【不良反应】口服不良反应较少,少数患者可见轻度消化道不适。注射剂可引起过敏反应,应引起重视。

【注意事项】脾胃虚寒者忌用。

学习小结

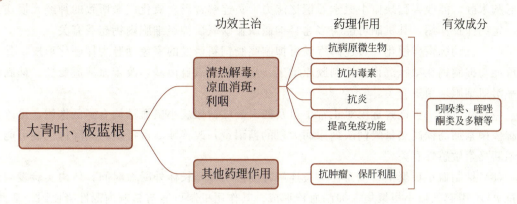

第三节 常用方剂

黄连解毒汤

【出处与组成】本方出自《外台秘要》。由黄连9g，黄芩6g，黄柏6g，栀子9g组成。

【功效主治】本方为"苦寒直折"法之代表方，清热解毒之基础方。具有泻火解毒功效。主治三焦火毒热盛证。症见大热烦躁，口燥咽干，错语不眠；或热病吐血、衄血；或热甚发斑，或身热下痢，或湿热黄疸；或外科痈疡疔毒，小便黄赤，舌红苔黄，脉数有力。

【用法】上四味切，以水六升，煮取二升，分二服（现代用法：水煎服）。

【药理作用】

(1) 解热　黄连解毒汤对伤寒-副伤寒甲-副伤寒乙三联菌苗所致家兔发热模型有解热作用，可抑制干酵母所致大鼠体温升高，解热作用维持时间较长。

(2) 抗炎　黄连解毒汤对冰醋酸、二甲苯所致小鼠急性炎性渗出有抑制作用，能抑制脂多糖诱导的小鼠腹腔巨噬细胞生成炎性介质。黄连解毒汤含药血清对致炎及非致炎状态下中性粒细胞与血管内皮细胞的粘附均有抑制作用。

(3) 抗病原微生物　黄连解毒汤对金黄色葡萄球菌、表皮葡萄球菌、乙型链球菌、变形杆菌、痢疾杆菌等有较强的抑制作用，对大肠杆菌、伤寒杆菌、铜绿假单胞菌及沙雷菌、甲型链球菌等的抑制作用相对较弱。黄连解毒汤具有一定的抗病毒作用，能提高实验性流行性乙型脑炎病毒感染小鼠的存活率。黄连解毒汤方中各药可产生协同作用。

(4) 抗毒素　黄连解毒汤具有拮抗细菌毒素作用，对内毒素所致发热具有一定的对抗作用，可中和内毒素，增加内毒素血症时肾、脑等重要脏器的营养血流量，降低内毒素休克所致小鼠的死亡率。

（5）抗脑缺血　黄连解毒汤对脑缺血缺氧具有保护作用，可减少局灶性、多发性脑梗死大鼠脑梗死范围，改善神经症状，缓解双侧颈总动脉结扎造成的急性大鼠不完全性脑缺血，降低脑水肿，能改善脑缺血小鼠学习记忆能力。黄连解毒汤对氧化应激所致的神经元损伤具有一定的保护作用，其机制可能与多途径抑制缺血缺氧后神经细胞内钙超载有关。

（6）抗动脉粥样硬化　黄连解毒汤可抑制高脂饲料诱发的家兔动脉粥样硬化形成，其机制可能与抑制钙在动脉沉积、抑制胶原增生、清除活性氧自由基、改善血液流变性、抑制血管平滑肌细胞增殖等有关。

（7）降血糖　黄连解毒汤对正常小鼠及四氧嘧啶糖尿病小鼠血糖均有降低作用，可改善链脲佐菌素加高糖高热量喂饲法糖尿病大鼠的糖耐量，改善胰岛素抵抗。其降糖机制可能与增强胰岛素敏感性有关。

（8）抑制血小板聚集、抗血栓　黄连解毒汤能明显延长体外凝血时间，体内实验表明可对抗ADP引起的血小板聚集，抑制血栓形成。其作用机制可能与影响内源性凝血因子活性，抑制纤维蛋白生成有关。

（9）抗肝损伤　黄连解毒汤对CCl_4或乙酰氨基酚所致小鼠肝损伤具有一定的保护作用。

【临床应用】

（1）用于上呼吸道感染、急性支气管炎、急慢性咽炎、流感、腮腺炎等有热毒内盛表现的患者。

（2）用于肠道感染、痢疾等属于大肠湿热者。

此外，黄连解毒汤还可用于脑梗死、脑出血、病毒性心肌炎、冠心病、糖尿病、老年痴呆、胃溃疡等的治疗。

【使用注意】本方为大苦大寒之剂，过量或久服易伤脾胃，故非火盛者不宜使用。

白虎汤

【出处与组成】本方出自《伤寒论》。由石膏（碎）50g，知母18g，甘草（炙）6g，粳米9g组成。

【功效主治】清热生津。主治气分热盛证。症见壮热面赤，烦渴引饮，汗出恶热，脉洪大有力。

【用法】上四味，以水一斗，煮米熟汤成，去滓，温服一升，日三服（现代用法：水煎，米熟汤成，温服）。

【药理作用】白虎汤为治疗气分热证的常用方剂，研究表明，与白虎汤功效主治相关的药理作用有解热、发汗、抗病毒、抗炎、止咳平喘、抗过敏及免疫调节等作用。

（1）解热　白虎汤对多种发热动物模型有解热作用。单味药石膏解热作用起效迅速但持续时间较短，知母解热作用温和而持续，两药合用后解热作用快而持久。

（2）抗病原微生物　白虎汤煎剂对葡萄球菌、溶血性链球菌、肺炎双球菌、伤寒杆菌等有较强抑制作用，对痢疾杆菌、大肠杆菌及霍乱弧菌也有一定的抑制作用。可提高实验性流行性乙型脑炎病毒感染小鼠存活率，显示出一定的抗病毒作用。

此外，白虎汤加减方具有一定的降血糖、降血脂作用。

【临床应用】

（1）白虎汤可用于流行性出血热、肺炎、流行性脑膜炎、乙型脑炎等属于里热炽盛者的治疗。

(2) 白虎汤也用于治疗糖尿病。

【使用注意】本方以身大热、汗大出、口大渴、脉洪大为辨证要点。凡脉浮弦而细、脉沉、口不渴及汗不出者皆禁用。

 知识链接

内毒素与外毒素

内毒素是一种存在于细胞壁上的脂多糖,是革兰氏阴性菌的主要致病因子,细菌死亡后从细胞壁崩解释放,引起发热、炎症、循环障碍及休克等症状。内毒素能活化凝血因子,促使纤维蛋白原转变为纤维蛋白,导致体内血小板与纤维蛋白原被大量消耗,表现为广泛的全身性出血,称之为弥漫性血管内凝血(DIC)。

外毒素是某些细菌在生长繁殖过程中分泌到菌体外的一种代谢产物,其主要成分是蛋白质,许多革兰氏阳性菌及少部分革兰氏阴性菌均可产生,如金黄色葡萄球菌、白喉杆菌、破伤风杆菌、霍乱弧菌等。外毒素不耐热、不稳定、抗原性强,易被破坏,但毒性作用强。外毒素对组织有高度的选择性,可引起特殊的临床症状,如破伤风杆菌产生破伤风外毒素,作用于中枢神经系统,引起肌肉痉挛及强直;霍乱弧菌产生肠毒素作用于小肠黏膜,引起严重的呕吐及腹泻。

 思考与练习

一、单项选择题

1. 下列与清解里热功效无关的药理作用是( )。
   A. 抗病原微生物   B. 抗炎   C. 抗毒素   D. 解热
   E. 抗心律失常

2. 下列不属于清热药抗菌有效成分的是( )。
   A. 绿原酸   B. 黄芩素   C. 小檗碱   D. 苦参碱
   E. 原儿茶酸

3. 下列哪种药具有正性肌力作用( )。
   A. 金银花   B. 黄芩   C. 大青叶   D. 黄连
   E. 连翘

4. 黄芩及以其为主的复方制剂较少用于( )。
   A. 上呼吸道感染   B. 急性肺部感染
   C. 湿疹   D. 胃溃疡
   E. 病毒性肝炎

5. 下列药物中对幽门螺杆菌所致胃溃疡有效的是( )。
   A. 连翘   B. 金银花   C. 黄连   D. 苦参
   E. 鱼腥草

6. 下列哪项不是黄连的作用?( )
   A. 抗病原微生物   B. 抗毒素   C. 抗腹泻   D. 抗炎
   E. 利尿

7. 局部外用，可用于治疗滴虫性阴道炎、霉菌性阴道炎的是（　　）。
   A. 连翘　　　　　B. 金银花　　　　C. 黄连　　　　　D. 苦参
   E. 鱼腥草
8. 既是致敏成分，同时又是有效成分的是（　　）。
   A. 连翘酯苷　　　B. 小檗碱　　　　C. 苦参碱　　　　D. 绿原酸
   E. 黄芩苷
9. 用于治疗痢疾肠炎的有效成分是（　　）。
   A. 连翘酯苷　　　B. 小檗碱　　　　C. 苦参碱　　　　D. 绿原酸
   E. 黄芩苷
10. 下列具有降血糖作用的药物是（　　）。
    A. 黄连　　　　　B. 连翘　　　　　C. 金银花　　　　D. 黄芩
    E. 大青叶
11. 鱼腥草的主要有效成分是（　　）。
    A. 癸酰乙醛　　　B. 小檗碱　　　　C. 苦参碱　　　　D. 绿原酸
    E. 以上均非
12. 青蒿抗疟疾的有效成分主要是（　　）。
    A. 青蒿酸　　　　B. 青蒿总黄酮　　C. 青蒿素　　　　D. 小檗碱
    E. 香豆素
13. 关于青蒿治疗疟疾描述不正确的是（　　）。
    A. 高效　　　　　B. 速效　　　　　C. 低毒　　　　　D. 不易复发
    E. 对各种疟原虫有效
14. 下列不属于里热证表现的是（　　）。
    A. 急性肝炎引起黄疸　　　　　　　B. 流感病毒感染引起高热
    C. 沙门菌感染引起腹泻　　　　　　D. 急性腮腺炎
    E. 失眠健忘
15. 下列药物中不具有保肝作用的是（　　）。
    A. 黄芩　　　　　B. 金银花　　　　C. 黄连　　　　　D. 苦参
    E. 连翘

二、问答题
1. 清热药有哪些与治疗里热证有关的药理作用？
2. 简述黄连的有效成分及主要药理作用。
3. 简述青蒿治疗疟疾的物质基础及主要作用机理。

第八章
泻下药

电子课件

> **导学** ▶▶▶
> 本章重点介绍泻下药的现代药理作用，常用单味中药大黄、芒硝、芦荟、番泻叶及常用复方大承气汤、麻子仁丸的主要药理作用和现代临床应用。
>
> **学习要求** ▶▶▶
> 1. 掌握泻下药的现代药理作用；大黄的主要药理作用、作用机理及现代临床应用。
> 2. 熟悉大黄的有效成分；大承气汤、麻子仁丸的药理作用和现代应用。
> 3. 了解芒硝、番泻叶、芦荟的现代药理作用和不良反应。

第一节 概 述

一、泻下药的概念与应用

凡以通利大便、排除积滞、攻逐水饮为主要作用的药物，称为泻下药。

泻下药大多归大肠、胃、小肠经，具有泻下通便、消除积滞、通腑泄热等功效，主治里实证候，如热结便秘、寒积便秘、肠胃积滞、湿热内结、水肿停饮等。

里实证是由于肠胃实热内结，或阴亏津枯，或水饮内停所致的一类证候群。从现代医学角度来看，肠胃实热内结的证候见于急性肠梗阻、急性胆囊炎、急性胰腺炎、急性阑尾炎等多种急腹症，也见于某些急性感染性疾病，症见高热、腹痛、谵语、神昏、烦躁、惊厥等。阴亏津枯的证候多见于老人、幼儿及产后便秘者，也可见于大病后期及临床各科手术后体质虚弱，肠推进性蠕动减弱而引起的便秘。水饮内停证候与现代医学的胸膜炎、肝硬化腹水、心功能不全的症状相似，主要表现为胸腹积水。

泻下药根据其泻下程度的不同，可分为峻下逐水药、攻下药和润下药三类。峻下逐水药包括芫花、甘遂、牵牛子、商陆等，味多苦，性寒（或温），有毒，泻下作用峻猛，能引起剧烈腹泻，使体内潴留的水液从大便排出，部分还兼利尿，主治水肿、鼓胀、胸胁停饮及痰饮喘满等，部分药物兼治风痰癫痫、疮毒及虫积等。具有峻下功效的复方有十枣汤、舟车丸。攻下药包括大黄、番泻叶、芦荟、芒硝等，大多味苦性寒，既能通便，又能泻火，且通便力较强，主治实热积滞、大便秘结或燥屎坚结等，还可用于外感热病所致的高热神昏、谵语发狂，或火热上炎之头痛、目赤、咽痛、牙龈肿痛、吐血、衄血等。具有攻下功效的复方有大承气汤、小承气汤。润下药包括火麻仁、郁李仁等，大多为植物的种子或种仁，富含油脂，能润燥滑肠，使大便软化，易于排出，药力最缓，多用于年老、体弱、久病者，以及妇女胎前产后、月经期便秘者。具有润下功效的复方有麻子仁丸、济川煎等。

二、泻下药的现代药理研究

（1）泻下　本类药及其复方以不同方式促进胃肠蠕动，产生不同程度的泻下作用。根据其作用机制，可分为刺激性泻药、容积性泻药及润滑性泻药。

① 刺激性泻药。主要有大黄、番泻叶、芦荟、巴豆、牵牛子、芫花等。大黄、番泻叶、芦荟的致泻成分是结合鞣质单型蒽苷类物质，口服后抵达大肠后在细菌酶的作用下水解为苷元，刺激大肠黏膜下神经丛，使肠蠕动增强而产生泻下作用。牵牛子中牵牛子苷、巴豆中巴豆油及芫花所含芫花酯均能强烈刺激肠黏膜，增强肠运动，产生剧烈泻下作用。

② 容积性泻药。芒硝主要成分为硫酸钠，口服后不被吸收，形成的硫酸根离子在肠腔内形成高渗状态，抑制肠道水分吸收，导致肠腔内大量水分保留，肠容积增大，机械性刺激肠壁，促进肠蠕动而泻下。

③ 润滑性泻药。火麻仁、郁李仁等因含大量油脂而润滑肠道、软化粪便，同时油脂在碱性肠液中能分解产生脂肪酸，对肠壁具有温和的刺激作用，使肠蠕动增强而产生缓泻作用。

（2）利尿　芫花、甘遂、牵牛子、商陆、大戟在引起腹泻的同时均有较强的利尿作用，使体内潴留的水分从大、小便排出而消除水肿。用芫花煎剂给大鼠灌胃可见尿量及排钠量增加。大黄的蒽醌类成分亦有轻度利尿作用，其机制与抑制肾小管上皮细胞 Na^+-K^+-ATP 酶有关。

（3）抗病原微生物作用　大黄和芦荟所含大黄酸、大黄素和芦荟大黄素，对多种细菌、真菌、病毒、阿米巴原虫等有抑制作用。商陆、大戟、芫花、番泻叶、巴豆等对肺炎球菌、流感杆菌、痢疾杆菌及某些皮肤真菌具有抑制作用。

（4）抗炎　大黄和商陆均有抗炎作用，可抑制炎症早期的渗出及后期的肉芽组织增生。大黄素可抑制单核巨噬细胞分泌的肿瘤坏死因子-α（TNF-α）、白介素-1（IL-1）等炎症细胞因子；商陆皂苷通过兴奋下丘脑-垂体-肾上腺皮质系统，促进皮质激素的合成而发挥抗炎作用。大黄的抗炎机制可能与抑制花生四烯酸代谢有关。

（5）抗肿瘤　大黄、芦荟、商陆、芫花、大戟均有一定抗肿瘤作用。泻下药多数没有直接的细胞毒作用，多通过阻滞细胞周期进程，抑制肿瘤细胞的增殖、转移，诱导肿瘤细胞的凋亡，增加肿瘤对化疗的敏感性等途径而抗肿瘤。与化疗药相比，虽然中药泻下药的抗肿瘤作用弱，但其对宿主正常组织无明显影响，不良反应小。

综上所述，泻下药的泻下通便、消除积滞、通腑泻热、攻逐水饮功效主要与泻下、利尿、抗菌、抗炎等药理作用有关。

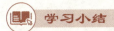

1. 泻下药的分类与应用

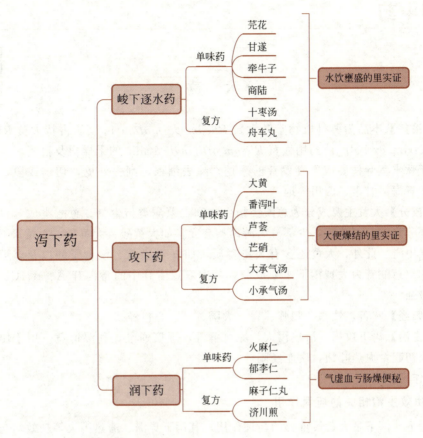

2. 泻下药的功效主治与药理作用

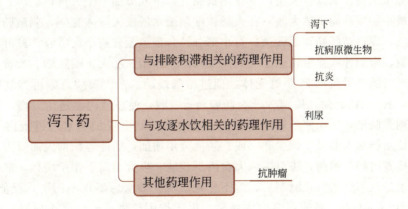

第二节 常用中药

大 黄

大黄牡丹汤

【来源采集】本品为蓼科植物掌叶大黄 *Rheum palmatum* L.、唐古特大黄 *Rheum tanguticum* Maxim. ex Balf. 或药用大黄 *Rheum officinale* Baill. 的干燥根及根茎。

大黄于秋末茎叶枯萎或次春发芽前采挖，除去细根，刮去外皮，切瓣或段，干燥后使用。主产于青海、甘肃、四川等地。

【主要成分】大黄主要成分为蒽醌类衍生物和二蒽酮类衍生物。蒽醌类成分以两种形式存在，大部分为结合型蒽苷，少部分为游离型苷元，如大黄酸、大黄酚、大黄素、芦荟大黄素和大黄素甲醚。此外，大黄还含有大量鞣质，如 d-儿茶素、没食子酸以及多糖等。结合型蒽醌苷和双蒽酮苷为大黄泻下主要成分，其中双蒽酮苷中的番泻苷 A、B、C、D、E、F 泻下作用最强。

【性味归经】味苦，性寒。归脾、胃、大肠、肝、心包经。

【功效主治】泻下攻积，清热泻火，凉血解毒，逐瘀通经，利湿退黄。用于便秘，谵语发狂，痢疾初起，血热吐衄，瘀血经闭等。

【药理作用】

1. 与功效主治相关的药理作用

（1）泻下　泻下是大黄最重要的药理作用，其泻下导滞、清热泻火等功效均与其泻下作用有关。一般认为结合型蒽醌类是大黄泻下的有效成分，以番泻苷 A 和大黄酸苷为主，大黄导泻作用部位主要在大肠。大黄泻下作用机制有以下几方面：①大黄口服后，大部分结合型蒽醌苷未被小肠吸收而抵达大肠，在大肠被细菌酶水解成大黄酸蒽酮，刺激肠黏膜及肠壁肌层内神经丛，促进结肠蠕动而致泻。有小部分结合型蒽醌苷被小肠吸收，经肝脏代谢还原为大黄酸蒽酮，由胆汁或血液转运至大肠而发挥泻下作用。②大黄酸蒽酮、大黄素具有胆碱样作用，可兴奋肠平滑肌上 M 胆碱受体，促进结肠蠕动。③大黄酸蒽酮可抑制肠平滑肌细胞膜上 Na^+、K^+-ATP 酶，抑制 Na^+ 在肠腔转运吸收，使肠腔内渗透压升高，肠腔容积增大，机械性刺激肠壁，从而使肠蠕动增强。④通过对结肠上皮细胞水通道蛋白（AQP）的调节效应，使结肠对水的吸收减少和（或）肠液分泌增加，肠腔容积增大而致泻。

提示：煎煮时间与炮制方法可影响大黄泻下效能。生大黄泻下作用峻猛，临床上用于攻下时，当用生品且不宜久煎；酒制后，泻下作用缓和；炒炭后不仅不泻下，反能止泻止血。生大黄煎煮 10min 左右，蒽醌苷溶出率最高，泻下作用最强；经久煎或炮制后结合型蒽醌苷显著减少，而鞣质溶出增加，故使泻下作用减弱而收敛作用相对增强，这也是引起继发性便秘的原因。

（2）抗病原微生物　大黄的抗菌谱较广，对铜绿假单胞菌、耐甲氧西林金黄色葡萄球菌显示出显著的抗菌活性。有效成分是游离苷元，其中以大黄酸、大黄素和芦荟大黄素作用最强。大黄素还能够抑制幽门螺杆菌的生长。大黄抗菌作用的机制主要是对细菌核酸和蛋白质合成以及糖代谢的抑制作用。大黄素对真菌、流感病毒、单纯疱疹病毒、乙肝病毒、柯萨奇病毒、冠状病毒、脊髓灰质炎病毒等也有不同程度的抑制作用。

（3）抗炎作用　大黄对多种炎症动物模型的炎症反应均有抑制作用，目前研究比较多的是其单体成分大黄素。大黄素能有效地抑制核转录因子 NF KappaB（NF-KB）活化，并抑制细胞间黏附分子-1（ICAM-1）、血管细胞间黏附分子（VCAM-1）、内皮细胞白细胞间黏附分子（ELAM-1）的表达，这可能是大黄素抗炎的部分机制。

（4）止血　大黄对上消化道出血、咳血、衄血等的作用确切、迅速，其止血成分为儿茶素、没食子酸，二者均可有效提升血小板的黏附性及聚集性，从而加快血栓的生成进程，降低抗凝血酶Ⅲ及纤溶酶的活性，增加血管内的纤维蛋白原含量，进而增强血管收缩性，加快血液的凝固过程，达到止血的治疗目的。

（5）利胆保肝　大黄能促进胆汁分泌，使胆汁中胆红素和胆汁酸含量增加。大黄的退黄作用可能与其增加胆红素排泄有关。大黄对四氯化碳所致大鼠急性肝损伤有明显保护作用，其游离型蒽醌成分大黄素可减轻四氯化碳和 D-半乳糖胺等诱导的肝损害，与大黄素抑制炎症细胞因子、抗氧化、改善肝微循环等作用有关。大黄素还可减轻肝纤维化发展。

（6）利尿、改善肾功能　大黄、大黄酸、大黄素、芦荟大黄素有利尿作用，与抑制 Na^+，K^+-ATP 酶使 Na^+ 的重吸收减少有关。大黄能明显降低血中非蛋白氮，对慢性肾衰竭和氮质血症患者有治疗作用。大黄治疗氮质血症的机制是：泻下作用使肠内氨基酸吸收减少；血中必需氨基酸的增高使蛋白质的合成增加；抑制体内蛋白质的分解，从而减少尿素氮的来源；促进尿素和肌酐排泄；抑制肾代偿性肥大、缓解高代谢状态。大黄能抑制肾小球系膜细胞的生长及 DNA 和蛋白质的合成，延缓肾衰竭的发展，改善肾功能不全。

（7）降血脂　大黄素可明显降低高脂血症动物模型血清 TC、TG 和纤维蛋白原（FIB），使 HDL-C/TC 比值升高。此作用可能与大黄的泻下作用影响肠道对胆固醇的吸收有关。

2. 其他药理作用

（1）抗肿瘤　大黄蒽酮衍生物、大黄酸、大黄素和芦荟大黄素对肿瘤具有抑制作用，尤其大黄素对多种肿瘤细胞系及体内移植瘤有较强的抗肿瘤效应。其机制与阻滞细胞周期进程，抑制肿瘤细胞增殖、转移，诱导肿瘤细胞凋亡，抑制肿瘤血管生成，增加肿瘤对化疗的敏感性和逆转肿瘤多药耐药相关。

（2）抑制胰酶　大黄素、芦荟大黄素、大黄酸对多种胰酶（胰腺激肽释放酶、胰蛋白酶、胰脂肪酶、胰淀粉酶等）均有抑制作用，可减弱胰酶对胰腺细胞自身的消化作用，促进急性胰腺炎模型动物病理损伤的修复。抑制胰酶活性主要用制大黄，其中醋炒大黄明显抑制胰蛋白酶活性，酒炒大黄对胰蛋白酶抑制作用较强，而大黄炭和酒炖大黄则能抑制脂肪酶活性。

【现代应用】

（1）便秘　大黄单用或与其他中药伍用可治疗多种便秘，尤其对热结便秘者适宜。

（2）急腹症　以大黄为主的复方制剂对急性肠梗阻、急性胰腺炎、急性胆囊炎、急性阑尾炎等多种原因引起的急腹症疗效显著。

（3）急、慢性肾功能衰竭　大黄煎液口服或灌肠能有效地降低血清尿素氮和肌酐浓度。

（4）急性感染性消化系统疾病　大黄单味药或组方应用对痢疾、肠炎、胆管蛔虫等有较好疗效。

（5）出血性疾病　上消化道出血、衄血、痔疮出血、胆管术后止血，单味大黄粉或复方制剂均有较好疗效。

（6）其他　大黄还可用于防治胃溃疡、高血压、高血脂症、动脉硬化和脑血管硬化、子宫内膜异位症、慢性前列腺炎等。

【不良反应】大黄毒性较低，治疗量（3~5g）应用比较安全，但过量或过久会产生不良反应。生大黄服用过量可引起恶心、呕吐、腹痛、黄疸、头昏。长期过量服用蒽醌类泻药可致肝损害及电解质紊乱，如低血钾。长期应用大黄及服用大黄制剂，可致肠壁神经感受细胞应激性降低，不能产生正常蠕动及排便反射，形成泻剂依赖性便秘。

【注意事项】大黄在美国及欧洲地区为限制性使用植物药，芦荟大黄素在试验中显示有致突变作用，大黄素及其他蒽醌类化合物在试验中表现出遗传毒性作用，因此使用中需警惕。

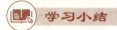

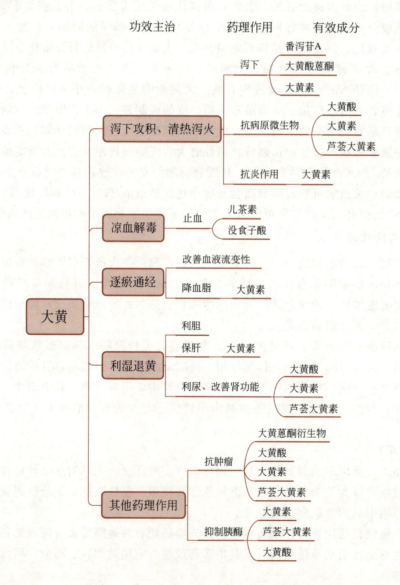

芒 硝

【来源采集】本品为天然矿物芒硝经加工精制而成的结晶体，又称玄明粉。

【主要成分】芒硝主要成分为含水硫酸钠（$NaSO_4·10H_2O$），占96%～98%，尚含少量硫酸镁、硫酸钙和氯化钠等。

【性味归经】味咸、苦，性寒。归胃、大肠经。

【功效主治】泻下通便，润燥软坚，清火消肿。用于实热积滞，腹满胀痛，大便燥结，肠痈肿痛等；外治乳痈，痔疮肿痛。

【药理作用】

(1) 泻下　芒硝主要成分为硫酸钠，口服后硫酸钠水解产生大量硫酸根离子，不易被肠壁吸收，使肠内渗透压升高，阻止肠腔内水分吸收而致肠容积增大，刺激肠壁引起肠蠕动增强而致泻。同时硫酸钠本身对肠壁也有刺激作用。

(2) 利胆　口服小剂量芒硝，可刺激小肠壶腹部，反射性地引起胆囊收缩，胆道括约肌松弛，故能促进胆汁排出。

(3) 抗肿瘤　芒硝可使促癌剂促癌和诱癌率明显下降，其机制可能与酸化肠道内环境、减少脱氧胆酸含量、抑制肠上皮细胞DNA的合成、降低对致癌物质的敏感性有关。

(4) 抗炎　10%～25%芒硝溶液外敷可加快淋巴循环，增强单核吞噬细胞的吞噬功能。芒硝外用治疗咽喉肿痛、口疮、疮疡等，与其抗炎作用有关。

(5) 利尿　有研究表明，4.3%无菌硫酸钠静脉注射，有利尿作用。

【现代应用】

(1) 便秘　1次6～8g温开水溶解后内服，可用于通便、清肠。

(2) 急性乳腺炎　用芒硝局部外敷，此法还可回乳。

(3) 胆绞痛　大剂量芒硝（20～30g）对治疗胆囊炎、胆结石、胆道蛔虫引起的胆绞痛效果较好。

【不良反应】口服芒硝时，如浓度过高，可引起幽门痉挛，产生胃不适，影响胃排空。

【注意事项】芒硝含钠离子多，故水肿患者慎用。孕妇忌用。

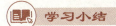学习小结

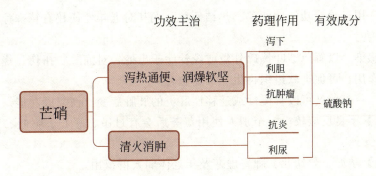

芦 荟

【来源采集】本品为百合科植物库拉索芦荟 Aloe barbadensis Miller、好望角芦荟 Aloe feror Miller 或其同属近缘植物叶的汁液浓缩干燥物。前者习称"老芦荟",后者习称"新芦荟"。

【主要成分】蒽醌类及其衍生物是芦荟中的主要活性成分,主要有芦荟素、芦荟大黄素、芦荟大黄素苷、芦荟皂苷、芦荟苦素、高塔尔芦荟素等 20 余种成分。此外,芦荟还含有多糖、酯类、有机酸、维生素、矿物质、酶类等。

【性味归经】味苦,性寒。归肝、胃、大肠经。

【功效主治】泻下通便,清肝泻火,杀虫疗疳。用于热结便秘,惊痫抽搐,小儿疳积;外治癣疮。

【药理作用】

1. 与功效主治相关的药理作用

(1) 泻下 芦荟属于轻泻药,泻下作用比较温和,有效成分主要是芦荟大黄素。芦荟排便作用与促进大肠蠕动、增加肠道水分、软化大便有关。

(2) 保肝 芦荟总苷对动物实验性肝损伤有保护作用,能降低乙醇、CCl_4 或硫代乙酰胺引起的血清 ALT 升高。芦荟大黄素可使肝细胞培养液中 ALT 和 AST 活性降低,丙二醛、TNF-α、内毒素含量下降,SOD 活性升高,说明芦荟大黄素可防治肝细胞脂质过氧化损伤,并减轻炎症反应,从而保护肝细胞。

(3) 抗菌 芦荟对葡萄球菌、链球菌、白喉杆菌、枯草杆菌、副伤寒杆菌、痢疾杆菌、大肠杆菌等均有抑制作用。芦荟凝胶可抑制幽门螺杆菌。芦荟浸出液对皮肤真菌、铜绿假单胞菌、结核杆菌有一定抑制作用。

2. 其他药理作用

愈创 芦荟多糖对体外培养的成纤维细胞和表皮细胞的增殖以及小鼠浅Ⅱ度烫伤创面的愈合具有促进作用。芦荟多糖可提升创面血管内皮生长因子的合成和释放速率,促进创面血管形成,加快烧伤创面的愈合;还能加速创面组织中透明质酸的生成与分泌,从而加速创面修复,且无毒副作用。

【现代应用】

(1) 便秘 用于治疗功能性便秘、热结便秘,尤其对老年性便秘有特殊疗效,一般服用 8~12h 即可通便。

(2) 外科感染 以鲜芦荟叶捣碎外敷或绞汁涂于患处,对痈肿、扭伤、烧伤等的局部炎症有消炎止痛作用,可促进软组织再生,加速愈合。

(3) 肝炎 芦荟煎剂可改善慢性或迁移性肝炎的肝脏病变,恢复肝功能。

【不良反应】不良反应较少,个别人使用芦荟后会有过敏、恶心、呕吐、腹泻、腹痛的症状。

【注意事项】孕妇、婴幼儿、脾胃虚寒及年老体弱人群慎用。

学习小结

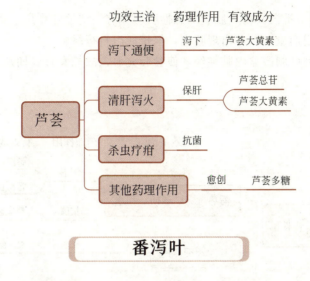

番泻叶

【来源采集】本品为豆科植物狭叶番泻 *Cassia angustifolia* Vahl 或尖叶番泻 *Cassia acutifolia* Delile 的干燥小叶。前者主产于印度、埃及和苏丹；后者主产于埃及，我国广东、广西及云南。

【主要成分】番泻叶主要含蒽醌类及其衍生物，约1.5%。主要成分为番泻苷 A、B、C、D、G 及大黄酸、大黄酚、大黄素、芦荟大黄素等。

【性味归经】味甘、苦，性寒。归大肠经。

【功效主治】泻热行滞，通便，利水。用于热结积滞，便秘腹痛，水肿胀满等证。

【药理作用】

1. 与功效主治相关的药理作用

（1）泻下　导泻的主要有效成分为番泻苷 A、番泻苷 B，作用机制同大黄。

（2）抗菌　番泻叶水浸液对奥杜盎小芽孢癣菌和星形奴卡菌等皮肤真菌有效，其水提取物仅对伤寒杆菌有效，醇提取物对葡萄球菌、白喉杆菌、伤寒杆菌、副伤寒杆菌、大肠杆菌等有抑制作用。羟基蒽醌类成分具有一定的抗菌作用。

综上所述，番泻叶的泻热行滞、通便功效与其泻下、抗菌作用相关。

2. 其他药理作用

止血　番泻叶可增加血小板及纤维蛋白原，缩短凝血时间、血浆复钙时间、凝血活酶时间及血块收缩时间，有助于止血。30%番泻叶水浸液，在胃镜直视下喷洒于胃黏膜出血病灶，能即刻止血。总蒽醌苷（番泻叶苷）是止血有效成分。

【现代应用】

（1）便秘　番泻叶 2～6g，开水泡服，适用于热结便秘、习惯性便秘及老年便秘。

（2）急性机械性肠梗阻　在补液、胃肠减压的基础上，由减压管注入番泻叶浸液，辅以灌肠效果较好。

（3）清肠　口服番泻叶浸泡液可用于椎管内麻醉术前、肠镜胃镜等介入检查治疗前、放射线检查前的肠道清洁准备。

（4）腹水　番泻叶单味泡服，或与牵牛子、大腹皮同用，可增强泻下行水功效。

（5）急性胰腺炎　番泻叶粉、胶囊对急性胰腺炎有一定治疗作用。

【不良反应】服用剂量过大可出现腹痛，但排便后自行缓解。

【注意事项】本品可刺激盆内脏神经，使盆腔充血，故妇女月经期及妊娠期慎用。

番泻叶的禁忌证

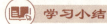
学习小结

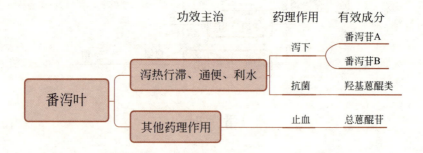

第三节 常用方剂

大承气汤

【出处与组成】本方出自《伤寒论》。由大黄12g，厚朴24g，枳实12g，芒硝9g组成。

【功效主治】峻下热结。主治阳明腑实证（大便秘结、脘腹痞满、潮热谵语等），热结旁流证（下利纯青等），里实热证（壮热烦躁、脉象洪数滑实等）等。

【用法】水煎服，大黄后下，芒硝溶服。每日1剂，分早晚2次温服。

【药理作用】

（1）对胃肠道的影响

① 促进胃肠蠕动。大承气汤具有促进胃肠蠕动作用，能增强肠道推进功能，增加肠道容积、升高血浆胃动素水平，增强胃电活动的幅度与频率，增强胃肠平滑肌兴奋性，使胃肠内容物易于排出。

② 促使肠套叠还纳。大承气汤对家兔实验性肠套叠有促进还纳的作用，并使肠蠕动增强，肠容积随之增大。切断迷走神经后，还纳时间仅稍有减慢，静脉注射给药则无效，说明此作用是药物直接作用于肠道的结果。

③ 保护肠屏障。大承气汤可降低肠黏膜通透性，保护肠屏障。大承气汤能降低血中内毒素及TNF-α含量；改善肠黏膜微循环，增加肠血流量；降低回肠末端COX-2及高迁移率

族蛋白 B1（HMG-B1）的表达，保护肠道免疫屏障；提高血清中 NO 含量，提高 SOD 活性，发挥保护肠屏障功能。

（2）抗内毒素　大承气汤及其主要入血单体成分大黄酸、没食子酸、柚皮素和厚朴酚有抗细菌内毒素、减轻机体毒血症状和减轻内毒素对脏器的损伤作用。该作用与下列环节相关：①通过通便作用排除肠道内毒素积聚、减少肠源性内毒素吸收。②通过泻下驱除过度繁殖的革兰氏阴性菌，并促进肠道有益菌增殖，调整肠道菌群，恢复肠道微生态平衡，减少内毒素的产生。③抑制 IL-10、IL-18 和 TNF-α 等炎症细胞因子产生和释放。

（3）抗菌　体内和体外实验表明，大承气汤对金黄色葡萄球菌、大肠杆菌和变形杆菌有一定抑制作用，并能抑制或改善细菌引起的肠道炎症和粘连。大承气汤可有效减轻重症急性胰腺炎大鼠腹腔内压力，减少腹腔感染发生率。

（4）抗炎　大承气汤能降低毛细血管通透性、减少炎性渗出，抑制炎症的扩散。大承气汤通过诱导淋巴细胞增殖，促进 CD^{3+} T 淋巴细胞成熟，降低血清 TNF-α、IL-1、IL-6 炎症因子含量，重建促炎症和抗炎症细胞因子的平衡，提高机体的细胞免疫反应。

【临床应用】

（1）肠梗阻　本方加减治疗肠梗阻，如急性单纯性肠梗阻、粘连性肠梗阻、蛔虫性肠梗阻、恶性肠梗阻等，能加快肠系膜血管血流速度，改善梗阻肠段的血液瘀滞和缺血状态，减轻坏死程度。

（2）术后胃肠功能恢复　用大承气汤保留灌肠可促进术后肠功能恢复，肠鸣音次数增加，肠蠕动有改善。

（3）急性胰腺炎　以大承气汤为主治疗，采用口服或经胃管灌入给药，可以抑制胰腺分泌，缓解症状，减轻炎症和胰腺病损，降低胰腺炎的早期死亡率。

（4）急性肺炎　对急性肺炎伴有便秘者，以大承气汤通腑泻热，可抑制炎症发展。对小儿肺炎伴高热病者，在常规治疗的基础上加用大承气汤，可以促进患儿康复。

（5）解毒　大承气汤促进胃肠排空，有助于各种毒物的排出，如急性有机磷农药中毒、铅中毒、食物中毒等，其良好的导泻作用能加快毒物的排除，提高抢救的成功率。

（6）其他　由血栓、高血脂、血流不畅等所致的脑梗死、颅内压升高、高血压脑出血及肝性脑病、流行性出血热、蛛网膜下腔出血、脑血管病意识障碍、头痛、肺源性心脏病心衰、眩晕等属里实证的相关病证，可用大承气汤加减以减轻症状。还可用于结肠镜检前的肠道清洁。

【使用注意】年老、体弱、孕妇等慎用。

麻子仁丸

【出处与组成】本方源于《伤寒论》。由麻子仁 20g，芍药 9g，枳实 9g，大黄 12g，厚朴 9g，杏仁 10g 组成。

【功效主治】润肠泄热，行气通便。主治胃燥肠热、精液耗损便秘，大便硬结或可达十余日不行，或有轻微腹满痛，小便频数而赤。

【用法】上药为末，炼蜜为丸，每次 9g，1～2 次，温开水送服。亦可按原方用量比例酌减，改汤剂煎服。

【药理作用】

（1）泻下　麻子仁丸使肠平滑肌收缩强度增大，频率加快，从而使小肠、大肠推进速度加快。麻子仁丸中的麻子仁、杏仁含有大量脂肪油,使肠道润滑,加之脂肪油在碱性肠液中能分解产生脂肪酸,对肠壁产生温和刺激作用;大黄含有蒽醌苷致泻成分,抵达大肠后,水解成苷元,刺激大肠产生泻下作用。

(2) 抗肠粘连　麻子仁丸可增加实验动物肠系膜前动脉血流量,改善腹腔组织缺血,有显著的抗粘连效果。

(3) 抗氧化衰老　麻子仁丸可通过缓解小鼠便秘而提高抗老化相关酶的活力,诱导酶活性防御系统,消除丙二醛(MDA)等老化代谢产物,保护细胞和机体免受自由基损伤,进而发挥其抗氧化、延缓衰老的作用。

(4) 降血糖　麻子仁丸可以调节糖尿病的糖代谢紊乱,控制糖尿病高血糖,还可以调节糖尿病的脂代谢紊乱,控制糖尿病高脂血症;此外,麻子仁丸可以改善糖尿病大鼠的肾功能,降低血清肌酐、血清尿素氮水平,对糖尿病肾病有一定的治疗作用。

【临床应用】

(1) 便秘　麻子仁丸对胃肠积热型便秘疗效显著,可随证加减用于习惯性便秘、老年性便秘、产后便秘、痔疮术后便秘等。

(2) 肠梗阻　用于胃柿石、功能性肠梗阻,也可用于肛门疾病手术后,促进肠功能恢复。

【使用注意】麻子仁丸虽为润肠缓下药,但含有攻下破滞成分,故孕妇忌用。习惯性流产、体虚、年老者不宜常服。

 知识链接

吐故纳新说大黄

在浩如烟海的中药行列里,有一味被誉为"将军"的中药,这就是大黄,又名"川军""锦纹大黄"。"川军"是说它产于四川;"将军"是指它的作用有如"吐故纳新,闯关夺门定祸乱而得太平"的将军一般;而"锦纹大黄"则是因它的断面有色彩斑斓的锦纹而得名。

大黄是我国传统药材,其药用功能自古有名。古有诗曰:"大黄善走寒而苦,推陈定乱能新出。"此诗重点反映了大黄的特有功能。大黄始载于《神农本草经》,至今已有千余年的历史。古代医家对大黄的使用十分重视,将它与人参、熟地、附子喻为"四大金刚"。《西游记》中也有用大黄催泻的故事。在公元753年,扬州高僧鉴真和尚东渡日本,将大黄作为名贵药材带进了日本王宫,直到现在仍然保存完好。此外,据史书记载,历代宫廷御医和不少名医都善用大黄,并取得了出奇制胜的效果。

 思考与练习

一、单项选择题

1. (　　)的致泻作用不是因含有强烈刺激肠黏膜的成分所致。
A. 芫花　　　　　B. 巴豆油　　　　　C. 牵牛子　　　　　D. 商陆
E. 火麻仁

2. 因含脂肪油润滑肠道而致泻的药物是(　　)。
A. 番泻叶　　　　B. 巴豆　　　　　C. 火麻仁　　　　　D. 芫花

E. 芒硝

3. 除（　　）外，均为大黄的主要药理作用。

A. 泻下作用　　　　　　　　　　　　B. 抗感染作用

C. 镇痛作用　　　　　　　　　　　　D. 利胆作用

E. 止血作用

4. （　　）不是大黄止血作用的机理。

A. 促进血小板聚集　　　　　　　　　B. 增加血小板数和纤维蛋白原含量

C. 使受损伤的局部血管收缩　　　　　D. 补充维生素K

E. 降低抗凝血酶Ⅲ活性

5. 芒硝泻下作用的主要成分是（　　）。

A. 氯化钠　　　B. 硫酸钠　　　C. 硫酸钙　　　D. 硫酸镁

E. 氯化钙

6. 泻下药中具有改善肾功能作用的药物是（　　）。

A. 芒硝　　　B. 番泻叶　　　C. 火麻仁　　　D. 大黄

E. 郁李仁

7. 具有泻下软坚、清热功效的药物是（　　）。

A. 番泻叶　　　B. 郁李仁　　　C. 大黄　　　D. 芦荟

E. 芒硝

8. 治肠痈腹痛、多种瘀血证，可选用（　　）。

A. 大黄　　　B. 芒硝　　　C. 甘遂　　　D. 巴豆

E. 火麻仁

9. 芦荟的功效是（　　）。

A. 泻下、攻积、杀虫　　　　　　　　B. 泻下、软坚、清热

C. 泻下、解毒、活血　　　　　　　　D. 泻下、润肠、逐水

E. 泻下、清肝、愈创

10. 年老体弱、久病者及妇女胎前产后便秘应使用（　　）。

A. 泻下药　　　B. 补益药　　　C. 峻下逐水药　　　D. 润下药

E. 攻下药

11. 主治实热积滞、大便秘结应使用（　　）。

A. 清热燥湿药　　　B. 攻下药　　　C. 峻下逐水药　　　D. 清热解毒药

E. 润下药

二、问答题

1. 试述泻下药的分类、特点和主治人群。

2. 大黄有哪些药理作用？

第九章
祛风湿药

电子课件

> **导学** ▶▶▶
> 本章重点介绍祛风湿药的现代药理作用，常用单味中药秦艽、独活、雷公藤及常用复方独活寄生汤的主要药理作用和现代临床应用。
>
> **学习要求** ▶▶▶
> 1. 掌握祛风湿药的现代药理作用；秦艽、独活、雷公藤的主要药理作用、有效成分、作用机理。
> 2. 了解秦艽、独活、雷公藤有效成分的药代动力学过程。

第一节 概　述

一、祛风湿药的概念与应用

凡以祛风除湿、解除痹痛为主要功效的药物，称为祛风湿药。

祛风湿药多味苦，主要归肝、脾、肾经，具有祛风散寒除湿的功效，临床用于风湿痹证所致肢体疼痛。部分药物兼有舒筋活络、止痛、强筋骨等功效。可用于关节不利、肿大，筋脉拘挛，腰膝酸软等。祛风湿药根据其药性和临床功效的不同，可以分为祛风湿散寒药、祛风湿清热药和祛风湿强筋骨药三类。祛风湿散寒药主要有独活、川乌、威灵仙、徐长卿、寻骨风、木瓜、蕲蛇、乌梢蛇、伸筋草、路路通、海风藤等，用于疼痛麻木、关节肿大、筋脉挛急、屈伸不利等症，常用复方有独活汤、乌头汤等；祛风湿清热药主要有防己、雷公藤、海桐皮、秦艽、络石藤、豨莶草、臭梧桐等，用于风湿热痹之关节不利、红肿热痛等症，常用复方有宣痹汤等；祛风湿强筋骨药主要有五加皮、桑寄生、狗脊、千年健、鹿衔草等，用于痹证日久、肝肾不足之筋骨软弱无力等症，常用复方有独活寄生汤、五加皮散等。

痹证多因机体正气不足时感受风寒湿邪，流注经络关节而发病；也可因感受风湿热之邪，或风寒湿邪外侵，郁久化热，致风湿热邪痹阻经络关节，致使经络闭塞不通，气血运行不畅而发病。据其风、寒、湿、热的偏性，临床又有风（行）痹、寒（痛）痹、湿（着）痹及热痹之分。风邪偏盛，游走不定，称为"行痹"；寒气偏盛，疼痛较甚，称为"痛痹"；湿邪偏盛，重沉不仁，称为"着痹"；病程长，缠绵难愈，致关节屈伸不利、筋骨变形，称为"顽痹"；筋骨关节红肿疼痛者，称为"热痹"。痹证的主要临床表现有骨、关节、韧带、滑囊、筋膜疼痛、酸楚、麻木、重着、灼热，关节肿胀、变形、运动障碍，其临床特征类似于现代医学的风湿热、风湿性关节炎及多种结缔组织病等。

二、祛风湿药的现代药理研究

自身免疫性疾病简介

（1）**抗炎作用**　祛风湿药对多种实验性急慢性炎症模型均有不同程度的拮抗作用。秦艽、五加皮、独活、粉防己、雷公藤、豨莶草等具有抑制甲醛、蛋清和角叉菜胶所致大鼠足肿胀和小鼠耳廓肿胀的作用。秦艽、独活、雷公藤、粉防己、五加皮等能抑制毛细血管通透性增高，减少炎症渗出。五加皮、雷公藤、防己对佐剂性关节炎大鼠的炎症反应有明显的抑制作用。雷公藤多苷能改善大鼠佐剂性关节炎症状。秦艽、粉防己碱、雷公藤、五加皮的抗炎作用可能是由于兴奋下丘脑-垂体-肾上腺皮质功能，在抗炎的同时，尿中17-羟皮质类固醇含量升高。粉防己碱可直接作用于肾上腺，产生促皮质激素样作用。雷公藤红素的抗炎作用与抑制PGE_2释放有关。

（2）**镇痛作用**　骨、关节、肌肉疼痛是痹证临床常见症状。川乌、秦艽、独活、防己均有镇痛作用，可显著提高热刺激、电刺激、化学刺激动物的痛阈值。青风藤碱和乌头碱的镇痛部位在中枢神经系统，但无耐受性、无吗啡样成瘾作用，可能与去甲肾上腺素能系统或阿片能系统有关。

（3）**对免疫功能的影响**　雷公藤、五加皮、独活、豨莶草、青风藤等对机体免疫功能有明显抑制作用。雷公藤生药制剂及其所含的多种活性成分如雷公藤总苷、雷公藤甲素、雷公藤红素、雷公藤内酯等对特异性免疫功能和非特异性免疫功能均有明显的抑制作用。豨莶草能使小鼠脾脏和胸腺重量减轻，E-花环形成率下降并抑制抗体形成。粉防己碱选择性地抑制T细胞依赖免疫反应，能抑制抗体形成。秦艽碱甲能明显抑制绵羊红细胞（SRBC）所致的小鼠迟发型超敏反应。此外，部分祛风湿药对免疫功能有促进作用，如细柱五加总皂苷和多糖可提高小鼠网状内皮系统的吞噬功能和小鼠血清抗体滴度。

综上所述，祛风湿药的抗炎、镇痛、调节机体免疫功能作用是其祛除风湿、解除痹痛功效的药理学基础。此外，祛风湿药还具有镇静催眠、抗惊厥、利尿、强心等药理作用。

学习小结

1. 祛风湿药的分类与应用

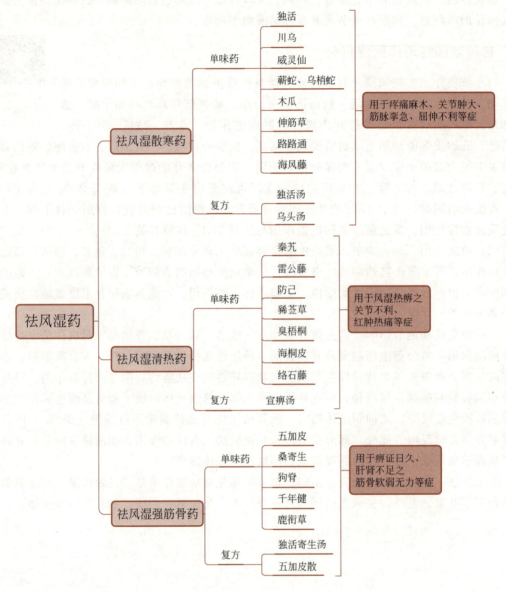

2. 祛风湿药的功效主治与药理作用

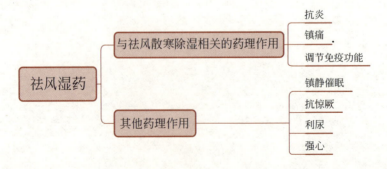

第二节 常用中药

秦 艽

【来源采集】本品为龙胆科植物秦艽 *Gentiana macrophylla* Pall.、麻花秦艽 *Gentiana straminea* Maxim.、粗茎秦艽 *Gentiana crassicaulis* Duthie ex Burk. 或小秦艽 *Gentiana dahurica* Fisch. 的干燥根。春、秋二季采挖,除去泥沙。秦艽和麻花秦艽晒软,堆置"发汗"至表面呈红黄色或灰黄色时,摊开晒干,或不经"发汗"直接晒干;小秦艽趁鲜时搓去黑皮,晒干。生用或炒用。主产于陕西、甘肃、内蒙古、四川等地。

【主要成分】秦艽主要成分为龙胆苦苷,含量为 0.2%～1.5%,在提取过程中遇氨会转变为3种生物碱,即秦艽碱甲(龙胆碱)、秦艽碱乙(龙胆次碱)和秦艽碱丙。此外,还含有挥发油和糖类等。

【性味归经】味辛、苦、平,性微寒。归胃、肝、胆经。

【功效主治】祛风湿,清湿热,止痹痛。用于风湿痹痛,筋脉拘挛,骨节酸痛,骨蒸潮热,疳积发热等。

【药理作用】

1. 与功效主治相关的药理作用

(1) 抗炎 秦艽乙醇浸出液和秦艽碱甲对二甲苯所致小鼠耳廓肿胀、甲醛和蛋清所致小鼠足跖肿胀、醋酸所致小鼠腹腔毛细血管通透性增加均有显著的抑制作用。抗炎主要有效成分为龙胆苦苷。秦艽在抗炎同时能降低大鼠肾上腺内维生素C的含量,对切除垂体或使用戊巴比妥钠的大鼠则无此作用。秦艽的抗炎作用与兴奋下丘脑-垂体-肾上腺皮质功能有关,可使促肾上腺皮质激素(ACTH)分泌增加,从而增强肾上腺皮质功能。

(2) 镇痛 秦艽水提物、醇提物和秦艽碱甲可明显抑制醋酸所致的小鼠扭体反应,减轻热板或光热刺激所致的小鼠和大鼠疼痛反应。其镇痛作用随着剂量的增加而增强,但作用持续时间短暂,与延胡索和草乌配伍可增强其镇痛作用。

(3) 免疫抑制 秦艽水煎液能明显抑制SRBC所致的小鼠迟发型超敏反应和明显降低小鼠的胸腺指数。秦艽醇提物对小鼠胸腺淋巴细胞和脾脏淋巴细胞的增殖有抑制作用。

(4) 解热、镇静 秦艽碱甲对酵母所致大鼠发热有解热作用。秦艽碱甲小剂量时(腹腔注射100～331mg/kg)对大鼠、小鼠有镇静作用,能增强戊巴比妥钠的催眠作用;但较大剂量时则有兴奋中枢作用,出现兴奋、惊厥,甚至导致麻痹死亡。

2. 其他药理作用

(1) 保肝、利胆 龙胆苦苷对于硫代乙酰胺、D-半乳糖等所致的急、慢性肝损伤模型动物可明显降低血清转氨酶水平,使肝组织的块状坏死、肿胀及脂肪变性等有不同程度的减轻。龙胆苦苷能增加大鼠胆汁分泌，促进胆囊收缩。

(2) 降压　秦艽碱甲能降低豚鼠、麻醉犬、兔的血压，能使心率减慢，并伴有心舒张不全和心输出量减少。其降压作用是直接抑制心脏的结果，与迷走神经无关。

(3) 升高血糖　秦艽碱甲能升高正常大鼠血糖，同时肝糖原显著降低，作用随剂量增加而增强。其升高血糖作用可能是通过肾上腺素的释放所引起的。

(4) 抗菌　秦艽对流感杆菌、金黄色葡萄球菌、痢疾志贺杆菌、肺炎杆菌等多种细菌及红色毛癣菌、同心性毛癣菌等皮肤真菌有不同程度的抑制作用。秦艽可明显延长甲型流感病毒感染小鼠存活天数，对肺指数、肺组织形态学都有改善作用。

(5) 利尿　秦艽水煎剂家兔灌胃给药有一定利尿作用，并能促进尿酸排泄。

综上所述，秦艽的抗炎、抑制免疫作用是其祛风湿功效的药理学基础；解热、镇静作用是其清湿热功效的药理学基础；镇痛作用是其止痹痛功效的药理学基础。

【现代应用】

(1) 风湿、类风湿性关节炎　以秦艽为主的复方如独活寄生汤，常用以治疗风湿性关节炎、类风湿性关节炎、腰腿痛等。

(2) 黄疸　以秦艽为主的复方如山茵陈丸，常用以治疗黄疸型肝炎、胆囊炎等。

【不良反应】在常规剂量内水煎服即可能有胃不适反应；剂量过大有恶心、呕吐、腹泻反应。

【注意事项】

1. 用量不宜超过 10g，超剂量使用应谨慎，且不宜久用。
2. 久痛虚羸，溲多、便滑者忌服。
3. 肾病患者不宜大剂量及长期服用。

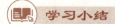
学习小结

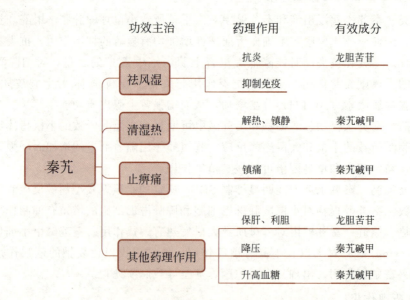

独 活

光敏药物

【来源采集】本品为伞形科植物重齿毛当归 Angelica pubescens Maxim. f. biserrata Shan et Yuan 的干燥根。春初苗刚发芽或秋末茎叶枯萎时采挖，除去须根及泥沙，炕至半干，堆置 2～3 天，发软后再炕至全干。切片，生用。主产于湖北、四川及江西等地区。

【主要成分】独活主要含有香豆素类和挥发油成分，香豆素类成分主要有东莨菪素、二氢欧山芹醇、二氢欧山芹醇乙酸酯、甲氧基欧芹酚（蛇床子素）、毛当归醇、当归醇、花椒毒素、佛手柑内酯、伞形花内酯等。

【性味归经】味辛、苦，性微温。归肾、膀胱经。

【功效主治】祛风除湿，通痹止痛。用于风寒湿痹，腰膝疼痛，少阴伏风头痛，齿痛等。

【药理作用】

1. 与功效主治相关的药理作用

（1）抗炎　独活水煎液对小鼠急性腹膜炎和耳廓肿胀有明显的抑制作用，挥发油对大鼠角叉菜胶所致足跖肿胀有明显的抑制作用。甲氧基欧芹酚是独活抗炎作用的主要有效成分。

（2）镇痛　独活水煎液对小鼠醋酸扭体的镇痛作用明显，也能提高热刺激引起的小鼠痛阈值。

（3）免疫抑制　独活对 2,4-二硝基氯苯所致的迟发型超敏反应有显著抑制作用，抑制其引起的小鼠耳廓肿胀。独活提取物可显著减少牛血清白蛋白（BSA）所致家兔急性血清病的尿蛋白排出量。

（4）镇静　独活煎剂或流浸膏均表现为镇静作用，可使小鼠、大鼠的自发活动减少，并可对抗士的宁所致蛙的惊厥作用。当归酸、伞形花内酯是独活镇静作用的主要有效成分。

（5）抑制血小板聚集、抗血栓形成　二氢欧山芹醇、二氢欧山芹醇乙酸酯、二氢欧山芹素、欧芹酚甲醚对二磷酸腺苷诱导的大鼠或家兔血小板聚集有抑制作用。可明显抑制大鼠动静脉环路及体外血栓形成，使血栓重量减轻，血栓长度缩短。

综上所述，独活的抗炎、镇痛和抑制免疫功能等作用是其祛风除湿、通痹止痛功效的药理学基础。

2. 其他药理作用

（1）对心血管系统的作用　欧芹酚甲醚具有扩张血管、降压作用；γ-氨基丁酸可对抗多种实验性心律失常、延迟室性心动过速的发生，降低室性心动过速的发生率和缩短持续时间。其降压和抗心律失常的机制与抑制血管紧张素 II 受体和 α 肾上腺素受体有关。

（2）解痉作用　独活挥发油对离体豚鼠回肠有解痉作用，可明显抑制组胺和乙酰胆碱所致肠肌痉挛，有剂量依赖性。对在体和离体大鼠子宫痉挛也有解痉作用。

（3）抗肿瘤　东莨菪素对化学物质所致大鼠乳腺肿瘤有抑制作用，花椒毒素、佛手柑内酯等对艾氏腹水癌细胞有杀灭作用。

（4）改善学习与记忆能力　独活香豆素组分、甲氧基欧芹酚可通过抑制 β-淀粉样蛋白的沉积、抗自由基损伤、减轻脑组织炎症反应等途径，提高衰老及阿尔茨海默病模型小鼠的学习与记忆能力。

【现代应用】

（1）风湿性关节炎、类风湿性关节炎　以独活为主的复方如独活寄生汤，常用于治疗风湿性关节炎、类风湿性关节炎。

（2）腰椎间盘突出症、坐骨神经痛　以独活为主的复方如独活寄生汤，常用于治疗腰椎间盘突出症、坐骨神经痛。

（3）银屑病　独活片剂配合长波紫外线照射用于治疗银屑病，也可于照射前在皮损局部外用独活软膏或酊剂。

【不良反应】香柑内酯、花椒毒素和异欧前胡素等呋喃香豆素类化合物为光活性物质，当机体受到日光或紫外线照射时可致受照处皮肤发生日光性皮炎，表现为受照射部位红肿、色素增加，甚至表皮增厚等。

【注意事项】阴虚血燥者慎服；气血虚而遍身痛及阴虚而下体痿弱者禁用。

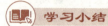学习小结

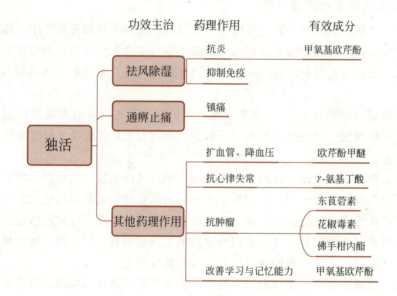

雷公藤

雷公藤多苷片的"白与黑"

【来源采集】本品为卫矛科植物雷公藤 Tripterygium wilfordii Hook. f. 干燥根。去皮切段后晒干，生用。主产于福建、浙江、安徽、河南等地区。

【主要成分】雷公藤主要含有生物碱类、二萜类、三萜类、倍半萜类等成分。生物碱类主要包括雷公藤定碱、雷公藤灵碱、雷公藤戊碱、雷公藤晋碱、雷公藤春碱等；二萜类化合物主要包括雷公藤甲素、雷公藤乙素、雷公藤丙素等；三萜内酯类主要包括雷公藤内酯甲、雷公藤红素等；倍半萜类主要包括雷公藤宁碱等。

【性味归经】味辛、苦，性寒，有大毒。归肝、肾经。

【功效主治】祛风除湿，活血通络，消肿止痛，杀虫攻毒。用于风湿痹痛，关节僵硬，屈伸不利，腰膝酸痛，皮肤瘙痒等症。

【药理作用】

1. 与功效主治相关的药理作用

（1）免疫抑制　雷公藤及其多种成分均有明显的抑制免疫功能的作用。雷公藤水煎剂、雷公藤总苷、雷公藤红素均可引起幼龄鼠胸腺萎缩，雷公藤总苷长期使用还可使成年鼠胸腺萎缩。雷公藤春碱能显著降低小鼠碳粒廓清速率、抑制网状内皮系统吞噬功能。雷公藤内酯可明显抑制抗体的产生和分泌，并抑制T细胞的活化，抑制T淋巴细胞、B淋巴细胞增殖，提高血清总补体含量，抑制小鼠IgG的形成。雷公藤甲素对单向混合淋巴细胞反应、迟发型超敏反应、T淋巴细胞亚群的影响中均表现抑制作用。雷公藤多苷治疗类风湿性关节炎，患者血清中免疫球蛋白IgM、IgA、IgG均下降，补体C3增高，γ球蛋白明显下降，对体液免疫有明显抑制作用。

（2）抗炎、镇痛　雷公藤对不同类型的急慢性炎症均有对抗作用，对炎症早期的血管通透性增加、炎症细胞趋化、前列腺素和炎症介质的产生和释放及炎症后期纤维增生等具有明显的抑制作用。雷公藤总苷和雷公藤甲素是其抗炎作用的主要有效成分。抗炎作用机制与抑制炎症介质如TNF-α、IL-6、IL-26的产生和释放，兴奋下丘脑-垂体-肾上腺皮质系统，促进肾上腺皮质激素释放有关。雷公藤流浸膏对醋酸和热刺激所致疼痛均有显著的抑制作用。

（3）对血液系统的作用　雷公藤乙酸乙酯提取物能降低佐剂关节炎大鼠全血和血浆黏度、纤维蛋白原含量，减少红细胞压积，降低血小板最大聚集率，改善血液流变学。

（4）抗菌、抗病毒、杀虫作用　雷公藤对金黄色葡萄球菌、607分枝杆菌、枯草杆菌、无核杆菌、革兰氏阴性菌、白色念珠菌等有一定抑制作用，有效成分是雷公藤红素；萨拉子酸能抑制人类免疫缺陷病毒HIV-1的复制和HIV-1重组逆转录酶协同逆转录活性；雷公藤水浸液、醇浸液及醚提物能杀虫、蛆、蝇等。

2. 其他药理作用

（1）抗生育　雷公藤制剂及其多种成分对动物的生殖系统均有影响。雄性成年大鼠灌服雷公藤多苷10mg/kg，8周后全部失去生育能力，原因在于其能降低初级精母细胞核内DNA含量，抑制精子的变形和成熟。雷公藤总苷片可使育龄女性患者月经减少甚至闭经，阴道细胞不同程度的萎缩，可致性周期不规则，子宫重量减轻。雷公藤抗生育作用具有可逆性，停止给药6~8个月后生育功能可以恢复。

（2）抗肿瘤　雷公藤甲素、雷公藤乙素和雷公藤内酯有抗肿瘤作用。雷公藤甲素和雷公藤乙素腹腔注射对小鼠淋巴细胞白血病L1210、P388及L615白细胞瘤株均有抑制作用。

【现代应用】

（1）类风湿性关节炎　雷公藤、雷公藤甲素和雷公藤多苷对类风湿性关节炎有显著治疗作用。

（2）银屑病　临床治疗银屑病，除传统的雷公藤水煎剂外，主要用雷公藤多苷片（10mg/片），一般成人用量为每日60~80mg，分3~4次口服，用于治疗脓疱型、红皮病型及关节型银屑病，也可用于寻常型银屑病的急性进行期。

（3）红斑狼疮　雷公藤对各型红斑狼疮均有明显疗效，轻型单用本药，急性合用激素则疗效更好。

（4）贝赫切特综合征　雷公藤治疗贝赫切特综合征平均疗程2个月，特点为奏效快、作用强、疗效确切，能随时停药，停药后无反跳及戒断症状，再用仍然有效。

（5）过敏性皮肤病　对多型性日光性皮炎及接触性皮炎治疗效果较好。

【不良反应】雷公藤及其制剂可引起多系统不良反应，且其毒副作用的大小与用药量呈正相关，主要的不良反应有以下几个方面：

（1）消化系统　主要表现为恶心、呕吐、腹痛、腹泻、便秘、食欲不振等胃肠道症状。

（2）生殖系统　长期连续服用可影响生殖系统，主要表现为男子生育能力下降或不育，女子出现月经紊乱、闭经等。

（3）造血系统　主要表现为白细胞、粒细胞、红细胞及全血细胞减少。

（4）神经系统　主要表现为头昏、乏力、失眠、嗜睡、复视。

此外，雷公藤的过敏反应发生率约占10%，主要为皮肤糜烂、溃疡、斑丘疹等；心血管系统的不良反应有胸闷、心悸、心律失常等；严重中毒时可出现血压急剧下降、心肌供血不足、心源性休克等。

【注意事项】

1. 有严重心血管病患者慎用。
2. 用药期间应定期检查血常规、尿常规和心、肝、肾功能，必要时停药并给予相应处理。
3. 连续用药一般不宜超过3个月。如继续用药，应由医生根据患者病情及治疗需要决定。

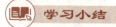

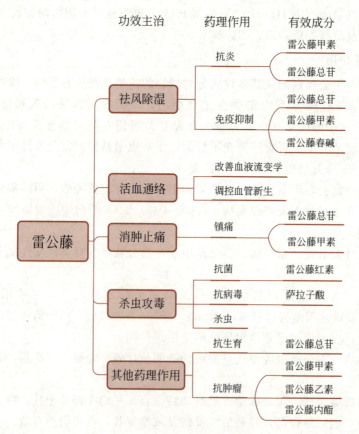

第三节 常用方剂

独活寄生汤

【出处与组成】 本方出自《备急千金要方》，由独活 9g，桑寄生、秦艽、防风、细辛、当归、白芍、川芎、熟地黄、杜仲、怀牛膝、人参、茯苓、炙甘草、肉桂等各 6g 组成。

【功效主治】 祛风湿、止痹痛、益肝肾、补气血。本方为治疗久痹而肝肾两虚，气血不足之常用方。

【用法】 上十五味，以水 1L，煮取 300mL，分 2 次服。

【药理作用】

（1）抗炎　独活寄生汤可明显抑制佐剂性关节炎大鼠足跖肿胀和毛细血管通透性增加，减轻小鼠耳廓肿胀度；对胶原诱导的关节炎模型小鼠，能显著降低关节炎指数和血清中抗Ⅱ型胶原抗体水平，同时抑制模型小鼠内源性 IL-1β 产生、提高干扰素（IFN）-γ 的水平。

（2）镇痛　醋酸扭体法和热板法研究结果表明，独活寄生汤具有显著的镇痛作用。

（3）免疫调节　给大鼠连续灌服独活寄生汤水提醇沉液，可明显增加胸腺和脾脏重量，对肾上腺重量无明显影响；增强巨噬细胞吞噬功能；独活寄生汤对 2,4-二硝基甲苯所致的小鼠迟发性皮肤过敏反应有明显抑制作用，其作用强度与氢化可的松（25mg/kg）相似。

（4）扩张血管　独活寄生汤能显著降低麻醉猫、狗脑血管阻力，增加脑血流量。

（5）改善微循环　独活寄生汤能明显增加集合毛细管管径，增加毛细血管开放数，延长肾上腺素引起血管收缩的潜伏期，对抗肾上腺素引起的毛细血管的闭合。

【临床应用】 常用于肝肾两亏、气血不足型痹证的治疗，相当于现代医学的风湿性关节炎、类风湿关节炎属于肝肾两亏、气血不足者；也常用于肝肾不足的腰腿痛的治疗，相当于现代医学的腰椎间盘突出症、膝关节骨性关节炎、坐骨神经痛、强直性脊柱炎、顽固性腰痛者属于肝肾不足者。

【使用注意】 痹证之属湿热实证者忌用。

 知识链接

雷公藤

雷公藤，最早出现在《神农本草经》中。又名黄藤根、黄药、水莽草、断肠草、菜虫药、南蛇根、三棱花、旱禾花等，从名称可知此植物有毒且毒力不弱。李时珍在《本草纲目》中说："此物有毒，食之令人迷罔，故名（莽草）。"《湖南药物志》曰："苦，大毒。"故此药多外用，内服宜慎。

近年来，对雷公藤的功效进行了深入的研究，其化合物成分丰富，至今有超过 500 种成分被提取分离出来，含生物碱、木脂素、萜类等。由于雷公藤饮片直接使用的风险较大，现在主要使用提取物如雷公藤片、雷公藤多苷片等，毒性较小，不良反应少，但有生育需求的人群不适用。此外，研究表明，雷公藤的主要成分雷公藤甲素，能够抑制 Nrf2 相关的谷胱甘肽合成通路，从而让异柠檬酸脱氢酶突变的癌细胞死于氧化应激反应，化身"靶向药"；雷公藤中提取到的雷公藤内酯酮可以作为一种潜在的非激素类男性避孕药。

思考与练习

一、单项选择题

1. 秦艽碱甲抗炎作用机理（　　）。
   A. 直接增强肾上腺皮质功能　　　　B. 增加中性白细胞游走
   C. 本身具有 ACTH 样作用　　　　　D. 稳定细胞膜减少致炎物质的释放
   E. 以上均非

2. 祛风湿药的主要药理作用不包括（　　）。
   A. 抗炎　　　　　　　　　　　　　B. 镇痛
   C. 增强机体免疫功能　　　　　　　D. 抑制机体免疫功能
   E. 调节胃肠运动

3. 秦艽升高血糖的作用机理是（　　）。
   A. 促进糖吸收　　　　　　　　　　B. 促进肾上腺素的释放
   C. 抑制糖酵解　　　　　　　　　　D. 抑制组织对糖的利用
   E. 促进糖的异生

4. 雷公藤抗肿瘤作用的成分是（　　）。
   A. 雷公藤春碱　　　　　　　　　　B. 雷公藤甲素
   C. 雷公藤晋碱　　　　　　　　　　D. 雷公藤辛碱
   E. 以上均非

5. 秦艽抗炎作用的成分主要是（　　）。
   A. 多糖类　　　B. 挥发油　　　C. 秦艽碱甲　　　D. 秦艽碱乙
   E. 秦艽碱丙

6. 雷公藤抗炎作用机理与下列哪个药作用相似？（　　）
   A. 秦艽　　　　B. 臭梧桐　　　C. 威灵仙　　　　D. 独活
   E. 以上均非

7. 秦艽临床用于治疗（　　）。
   A. 胃溃疡　　　　　　　　　　　　B. 冠心病
   C. 失眠　　　　　　　　　　　　　D. 风湿性关节炎和类风湿关节炎
   E. 以上均非

8. 独活抗炎作用的主要成分是（　　）。
   A. 东莨菪素　　　　　　　　　　　B. 二氢欧山芹醇
   C. 甲氧基欧芹酚　　　　　　　　　D. 花椒毒素
   E. 欧芹酚甲醚

9. 青风藤碱与乌头碱的镇痛作用部位在（　　）。
   A. 中枢神经系统　　　　　　　　　B. 心血管系统
   C. 内分泌系统　　　　　　　　　　D. 外周神经系统
   E. 以上均非

10. 独活中抑制血小板聚集的成分是（　　）。
    A. 二萜类化合物衍生物　　　　　　B. 总皂苷
    C. 生物碱　　　　　　　　　　　　D. 二氢欧山芹醇
    E. γ-氨基丁酸

11. 粉防己碱抗炎作用机理是（　　）。
    A. 兴奋下丘脑-垂体-肾上腺皮质功能
    B. 促进中性白细胞游走
    C. 抑制前列腺素合成
    D. 抑制中枢神经系统
    E. 以上均非

12. 雷公藤甲素抗炎作用机理是（　　）。
    A. 兴奋下丘脑-垂体-肾上腺皮质功能
    B. 促进中性白细胞游走
    C. 抑制前列腺素合成
    D. 抑制中枢神经系统
    E. 以上均非

二、问答题

1. 祛风湿药有哪些共性药理作用？
2. 常用祛风湿药抗炎作用表现有哪些？举例说明主要作用环节。
3. 分析秦艽升血糖作用的特点和作用机理。

第十章
芳香化湿药

电子课件

> **导学** >>>
> 　　本章主要介绍与芳香化湿药功效主治有关的药理作用；厚朴、广藿香、苍术及常用方剂藿香正气散的主要药理作用、临床应用、不良反应和注意事项。
>
> **学习要求** >>>
> 　　1. 掌握芳香化湿药的现代药理作用；厚朴的主要药理作用、有效成分、作用机理及现代临床应用。
> 　　2. 熟悉苍术、广藿香、藿香正气散的功效主治及药理作用。

第一节　概　述

一、芳香化湿药的概念与应用

　　凡气味芳香，性偏温燥，以化湿运脾为主要功效的药物称为芳香化湿药。

　　芳香化湿药多气芳香，味辛、苦，性温，主入脾、胃、肺经。芳香化湿药具有化湿运脾的功效，通过行气化湿、健脾助运而达到化湿醒脾、燥湿运脾的目的。芳香化湿药中温燥之性较强者，能温化寒湿，主要用于寒湿困脾证；温性较弱者或经配伍，也可用于暑湿、湿温之湿热中阻证。部分芳香化湿药还有散寒解表、祛暑除湿等作用，主要用于暑湿表证，风湿痹证，关节疼痛。代表药有苍术、广藿香、厚朴、砂仁、豆蔻、草豆蔻、草果、佩兰等，代表方有藿香正气散、平胃散、二妙散、四妙散等。

　　湿阻中焦证是指湿邪为患，脾为湿困，湿浊内阻中焦，脾胃运化失常所出现的一组证候群，临床以脘腹痞满、呕吐泛酸、大便溏薄、食少体倦、口甘多涎等为主要临床表现，与现代医学中的消化系统疾病，如急慢性胃肠炎、消化性溃疡、胃肠神经官能症、结肠炎、消化不良等疾病的症状相似。传统理论认为，湿有外湿、内湿之分。外湿多指感受外来之邪，泛指空气潮湿，人受雾露所伤，或久居湿地，涉水淋雨等，致使人体气机不畅，表现为四肢困倦、胸闷、腰酸甚至关节疼痛等；内湿多继发于其他疾病之后，或忧思气怒，情绪所伤，或肆食生冷等多种因素，致使脾胃先伤，水谷运行受阻，津气不布，困阻中焦脾胃。湿证常带有兼证，故芳香化湿药在具体应用时，需适当配伍。

芳香化湿药一般具有调整胃肠运动功能、促进消化液分泌、抗溃疡、抗病原微生物等作用，部分还兼具抗炎、抗风湿、止痛作用，并认为上述药理作用是芳香化湿药疏畅气机、宣化湿浊、健脾醒胃的药理学基础。

二、芳香化湿药的现代药理研究

（1）调整胃肠运动功能　芳香化湿药一般具有调整胃肠运动功能的作用。豆蔻能提高肠道紧张度；砂仁有促进肠管推进运动作用。对乙酰胆碱、氯化钡等引起的动物离体肠肌痉挛，厚朴、苍术、砂仁等则有程度不等的解痉作用。芳香化湿药对胃肠运动的不同影响，与机体的机能状态有关，如苍术煎剂既能对抗乙酰胆碱所致小肠痉挛，又能对抗肾上腺素所致的平滑肌抑制。

（2）促进消化液分泌　芳香化湿药一般具有促进消化液分泌的作用。厚朴、广藿香、豆蔻、草豆蔻、草果等均含有挥发油，通过刺激嗅觉、味觉感受器，或温和地刺激局部黏膜，反射性地增加消化腺分泌。挥发油为促进消化液分泌的物质基础。

（3）抗病原微生物　芳香化湿药具有不同程度的抗病原微生物作用。厚朴酚、苍术提取物、广藿香酮对金黄色葡萄球菌、溶血性链球菌、肺炎球菌、百日咳杆菌、大肠杆菌等多种病原菌具有抑制或杀灭作用，其中尤以厚朴抗菌力强、抗菌谱广。苍术对黄曲霉菌及其他致病性真菌有抑制作用。藿香的乙醚及乙醇浸出液对白色念珠菌、许兰毛癣菌、趾间及足跖毛癣菌等多种致病性真菌有抑制作用。厚朴、苍术、广藿香、砂仁、豆蔻对腮腺炎病毒、流感病毒等有抑制作用。

（4）抗溃疡　苍术、厚朴、砂仁等芳香化湿药，具有较强的抗实验性溃疡作用。抗溃疡主要作用环节包括：①增强胃黏膜保护作用：从苍术中提取的氨基己糖具有促进胃黏膜修复作用；关苍术提取物还能增加氨基己糖在胃液和黏膜中的含量；砂仁能促进胃黏膜细胞释放前列腺素，保护胃黏膜免遭其他外源性因素的损伤。②抑制胃酸分泌过多：厚朴酚能明显对抗四肽胃泌素及氨甲酰胆碱所致胃酸分泌增多；茅苍术所含 β-桉叶醇有抗 H_2 受体作用，能抑制胃酸分泌，并对抗皮质激素对胃酸分泌的刺激作用。

此外，芳香化湿药还有抗肿瘤、抗癫痫、抗帕金森病及心脑保护等作用。

综上所述，与芳香化湿药疏畅气机、宣化湿浊、健脾醒胃等功效相关的药理作用为调整胃肠运动功能、促进消化液分泌、抗病原微生物、抗溃疡等作用。

> 学习小结

1. 芳香化湿药的种类与应用

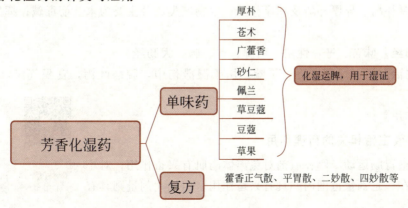

2. 芳香化湿药的功效主治与药理作用

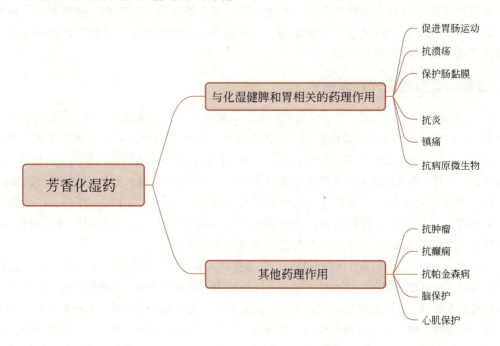

第二节
常用中药

厚　朴

【来源采集】本品为木兰科植物厚朴 *Magnolia officinalis* Rehd. et Wils. 或凹叶厚朴 *Magnolia officinalis* Rehd. et Wils. var. *biloba* Rehd. et Wils. 的干燥干皮、根皮及枝皮。生用或发汗后姜汁制用。主产于四川、湖北、浙江、江西等地。

【主要成分】厚朴主要含木脂素类、生物碱类及挥发油等成分。木脂素类成分主要为厚朴酚、四氢厚朴酚、异厚朴酚及和厚朴酚；生物碱类成分主要为木兰箭毒碱；挥发油主要为 β-桉叶醇。

【性味归经】味苦、辛，性温。归脾、胃、肺、大肠经。

【功效主治】行气燥湿，下气平喘。用于湿滞伤中，脘痞吐泻，食积气滞，腹胀便秘，痰饮喘咳。

【药理作用】

1. 与功效主治相关的药理作用

（1）调整胃肠运动　厚朴煎剂对兔离体肠肌有兴奋作用；对小鼠离体肠管在一定剂量范围内亦具有兴奋作用，但加大剂量则具有

胃酸分泌及抑制胃酸分泌作用机制

变态反应发生机制及厚朴的抗变态反应作用

抑制作用。对豚鼠离体肠管的作用与小鼠基本一致，但兴奋作用不明显，而抑制作用更明显。厚朴酚对组织胺所致十二指肠痉挛有一定的抑制作用。其有效成分为厚朴酚等木脂素类。

（2）促进消化液分泌　厚朴通过刺激嗅觉、味觉感受器，或温和地刺激局部黏膜，能反射性地增加消化腺分泌。其有效成分为挥发油。

（3）抗溃疡　生品厚朴煎剂、姜制厚朴煎剂对多种原因所致溃疡有显著抑制作用。其有效成分为厚朴酚及和厚朴酚等，抗溃疡作用机制与其抑制胃酸分泌过多有关，而此作用与其中枢性的分泌抑制作用有关。

（4）抗病原微生物　厚朴酚对革兰氏阳性菌、耐酸性菌、类酵母菌、丝状真菌、变形链球菌及乳酸杆菌均有抑制作用。对致龋齿的变形链球菌有显著的抗菌作用，能抑制该菌在牙平滑面上的附着。厚朴酚、和厚朴酚及其代谢产物四氢厚朴酚、四氢和厚朴酚，联苯环上的羟基及烯丙基可产生抗菌活性。厚朴中所含新木脂素对 Epstein-Barr 病毒激活有抑制作用。

（5）抗炎、镇痛　厚朴乙醇提取物对醋酸引起的小鼠腹腔毛细血管通透性升高、二甲苯所致耳廓肿胀、角叉菜胶引起的足肿胀均有明显的抑制作用。对小鼠醋酸所致扭体反应及热痛刺激甩尾反应也呈现抑制作用。其有效成分为厚朴酚、和厚朴酚等木脂素类物质。

（6）抗变态反应　厚朴酚、和厚朴酚能抑制 lgE 抗原复合物引起被动皮肤过敏反应，抑制 lgE 引起的过敏性疾病。厚朴酚、和厚朴酚也能抑制肥大细胞组胺释放，厚朴酚的作用强于和厚朴酚。

（7）平喘　厚朴总酚和生物碱通过减少细胞内钙离子含量，产生舒张支气管平滑肌作用。厚朴酚对钙离子的影响可能与激活气管平滑肌细胞大电导钙激活钾通道（BKCa）有关。

2. 其他药理作用

（1）中枢抑制和肌肉松弛　厚朴酚、和厚朴酚及厚朴乙醚提取物有明显的中枢抑制作用，可明显减少自主活动，对抗甲基苯丙胺或阿扑吗啡所致的中枢兴奋。厚朴提取物对脑干网状结构激活系统及丘脑下前部的觉醒中枢有抑制作用。厚朴酚能显著抑制中枢兴奋性氨基酸谷氨酸的作用而产生脊髓抑制。厚朴碱静脉注射能阻断动物神经运动终板的传递，使横纹肌松弛，且无快速耐受现象，新斯的明可对抗其肌松反应。此作用与静脉注射筒箭毒碱相似，可能属非去极化型骨骼肌松弛剂。

（2）保肝　厚朴酚对急性实验性肝损伤，具有降血清 AST 和 ALT 作用。厚朴酚能对抗免疫性肝纤维化损伤，能明显防止肝纤维化及肝硬变的形成；同时，厚朴酚能提高免疫性肝纤维化大鼠血浆 SOD 活性，降低 LPO 含量。

（3）抑制血小板聚集　厚朴能明显抑制胶原、花生四烯酸所诱导的家兔富血小板血浆的聚集，并抑制 ATP 释放。其有效成分为厚朴酚与和厚朴酚。其抑制作用与抑制血栓烷 B_2（TXB_2）的合成及细胞内的 Ca^{2+} 流动有关。

（4）降压　低于肌松剂量的厚朴碱注射给药有明显的降低血压作用，这一作用不能被抗组胺药异丙嗪所对抗，表明并非由于组织胺释放所致。

【现代应用】

（1）胃肠道疾病　以厚朴为主的复方如平胃散、厚朴汤、枳实消痞丸、三物厚朴汤，常用于治疗湿阻中焦证及胃肠气滞证，相当于现代医学的胃肠功能低下、消化不良、消化性溃疡或细菌性痢疾等。

(2) 咳喘 以厚朴为主的复方如半夏厚朴汤,用于肺气壅逆之喘咳证,相当于现代医学的各种原因引起的咳喘属于肺气壅逆者。

【不良反应】小鼠腹腔注射最大耐受剂量为临床用量的150倍。生厚朴对家兔眼刺激性较强,对豚鼠破损皮肤具有轻度刺激性,姜制后刺激性明显降低。

【注意事项】气虚、津伤血枯者及孕妇慎用。

学习小结

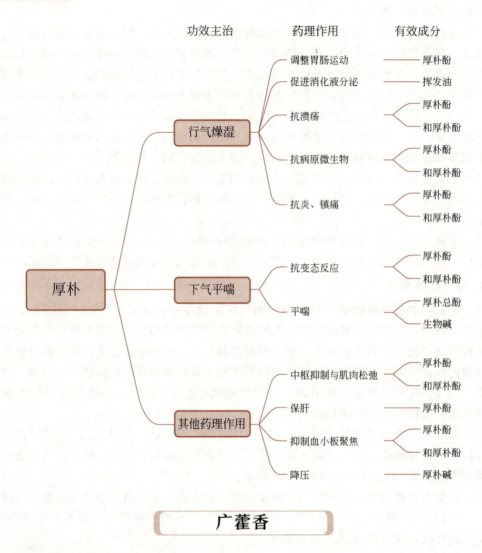

广藿香

【来源采集】本品为唇形科植物广藿香 Pogostemon cablin (Blanco) Benth. 的干燥地上部分。生用。主产于广东、海南等地,台湾、广西、云南等地也有栽培。

【主要成分】广藿香主要含挥发油,约1.5%,油中主要成分是广藿香醇,占52%～57%,以及广藿香酮、百秋里醇。其他成分有苯甲醛、丁香油酚、桂皮醛、广藿香吡啶等。

【性味归经】味辛,性微温。归脾、胃、肺经。

【功效主治】芳香化浊,和中止呕,发表解暑。用于湿浊中阻,脘痞呕吐,暑湿表证,发热倦怠,胸闷不舒,寒湿闭暑,腹痛吐泻,鼻渊头痛。

【药理作用】

1. 与功效相关的主要药理作用

（1）促进胃液分泌　广藿香可刺激胃黏膜，促进胃液分泌，增强消化能力。广藿香水溶性成分能增加胃酸分泌，提高胃蛋白酶活性。挥发油是其物质基础。

（2）调整胃肠运动　广藿香水提物、去油水提物和挥发油均可抑制离体兔肠的痉挛性收缩，以挥发油的抑制作用最强；在整体实验中，水提物和去油水提物均减慢胃排空，抑制小鼠肠推进运动。藿香挥发油可以协同番泻叶引起的腹泻；水提物和去油水提物能减少番泻叶引起的腹泻。

（3）抗病原微生物　广藿香酮体外可明显抑制金黄色葡萄球菌、肺炎双球菌、溶血性链球菌等多种病原菌；广藿香黄酮类物质有抗病毒作用，可抑制消化道、上呼吸道鼻病毒生长繁殖。广藿香酮、广藿香醇及黄酮类成分对钩端螺旋体有低浓度抑制和高浓度杀灭作用。

2. 其他药理作用

细胞毒活性　广藿香二萜类成分具有细胞毒活性，此类成分衍生物也具有类似活性。

【临床应用】

（1）胃肠功能低下　以广藿香为主的复方如藿朴夏苓汤，常用于治疗消化不良、胃肠功能低下等属于湿浊中阻者。

（2）胃肠感冒　以广藿香为主的复方如藿香正气散，用于治疗胃肠感冒。

（3）呕吐　以广藿香为主的复方（配伍丁香、半夏、黄连、竹茹等）常用于治疗各种呕吐。

【不良反应】久服或大量服用，易伐胃、伤阴、耗气。且偶尔引起过敏性皮炎，甚至休克反应。

【注意事项】

1. 不宜久服或过量服用。
2. 使用含广藿香的药物需注意过敏史，如发现过敏立即停药，对症治疗。

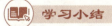

学习小结

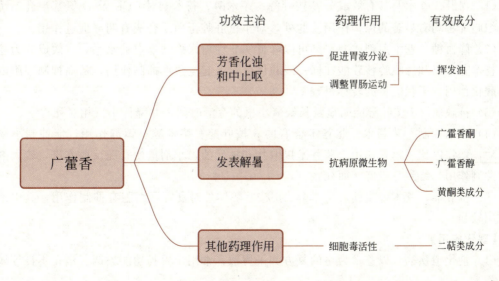

苍 术

【来源采集】本品为菊科植物茅苍术 Atractylodes lancea (Thunb.) DC. 或北苍术 Atractylodes chinensis (DC.) Koidz. 的干燥根茎。一般生用。毛苍术主产于江苏、湖北、河南、安徽、浙江等地，北苍术主产于华北及西北地区。

【主要成分】苍术主要含有挥发油，挥发油含量为5%～9%。北苍术根茎含挥发油3%～5%，挥发油主要成分为苍术醇，为β-桉叶醇和茅术醇的混合物；此外，还含有苍术酮、苍术素等。

【性味归经】味辛、苦，性温。归脾、胃、肝经。

【功效主治】健脾燥湿，祛风散寒。用于湿阻中焦，脘腹胀满，泄泻，水肿，脚气痿躄，风湿痹痛，风寒感冒。

【药理作用】

1. 与功效相关的主要药理作用

（1）调整胃肠运动　苍术煎剂、丙酮提取物、β-桉叶醇及茅术醇能明显缓解实验动物离体和在体小肠痉挛收缩，对番泻叶煎剂所制"脾虚泄泻"模型大鼠的小肠推进运动亢进有明显对抗作用。β-桉叶醇及茅术醇对正常大鼠胃平滑肌、小肠运动有兴奋作用。

（2）抗溃疡　苍术有较强的抗溃疡作用。茅苍术及北苍术对多种原因引起的溃疡有较强的抑制作用，能显著抑制胃液量、总酸度、总消化能力及胃黏膜损害。有效成分为β-桉叶醇及茅术醇。抗溃疡作用机理包括：①抑制胃酸分泌，β-桉叶醇有抗 H_2 受体作用。②增强胃黏膜保护作用，使胃黏膜组织血流量增加，促进胃黏膜修复作用；增加氨基己糖在胃液和黏膜中的含量，从而增强胃黏膜保护作用。

（3）抑菌　苍术提取物具有消除耐药福氏志贺菌 R 质粒的作用，能降低细菌耐药性的产生。

（4）抗炎　苍术醇提取物有抗炎及免疫调节作用，对抗二甲苯引起的耳肿及角叉菜胶引起的足跖肿胀。酚类和聚乙炔类化合物具有抗炎活性。

2. 其他药理作用

（1）保肝　苍术及其有效成分β-桉叶醇、茅术醇、苍术酮对 CCl_4 及 D-氨基半乳糖诱发的肝细胞损害均有显著的保护作用。此外，对小鼠肝脏蛋白质合成有明显促进作用。

（2）降血糖　苍术煎剂或醇浸剂可以降低实验性糖尿病动物血糖水平，有效成分为苍术苷。苍术苷可以和腺嘌呤核苷酸在同一线粒体受点上起竞争性抑制作用，从而抑制细胞内氧化磷酸化作用，干扰能量的转移过程。

（3）抗缺氧　β-桉叶醇能明显延长缺氧小鼠的存活时间，并降低小鼠相对死亡率。

（4）中枢抑制　茅苍术、北苍术合有的β-桉叶醇、茅术醇有镇静作用，能抑制小鼠自发活动，增强巴比妥睡眠作用。茅苍术提取物和挥发油，小剂量使脊髓反射亢进，较大剂量则呈抑制作用，终致呼吸麻痹而死亡。

（5）抗肿瘤　苍术挥发油、茅术醇、β-桉叶醇体外对食管癌细胞有抑制作用，其中茅术醇作用较强。

【现代应用】

（1）消化道疾病　以苍术为主的复方如平胃散，常用于胃肠功能失调、消化不良等属于湿浊中阻者。

（2）风湿性关节炎、类风湿关节炎　以苍术为主的复方如二妙散、四妙散，常用于治疗风湿性关节炎、类风湿关节炎属于热痹者。

（3）感冒（风寒夹湿型）　以苍术为主的复方（如与羌活、防风、白芷等辛温解表药配伍）常用于治疗感冒属于风寒夹湿者。

【不良反应】苍术挥发油有一定毒性，LD_{50} 为 2245.87mg/kg。

【注意事项】

1. 苍术苦温燥烈，易伤阴损液，多服容易加重体虚瘦弱、阴虚内热者的病情。
2. 妇女产后不宜大量服用苍术。
3. 苍术挥发油小剂量有镇静作用，同时使脊髓反射亢进；较大剂量则呈抑制作用，并可致呼吸麻痹而死亡。

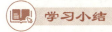学习小结

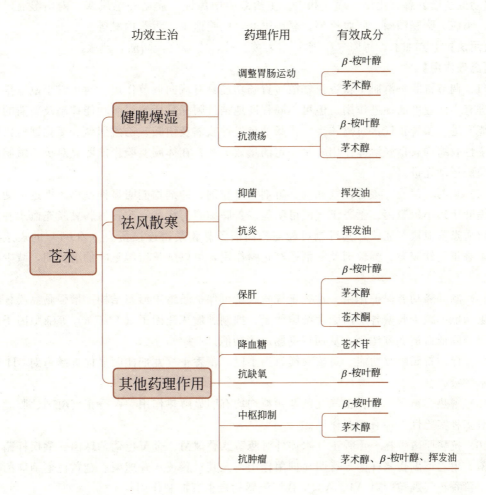

第三节 常用方剂

藿香正气散

【出处与组成】本方出自《太平惠民和剂局方》。由藿香 90g，大腹皮 30g，白芷 30g，紫苏 30g，茯苓 30g，半夏曲 60g，白术 60g，陈皮 60g，姜厚朴 60g，桔梗 60g，炙甘草 75g 组成。

【功效主治】解表化湿，理气和中。主治湿阻中焦证，症见外感风寒，内伤湿滞，发热恶寒，头痛，胸膈满闷，脘腹疼痛，恶心呕吐，肠鸣泄泻，舌苔白腻等。

【用法】上方细末，每服 6g，水一盏，姜三片，枣一枚，同煎，热服。

【药理作用】

(1) 调节胃肠平滑肌　藿香正气散对胃肠功能具有双向调节作用：对正常小鼠胃排空和肠推进有不同程度的促进作用，但可不同程度地拮抗阿托品所致胃肠功能抑制及新斯的明所致功能亢进。藿香正气水对离体十二指肠的自发性收缩及组胺、乙酰胆碱、氯化钡所致的回肠痉挛性收缩均有良好解痉作用，呈一定的量效关系；在体肠实验也能明显对抗乙酰胆碱所致家兔肠运动亢进。

(2) 止泻、镇吐　藿香正气丸剂、酊剂、颗粒剂、冲剂均能明显抑制小肠推进运动，抑制番泻叶所致小鼠腹泻。藿香正气液可明显改善脾虚腹泻症状，改善胃肠黏膜充血水肿、胃黏膜出血点及血块等症状，其机制可能与提高回肠黏膜紧密连接蛋白（ZO-1）的表达量有关。藿香正气软胶囊、颗粒剂及丸剂还有止呕作用，可以延长家鸽呕吐的潜伏期，减少呕吐次数。

(3) 肠屏障功能保护作用　藿香正气软胶囊可保护肠组织形态结构，增强肠黏膜杯状细胞分泌功能，减少肠壁各层内肥大细胞数量，抑制肿瘤坏死因子（TNF-α）等细胞因子的释放，显著降低血清 NO 浓度，从而提高肠屏障功能。

(4) 促进胃肠吸收功能　对硫酸镁致泻小鼠，藿香正气丸剂能明显促进肠道对 3H-葡萄糖和水的吸收。

(5) 解热、镇痛　藿香正气丸剂及颗粒剂均有明显解热作用。藿香正气酊剂、胶囊、口服液对多种实验性疼痛有抑制作用。

(6) 抗病原微生物　藿香正气水体外对藤黄八叠球菌、金黄色葡萄球菌、痢疾杆菌、沙门氏菌、甲乙型副伤寒杆菌等有明显抑菌作用，尤其对藤黄八叠球菌、金黄色葡萄球菌作用较强。藿香正气颗粒剂对 A1、A3 及 B 型流感病毒也有抑制作用。

(7) 调节免疫功能　藿香正气丸能提高腹泻模型小鼠外周血淋巴细胞 3H-胸腺嘧啶核苷（3H-TdR）掺入量。藿香正气散能改善湿困脾胃型亚健康模型大鼠一般体征，增加自发活动次数，增加脾脏、胸腺脏器系数。藿香正气水能抑制大鼠被动变态反应，稳定肥大细胞膜，有抗过敏作用。

【临床应用】 藿香正气散常用于治疗急慢性胃肠炎、胃肠神经官能症、消化不良、胃肠型感冒等属于湿阻中焦者。藿香正气散常用于治疗老年性胃胀腹泻，有效。

【使用注意】

1. 本方为辛香温燥之剂，如内热较盛者以及阴虚火旺体内无湿邪者切不要服用本方。
2. 藿香正气散汤剂，宜趁热服用，切不可冷服，以防伤胃。

 知识链接

藿香正气水的正确使用

藿香正气水是夏天常用的中药制剂，也是许多家庭的常备药，那么藿香正气水如何正确使用呢？

有过敏性体质者使用本品需注意过敏现象，主要表现为皮肤瘙痒、皮疹，还可能引起支气管哮喘。这是因为藿香正气水中含的广藿香油和紫苏叶油都属于挥发性物质，非常容易造成超敏反应。

此外，藿香正气水在生产制造过程中选用乙醇作为溶剂，酒精浓度常达到40%～50%，因此，一些对乙醇较为敏感的患者服食藿香正气水后有可能出现喝醉的主要表现。也有临床报道服食藿香正气水后会出现心跳过速、反射性肠梗阻及紫癜等状况，但发生的概率较低。

尽管藿香正气水归属于非处方药品，能够在药房自主选购，但还要留意用药安全的问题。

 思考与练习

一、单项选择题

1. 芳香化湿药的健胃祛风功效与下列哪项药理作用有关？（ ）
   A. 抑制胃液分泌　　　　　　　　B. 刺激或调整胃肠运动功能
   C. 抗菌　　　　　　　　　　　　D. 降血压
   E. 镇痛

2. 厚朴促进消化液分泌作用的主要成分是（ ）。
   A. 挥发油　　B. 异厚朴酚　　C. 和厚朴酚　　D. 厚朴酚
   E. 四氢厚朴酚

3. 茅苍术所含 β-桉叶醇抑制胃酸分泌的作用机理是（ ）。
   A. 阻断胃壁细胞 M 受体　　　　　B. 阻断胃壁细胞 H_2 受体
   C. 直接松弛胃平滑肌　　　　　　D. 兴奋胃壁细胞 α 受体
   E. 以上均非

4. 下列哪项是苍术的药理作用？（ ）
   A. 抗溃疡　　　　　　　　　　　B. 抗心律失常
   C. 抗休克　　　　　　　　　　　D. 利尿
   E. 中枢兴奋

5. 广藿香促进胃液分泌作用的成分是（ ）。
   A. 挥发油　　B. 苯甲醛　　C. 丁香油酚　　D. 桂皮醛

E. 广藿香吡啶

6. 下列除哪项外，均是与厚朴燥湿、消积、行气功效相关的药理作用？（ ）
   A. 调整胃肠运动　　　　　　　　B. 促进消化液分泌
   C. 抗溃疡　　　　　　　　　　　D. 保肝
   E. 肌肉松弛

7. 厚朴对胃肠运动的影响与剂量有关，表现在（ ）。
   A. 小剂量、大剂量均兴奋　　　　B. 小剂量兴奋，大剂量抑制
   C. 小剂量、大剂量均抑制　　　　D. 小剂量抑制，大剂量兴奋
   E. 以上均非

8. 芳香化湿药的药理作用多与所含挥发油有关，因此入药需（ ）。
   A. 久煎　　　　B. 先煎　　　　C. 不宜久煎　　　　D. 后下
   E. 不宜混煎

9. 具有中枢性肌肉松弛作用的成分是（ ）。
   A. 厚朴酚　　　　　　　　　　　B. β-桉叶醇
   C. 厚朴碱　　　　　　　　　　　D. 苍术酮
   E. 丁香油酚

10. 具有非去极型肌肉松弛作用的成分是（ ）。
    A. 厚朴酚　　　　　　　　　　　B. β-桉叶醇
    C. 厚朴碱　　　　　　　　　　　D. 苍术酮
    E. 丁香油酚

11. 苍术所含挥发油具有（ ）药理作用。
    A. 抗溃疡　　　　B. 保肝　　　　C. 抗肿瘤　　　　D. 促进骨骼钙化
    E. 促进消化液分泌

12. 厚朴、广藿香共有的药理作用是（ ）。
    A. 抗溃疡　　　　B. 保肝　　　　C. 抗肿瘤　　　　D. 促进骨骼钙化
    E. 促进消化液分泌

二、问答题

1. 举例说明厚朴对胃肠运动的影响与剂量有关。
2. 试述与芳香化湿药疏畅气机、宣化湿浊、健脾醒胃功效相关的药理作用。
3. 简述芳香化湿药的主要药理作用。

第十一章
利水渗湿药

电子课件

> **导学** ▶▶▶
>
> 　　本章主要介绍利水渗湿药功效主治有关的药理作用；常用单味药茯苓、猪苓、泽泻、茵陈、薏苡仁及常用方剂茵陈蒿汤的主要药理作用、有效成分、临床应用及注意事项等。
>
> **学习要求** ▶▶▶
>
> 　　1. 掌握利水渗湿药的现代药理作用；茯苓、泽泻的主要药理作用、有效成分、作用机理及现代临床应用。
> 　　2. 熟悉猪苓、茵陈的主要药理作用、有效成分及现代临床应用。
> 　　3. 了解薏苡仁的主要药理作用、有效成分及现代临床应用。

第一节　概　述

一、利水渗湿药的概念与应用

　　凡以通利水道、渗泄水湿为主要功效，治疗水湿内停所致各种病证的药物，称为利水渗湿药。水湿内停的临床表现有小便不利、水肿、淋证、黄疸等。

　　本类药物味多甘淡，主入膀胱、脾、肾经，作用趋向偏于下行。通过甘淡渗利、苦寒降泻，使小便通畅，尿量增加，使停滞于体内的水湿之邪从小便排出，而达到消肿、解除小便淋漓涩痛、退黄等目的。部分利水渗湿药还有健脾、宁心安神、除痹、解毒消肿等作用。利水渗湿药分为以下三类：利水消肿药，常用药有茯苓、猪苓、泽泻，代表方有五苓散、猪苓汤、苓桂术甘汤等；利尿通淋药，常用药有车前子、滑石、木通等，代表方有八正散、通草饮子；利湿退黄药，常用药有茵陈、金钱草、虎杖等，代表方有茵陈蒿汤、茵陈五苓散。

　　水湿内停证主要由于脾、肾、肺、膀胱以及三焦等功能失调所致。中医认为，肺失通调、脾失转输、肾失开合、膀胱气化不利而致水湿内停。湿邪与热邪夹杂熏蒸，或发为淋证，以小便频急、滴沥不尽、尿道涩痛、小腹拘急、痛引腰腹为主要临床表现；或蕴而发黄，导致黄疸。临床表现与现代医学的泌尿系统疾病（如泌尿系感染、泌尿系结石等）、消化系统功能障碍（如黄疸性肝炎等）、多种器官功能衰减（如心功能不全、肾病、肝病所致的水肿）症状相似，也与一些感染性疾病及其病理渗出物有关。利水渗湿药一般均具有利尿、利胆保肝、抗病原微生物、镇痛、抗炎等药理作用，并认为上述药理作用是利水渗湿药利水消肿、利尿通淋、利湿退黄的药理学基础。

二、利水渗湿药的现代药理研究

（1）利尿　利水渗湿药中的大多数药物如茯苓、猪苓、泽泻、玉米须、半边莲、车前子、通草、木通、萹蓄、瞿麦、金钱草、茵陈等均具有不同程度的利尿作用。其中猪苓、泽泻的利尿作用较强。不同的药物利尿作用机理不尽相同，例如：猪苓、泽泻抑制肾小管对钠离子的重吸收；茯苓素抗醛固酮；泽泻增加心钠素（ANF）的含量等。影响利水渗湿药物利尿作用的因素较多，如药物的采收季节、炮制方法、实验动物的种类、给药途径等。

（2）抗病原微生物　利水渗湿药大多数具有抗病原微生物作用。例如：茯苓、猪苓、茵陈、金钱草、木通、萹蓄、半边莲等具有抗菌作用；茵陈对杆菌及球菌有抑制作用；车前子、茵陈、地肤子、萹蓄、木通等具有抗真菌作用；车前子及茵陈对钩端螺旋体有抑制作用。

（3）利胆保肝　利水渗湿药多数都有利胆保肝作用。茵陈、半边莲、金钱草、玉米须以及茵陈汤、茵陈五苓散等均有利胆作用，通过扩张奥狄氏括约肌，促进胆汁中固体物、胆酸及胆红素的排出，茵陈及其复方作用尤为明显。泽泻能改善肝脏脂肪代谢，具有抗脂肪肝作用。茵陈能减轻四氯化碳（CCl_4）致大鼠肝纤维化模型的肝细胞损伤，改善肝功能。五苓散能促进乙醇在体内氧化，加速乙醇消除，防止乙醇导致的肝损害并防止脂肪肝的形成。

（4）对免疫功能的影响　茯苓多糖能促进正常小鼠及荷瘤小鼠的巨噬细胞吞噬功能，提高非特异性免疫功能；能增强细胞免疫，使玫瑰花结形成率及淋巴细胞转化率上升，还能促进抗体形成，增强体液免疫功能。泽泻能抑制迟发型超敏反应，增强细胞免疫功能。

（5）抗肿瘤　茯苓多糖、茯苓素及茵陈均有抗肿瘤作用，能抑制多种动物移植性肿瘤的生长。

此外，利水渗湿药还具有降血糖、降血脂、降血压及抗炎等作用。

综上所述，与利水渗湿药的利水消肿、利尿通淋、利湿退黄等功效相关的药理作用为利尿、抗病原微生物、利胆保肝、增强免疫功能等作用。

学习小结

1. 利水渗湿药的分类与应用

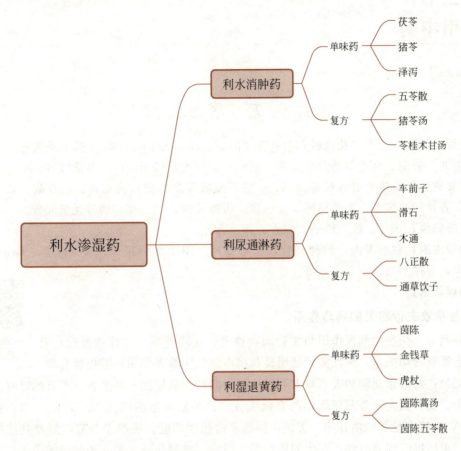

2. 利水渗湿药的功效主治与药理作用

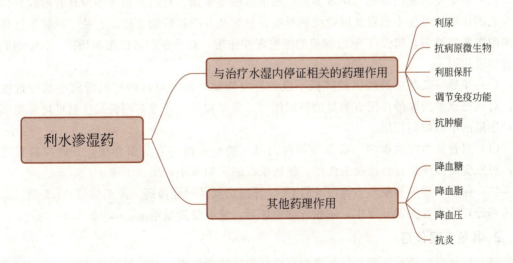

第二节 常用中药

茯 苓

【来源采集】本品为多孔菌科真菌茯苓 Poria cocos（Schw.）Wolf 的干燥菌核。主产于安徽、湖北、云南、河南等地，以安徽、湖北产量较大，以云南所产品质较佳。

【主要成分】菌核主要含茯苓多糖、β-茯苓聚糖等多糖类；茯苓素、茯苓酸、块苓酸等三萜类；各种脂肪酸类、麦角甾醇、蛋白质、甾醇及钾、钠、镁、磷等无机元素。

【性味归经】味甘、淡，性平。归心、脾、肾经。

【功效主治】利水渗湿，健脾和胃，宁心安神。用于水肿尿少，痰饮眩悸，脾虚食少，便溏泄泻，心神不安，惊悸失眠等。

【药理作用】

1. 与功效主治相关的药理作用

（1）利尿　茯苓的利尿作用与实验动物种属、实验类型（急性或慢性）及生理状态等有密切关系。慢性实验能明显利尿而急性实验无作用；醇提物有效，水提物无效；对健康动物和人不具有利尿作用，但可明显增加水肿患者（严重的肾炎及心脏病）尿量。茯苓素是茯苓利尿作用的有效成分。茯苓素对细胞膜上 Na^+，K^+-ATP 酶和细胞中总 ATP 酶有显著激活作用，促进机体的水盐代谢功能；茯苓素和醛固酮及其拮抗剂结构相似，可拮抗醛固酮活性，产生利尿作用。因此，推测茯苓素是一种醛固酮受体拮抗剂。

（2）对免疫功能的影响　茯苓多糖、羧甲基茯苓多糖、羟乙基茯苓多糖具有增强机体免疫功能的作用。可使小鼠腹腔巨噬细胞吞噬百分率及吞噬指数明显增加，使小鼠脾脏抗体分泌细胞数明显增多，增强 T 淋巴细胞的细胞毒性作用，对小鼠脾淋巴细胞增殖、NK 细胞活性有促进作用。

（3）镇静　茯苓煎剂能明显降低小鼠的自发活动，并能对抗咖啡因所致小鼠的过度兴奋；对戊巴比妥的麻醉作用有明显的协同作用。新型羧甲基茯苓多糖腹腔注射可增强硫喷妥钠对小鼠的中枢抑制作用。

（4）对胃肠功能的影响　茯苓浸剂对大鼠实验性胃溃疡有防治作用，并能抑制胃液分泌；对家兔离体肠肌有直接松弛作用，使肠肌收缩振幅减小，张力下降。

（5）保肝　羧甲基茯苓多糖可减轻 CCl_4 肝损伤及其代谢障碍，降低血清 ALT 活性；可加速部分切除肝脏大鼠肝再生，防止肝细胞坏死，使肝脏重量增加。

2. 其他药理作用

（1）抗肿瘤　茯苓多糖与茯苓素均有明显的抗肿瘤作用，对生长迟缓的移植性肿瘤作用尤为显著。对小鼠肉瘤 S180、艾氏腹水癌、L1210、人白血病细胞系 HL-60 及小鼠 Lewis

尿液的生成过程

肺癌均有抑制作用。抗肿瘤作用机制一方面是通过增强机体免疫功能，激活免疫监视系统；另一方面是直接细胞毒作用。

（2）对心血管系统的作用 在土拨鼠、蟾蜍和食用蛙离体心脏的灌流实验中，茯苓的水提取物、乙醇提取物、乙醚提取物均能使心肌收缩力加强，心率增快。

（3）抗炎 新型羧甲基茯苓多糖对大鼠佐剂性关节炎或继发性炎症有较强的抑制作用，同时能改善炎症大鼠的全身症状。

（4）抗病原微生物 茯苓煎剂有明显的抗菌（金黄色葡萄球菌、结核杆菌及变形杆菌）、抗病毒作用，还可杀灭钩端螺旋体。

综上所述，与茯苓利水渗湿功效相关的主要是利尿作用；与健脾和胃相关的主要是增强免疫、保肝等作用；与宁心安神相关的主要是镇静作用。

【现代应用】

（1）水肿 以茯苓为主的复方如五苓散、真武汤，常用于治疗心源性水肿、肾炎水肿及非特异性水肿属于水湿内停者。

（2）消化系统疾病 以茯苓为主的复方如参苓白术散、四君子汤、香砂六君子汤，常用于治疗食少纳呆、痰饮、泄泻，相当于现代医学的多种消化系统疾病。

（3）心悸、失眠 以茯苓为主的复方如归脾汤、安神定志丸，常用于治疗心悸、失眠等。

【不良反应】皮肤出现红色丘疹，皮疹。

【注意事项】气虚、津伤血枯者及孕妇慎用。

学习小结

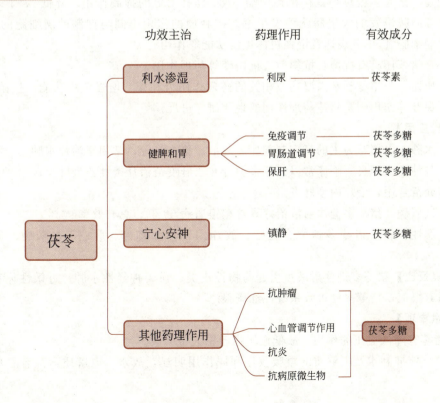

猪　苓

【来源采集】 本品为多孔菌科真菌猪苓 *Polyporus umbellatus*（Pers.）Fries 的干燥菌核。春、秋二季采挖，除去泥沙，干燥。

【主要成分】 猪苓主要含有猪苓多糖、猪苓酸 A、猪苓酸 C、麦角甾醇等成分。

【性味归经】 味甘、淡，性平。归肾、膀胱经。

【功效主治】 利水渗湿。用于小便不利，水肿，泄泻，淋浊，带下。

【药理作用】

1. 与功效主治相关的药理作用

（1）利尿　猪苓煎剂对健康人及家兔均可产生利尿作用。其利尿作用机制主要与抑制肾小管对水及电解质，特别是钠、钾、氯的重吸收有关。乙醇提取物中分离出的麦角甾醇、麦角酰胺和甘露聚糖均有较强的利尿活性。

（2）对免疫功能的影响　猪苓多糖能明显提高小鼠的肝脏、脾脏、胸腺重量指数，增加免疫器官重量。猪苓多糖能显著增强小鼠 T 细胞对刀豆蛋白（Con A）的增殖反应，增强细胞毒 T 细胞（CTL）对靶细胞的杀伤活力，也能增强 B 细胞对细菌脂多糖（LPS）的增殖反应，促进 B 细胞的有丝分裂。

（3）保肝　猪苓多糖能减轻 CCl_4 及 D-半乳糖胺对小鼠肝脏损伤作用，能减轻肝组织病理损伤，降低血清谷丙转氨酶活力，防止肝 6 磷酸葡萄糖磷酸酶和结合磷酸酯活力降低。

2. 其他药理作用

抗肿瘤　猪苓多糖对小鼠移植性肉瘤 S180 具有明显的抑制作用，降低 N-丁基-N（4-羟丁基）亚硝胺诱发的大鼠膀胱癌发生率。抗肿瘤的作用机制与抑制肿瘤细胞的 DNA 合成、激活瘤细胞 TNF-α 表达及增强机体免疫功能等作用有关。

此外，猪苓还具有抗菌、抗辐射、抗诱变等药理作用。

综上所述，与猪苓利水渗湿功效相关的药理作用为利尿、增强免疫功能、抗菌等作用。抗肿瘤、保肝等作用则是猪苓药理作用的现代研究进展。

【现代应用】

（1）水肿　以猪苓为主的复方制剂如五苓散、猪苓汤等，常用于治疗水肿。

（2）各种类型肝炎　临床常以猪苓多糖合并乙肝疫苗治疗慢性乙型肝炎；猪苓多糖与干扰素或卡介苗合用，治疗丙型肝炎。

（3）银屑病　猪苓多糖注射液治疗寻常型银屑病 59 例，总有效率 90%。

（4）恶性肿瘤　猪苓多糖配合化疗、放疗用于治疗肺癌、肝癌、鼻咽癌、急性白血病等。

【不良反应】 猪苓多糖注射液可引起药物性皮炎、血管神经性水肿、过敏性休克等过敏反应。另有报道，猪苓多糖可致系统性红斑狼疮。

【注意事项】

1. 猪苓有降低血压的作用，故低血压症者忌大量久服。

2. 猪苓能抑制水及电解质的重吸收，利尿作用明显，故水、电解质紊乱者忌单味药大量服用。

学习小结

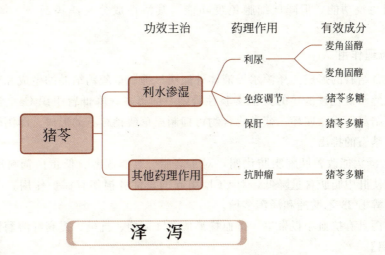

泽 泻

泽泻降脂丸

【来源采集】本品为泽泻科植物 *Alisma orientalis*（Sam.）Juzep. 的干燥块茎。生用或制用。主产于福建、广东、广西、四川等地。

【主要成分】泽泻主要成分有属于三萜类化合物的泽泻醇 A、泽泻醇 B、泽泻醇 C 及它们的相应衍生物醋酸酯；属倍半萜化合物的泽泻醇、环氧泽泻烯。此外，还含少量挥发油、生物碱、多种脂肪酸等。

【性味归经】味甘、淡，性寒。归肾、膀胱经。

【功效主治】利水渗湿，泄热，化浊降脂。用于水肿，小便不利，泄泻，淋浊，带下及痰饮等。

【药理作用】

1. 与功效相关的主要药理作用

（1）利尿 泽泻利尿作用的强弱与药材的采集时间、药用部位、炮制方法及实验动物的种属有关。冬天采集者（正品泽泻）作用最强，春天采集者作用稍差；生用、酒炙、麸炙者有利尿作用，而盐炙者无利尿作用，但在五苓散中泽泻不论生用或盐炙其利尿强度均相同。健康人口服泽泻煎剂尿量、氯化钠及尿素的排出增加；家兔灌服煎剂利尿效果极弱，腹腔注射泽泻浸膏液则有利尿作用。小鼠皮下注射泽泻醇 A 醋酸酯能增加尿液中 K^+ 的分泌量，但灌服同样剂量无效。泽泻醇 B 和泽泻醇 A-24-醋酸酯是泽泻利尿的有效成分。泽泻的利尿作用机制包括：①直接作用于肾小管的集合管，抑制 K^+ 的分泌，同时抑制 Na^+ 的重吸收；②增加血浆心钠素的含量；③抑制肾脏 Na^+，K^+-ATP 酶的活性，减少 Na^+ 重吸收等。

（2）降血脂及抗动脉粥样硬化 泽泻醇 A 及泽泻醇 A、泽泻醇 B、泽泻醇 C 的醋酸酯可明显降低实验性高胆固醇血症家兔或大鼠的血清胆固醇、低密度脂蛋白（LDL）和甘油三酯，升高高密度脂蛋白（HDL）；可明显抑制实验性动脉粥样硬化家兔主动脉内膜斑块的生成。其作用机制在于：提高血中 HDL-C 的含量及其与 TG 的比值，使胆固醇转运至肝脏代谢和排泄；预防 LDL 对内皮细胞的损伤作用；竞争细胞表面受体，抑制 LDL 进入内皮细胞从而抑制胆固醇的合成。

（3）免疫抑制　泽泻水煎剂可抑制小鼠碳粒廓清指数及2,4-二硝基氯苯所致的接触性皮炎，而对血清抗体含量及大鼠肾上腺内抗坏血酸的含量无显著影响。这表明泽泻不影响机体的体液免疫功能，但降低细胞免疫功能。其活性成分是泽泻醇A、泽泻醇B及其醋酸酯。

2. **其他药理作用**

（1）抑制肾结石的形成　泽泻水提液体外能明显抑制草酸钙结晶的生成和凝集，体内能明显抑制乙二醇和氯化铵诱导的大鼠实验性肾结石的形成，降低肾组织Ca^{2+}含量和减少肾小管内草酸钙结晶形成。四环三萜类化合物可抑制尿草酸钙结石的形成。泽泻较强的利尿作用也有助于肾结石的排出。

（2）保肝　泽泻能改善肝脏脂肪代谢，对于高脂、高胆固醇、低蛋白饲料所致的动物脂肪肝病变，能使肝中脂肪含量降低，对CCl_4引起的急性肝损伤有保护作用。泽泻保肝的活性成分为泽泻醇B-23-乙酸酯和泽泻多糖。

此外，泽泻具有抗血小板聚集、抗血栓形成及降血糖、抗炎、提高纤溶酶活性等作用。

【现代应用】

（1）水肿、小便不利　以泽泻为主的复方如五苓散，常用于治疗肾性水肿、泌尿系感染等。

（2）心脑血管疾病　以泽泻为主的复方如泽泻汤，常用于治疗高血压、高血脂。

【不良反应】大剂量服用后出现头痛、头晕、恶心、呕吐、腹痛、大便次数增多、肝功能异常、血尿、呼吸麻痹；还可出现皮疹、瘙痒及水、电解质紊乱。

【注意事项】泽泻含有可导致消化不良的物质，过量服用泽泻会导致食欲下降和食欲不振。

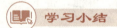
学习小结

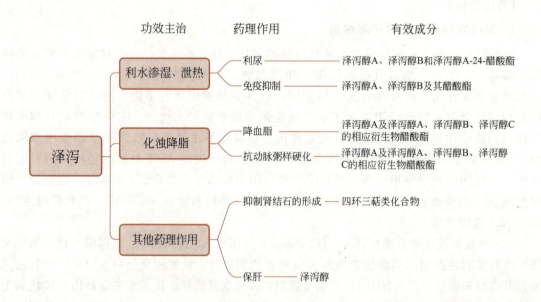

茵 陈

茵陈五苓散

【来源采集】 本品为菊科植物滨蒿 *Artemisia scoparia* Waldst. et Kit. 或茵陈蒿 *Artemisia capillaris* Thunb. 的干燥地上部分。除去杂质及老茎,晒干生用。主产于陕西、山西、安徽等地。

【主要成分】 茵陈主要含 6,7-二甲氧基香豆素,还有绿原酸、咖啡酸;含挥发油约 0.27%,其中主要成分为 β-蒎烯、茵陈二炔、茵陈烯酮、茵陈炔酮、茵陈炔内酯、茵陈色原酮。

【性味归经】 味苦、辛,性微寒。归脾、胃、肝、胆经。

【功效主治】 利湿退黄,解毒疗疮。用于湿热黄疸,湿疮瘙痒等。

【药理作用】

1. 与功效相关的主要药理作用

(1) 利胆 茵陈可松弛胆道括约肌,加速胆汁排泄,也增加胆中固体物胆酸、胆红素的排泄量。其利胆退黄的主要有效成分是 6,7-二甲氧基香豆素。

(2) 保肝 茵陈可保护肝细胞膜,减轻 CCl_4 所致的肝细胞损伤,具有促进肝细胞再生及改善肝脏微循环,防止肝细胞坏死及肝脂肪变性的作用。其有效成分为 6,7-二甲氧基香豆素,作用机制与其具有抗脂质过氧化、阻止丙二醛的生成有关。

(3) 抗病原微生物 茵陈煎剂对金黄色葡萄球菌、痢疾杆菌、溶血性链球菌、大肠杆菌、伤寒杆菌、脑膜炎双球菌、沙眼衣原体、波摩那型钩端螺旋体、阴道毛滴虫以及某些皮肤真菌等均有不同程度的抑杀作用。抗菌有效成分为挥发油,茵陈炔酮有抗真菌作用。

(4) 利尿 茵陈挥发油、绿原酸及 6,7-二甲氧基香豆素均具有不同程度的利尿作用。

(5) 解热、镇痛、抗炎 6,7-二甲氧基香豆素对正常小鼠体温有明显降低作用,对实验性发热大鼠也有明显退热作用;茵陈香豆素类还具有镇痛、抗炎作用。

2. 其他药理作用

抗肿瘤 茵陈煎剂对黄曲霉毒素 B_1(AFB_1)、亚硝酸钠和 N-甲基苄胺等致癌物诱发的肿瘤和移植性肿瘤如艾氏腹水癌均有明显的抑制作用。蓟黄素和茵陈色原酮为抗肿瘤的活性成分,可直接抑杀癌细胞及阻碍肿瘤细胞的增殖。

【临床应用】

(1) 黄疸、泌尿系感染 以茵陈为主的复方如茵陈蒿汤、茵陈五苓散,常用于治疗黄疸及泌尿系感染等。

(2) 皮肤感染性疾病 以茵陈为主的复方(如与苦参、地肤子配伍)常用于治疗皮肤感染性疾病。

【不良反应】 大量服用可引起恶心、呕吐、脘腹胀满、食少纳呆、不欲饮食、一过性头晕、心律不齐等病症。

【注意事项】

1. 茵陈的用量不宜过多,否则会引起不良反应。
2. 脾虚胃寒、泄泻不止、体虚者及孕妇、经期妇女、儿童等人群不宜用茵陈泡茶饮。

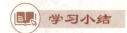 学习小结

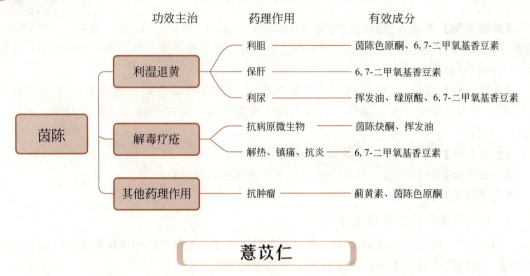

薏苡仁

【来源采集】本品为禾本科植物薏苡 *Coix lacryma-jobi* L. var. *ma-yuen*（Roman.）Stapf 的干燥成熟种仁。生用或炒用。主产于福建、河北、辽宁等地。

【主要成分】薏苡仁主要成分有蛋白质、脂肪酸、碳水化合物、糖类、少量维生素 B_1、氨基酸（如亮氨酸、赖氨酸、酪氨酸等）。

【性味归经】味甘、淡，性凉。归脾、胃、肺经。

【功效主治】健脾益胃，解毒散结，清热排脓。用于小便不利，水肿，脚气，脾虚泄泻，风湿痹痛，筋脉挛急，肺痈，肠痈。

【药理作用】

1. 与功效主治相关的药理作用

（1）抗肿瘤　薏苡仁能抑制艾氏腹水癌（ECA）、宫颈癌 14（U14）及腹水型肝癌（HCA）实体瘤细胞的增殖，显著延长动物的生存时间。薏苡仁酯、薏苡仁油是其抗肿瘤的主要的活性成分，通过降低血管内皮生长因子（VEGF）、碱性成纤维细胞生长因子（bFGF）的表达发挥抗肿瘤的作用。

（2）消化系统作用　薏苡仁乙醇提取物十二指肠给药能明显促进麻醉大鼠胆汁分泌，能显著抑制小鼠盐酸性胃溃疡形成。此外，薏苡仁有增加肠道有益菌数量和清除有害菌的清理肠道作用。

（3）解热、镇痛、抗炎作用　薏苡仁水提液、薏苡仁油能延长小鼠热痛反应潜伏期，减少扭体反应次数，薏苡素（薏苡酰胺）是其镇痛活性成分。薏苡仁醇提物、薏苡仁油能显著抑制角叉菜胶所致小鼠足跖肿胀度，通过抑制诱导型环氧化酶表达、抑制炎性增殖发挥抗炎作用。

2. 其他药理作用

（1）增强免疫功能　薏苡仁水提液能显著拮抗环磷酰胺所致免疫功能低下小鼠的免疫器官重量减轻和白细胞数量减少，明显增加小鼠腹腔巨噬细胞的吞噬百分率及吞噬指数，显著增加血清溶血素含量。薏苡仁酯类为增强免疫功能的主要有效成分，薏苡仁多糖也具有免疫调节活性。

(2) 降血糖　薏苡仁多糖能剂量依赖性地降低正常小鼠、四氧嘧啶和肾上腺素模型高血糖小鼠、糖尿病 SD 大鼠的血糖水平，总胆固醇、甘油三酯、低密度脂蛋白和极低密度脂蛋白也显著降低。

【临床应用】

(1) 慢性腹泻　以薏苡仁为主的复方如参苓白术散，常用于治疗慢性腹泻属于脾虚者。

(2) 肺部疾病　以薏苡仁为主的复方如苇茎汤、薏苡附子败酱散，常用于治疗肺脓肿、化脓性肺炎、支气管扩张合并感染。

(3) 痛风、浮肿　以薏苡仁为主的复方如三仁汤，常用于治疗痛风、浮肿等。

此外，薏苡仁对坐骨结节滑囊炎、肥胖、扁平疣、胃癌、直肠癌等有一定疗效。

【不良反应】治疗扁平疣时，多数病例在皮疹消失前发生治疗反应，表现为皮疹增大变红、炎症加剧，继续用药数日后反应消失。

【注意事项】

1. 薏苡仁中所含薏苡仁油对子宫呈兴奋作用，因此过量服用薏苡仁容易造成流产，尤其是孕早期三个月更要慎食。

2. 薏苡仁的性质微寒偏凉，因此，严重的脾胃虚寒患者、虚冷症、孕妇、体质虚弱等人群不宜长期服食，身体水分不足，常出现嘴唇干裂、口渴的人，亦不适宜长期服食。

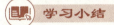

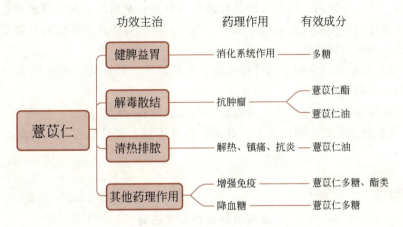

第三节
常用方剂

茵陈蒿汤

【出处与组成】本方出自张仲景的《伤寒论》。由茵陈蒿 18g，栀子 12g，大黄（去皮）

6g 组成。

【功效主治】 清热利湿，解毒退黄。主治湿热黄疸证，症见全身面目俱黄，色鲜明如橘子，腹微满，口中渴但头汗出，小便不利，舌苔黄腻，脉沉实或滑数。

【用法】 以水 1.2L，先煮茵陈减 600mL，再加栀子和大黄，煮取 300mL，分三次服用。

【药理作用】 茵陈蒿汤主治病证的症状与现代医学的急性传染性肝炎、胆石症、胆道感染等消化系统并发黄疸症状相似。

（1）利胆　茵陈蒿汤能促进犬、大鼠及小鼠胆汁分泌和排出，还可以降低麻醉犬胆总管 Oddis 括约肌张力，抑制胆囊结石的形成。给药后 1h 利胆作用达到高峰，至 2.5h 胆汁流量恢复到给药前水平，同时胆汁中固体物的排出亦增加。茵陈蒿汤中 β-葡萄糖醛酸苷酶抑制物质，能抑制肝脏疾患时升高的 β-葡萄糖醛酸苷酶活性，从而减少胆红素及有害物质从肠道再吸收，间接促进胆红素排出体外。茵陈蒿汤全方的利胆效应显著强于各单味药，而单味药中则以茵陈及茵陈加栀子的作用最佳。煎煮时，大黄宜后下，一沸为度者比久煎者利胆作用强。茵陈蒿中的 6,7-二甲氧基香豆素、绿原酸、茵陈色原酮、甲基茵陈色原酮、对羟基苯乙酮以及栀子中所含根尼泊素、藏红花苷、藏红花酸等都是茵陈蒿汤利胆的有效成分。

（2）保肝　茵陈蒿汤能降低小鼠 CCl_4 中毒性肝炎的死亡率，显著地降低大鼠血清 SGPT 和 SGOT 活性。茵陈蒿汤及方中单味药均能使 CCl_4 肝损伤大鼠的肝细胞肿胀、气球样变、脂肪变性、坏死与炎症浸润减轻。茵陈蒿汤能增强肝脏解毒功能，有诱生干扰素的作用。

（3）解热、抗炎、抗菌　茵陈蒿汤及茵陈煎剂口服对家兔人工发热有解热作用。6,7-二甲氧基香豆素能抑制角叉菜胶所致炎症脓肿。此外，茵陈蒿汤及茵陈煎剂对葡萄球菌、大肠杆菌及痢疾杆菌均有抑制作用。

【临床应用】 茵陈蒿汤常用于急性传染性黄疸性肝炎、肝硬化、胆道感染、胆囊炎、胆石症、胆道蛔虫引起的黄疸。

此外，茵陈蒿汤对脂溢性皮炎、高血压、高血脂也有一定疗效。

【使用注意】 面色萎黄、神疲乏力、贫血、食欲不振、容易腹泻、脉缓及心肾功能不全者慎用。

 知识链接

泽泻为什么补肾又伤肾

泽泻性微寒，可以归入膀胱经和肾经，具有排尿消炎的功效，可以治疗患者出现的小便不利和泄泻尿少，如水肿、腹胀、高脂血症和小便困难等。同时，泽泻全株有毒，地下块茎毒性较大。茎、叶中含有毒汁液，牲畜皮肤触之可发痒、发红、起泡；食后产生腹痛、腹泻等症状，还能引起麻痹。如果药物长期或者过量服用，可能会对肾脏功能产生损伤，严重者可导致肾衰竭，务必在医师指导下使用。

 思考与练习

一、单项选择题

1. 下列哪种药物成分的利尿作用与其抗醛固酮活性有关？（　　）
A. 半边莲　　　　　B. 泽泻　　　　　C. 木通　　　　　D. 茯苓

E. 猪苓

2. 茵陈保肝作用的有效成分是（　　）。

A. 茵陈烯酮 B. 蒎烯

C. 6,7-二甲氧基香豆素 D. 茵陈炔酮

E. 胆碱

3. 泽泻利尿作用的机理是（　　）。

A. 增加心钠素的含量 B. 具有去氧皮质酮作用

C. 增加肾小球的滤过率 D. 增加肾小管对 Na^+ 的再吸收

E. 以上均非

4. 茯苓促进机体免疫功能的有效成分是（　　）。

A. 钾盐 B. 茯苓多糖 C. 卵磷脂 D. 茯苓酸

E. 组氨酸

5. 下列哪种药物具有明显降血脂及抗脂肪肝作用？（　　）

A. 泽泻 B. 萹蓄 C. 玉米须 D. 瞿麦

E. 金钱草

6. 泽泻利尿作用与采收季节相关性的描述正确的是（　　）。

A. 春季采收作用强 B. 秋季采收作用强

C. 夏季采收作用强 D. 冬季采收作用强

E. 一年四季采收作用相同

7. 茵陈抗菌作用的有效成分是（　　）。

A. 茵陈炔酮 B. α-蒎烯

C. 6,7-二甲氧基香豆素

D. 茵陈色原酮 E. 蓟黄素

8. 茵陈保肝作用的机理主要是（　　）。

A. 生物膜保护作用

B. 兴奋垂体-肾上腺皮质系统

C. 水解生成葡萄糖醛酸

D. 降血脂和防止脂肪肝形成

E. 抑制葡萄糖醛酸苷酶，减少葡萄糖醛酸分解，加强肝脏解毒能力

9. 猪苓利尿作用的机理主要是（　　）。

A. 增加肾小球的滤过率 B. 抑制肾小管对水和电解质的重吸收

C. 抗醛固酮作用 D. 直接抑制 K^+-Na^+ 交换

E. 含较高量的钾盐

10. 茯苓所含茯苓素的利尿作用机理主要是（　　）。

A. 促进肾小球的滤过 B. 醛固酮受体拮抗作用

C. 抑制集合管对水重吸收 D. 抑制髓袢升支对钠离子的重吸收

E. 以上均非

11. 下列哪项不是茯苓的药理作用？（　　）

A. 抗休克 B. 增强机体免疫功能

C. 抗肝硬化 D. 抗肿瘤

E. 抗中毒性耳损伤
12. 猪苓抗肿瘤作用有效成分是（   ）。
   A. 猪苓多糖
   B. 猪苓酸 A
   C. 猪苓酸 C
   D. 角甾醇
   E. 以上均非
13. 下列哪项不是茵陈保肝作用的环节？（   ）
   A. 诱导肝药酶
   B. 增强肝脏解毒功能
   C. 保护肝细胞的完整
   D. 促进肝细胞再生
   E. 增强机体非特异性免疫功能
14. 下列哪个成分不是茵陈利胆的有效成分？（   ）
   A. 6,7-二甲氧基香豆素
   B. 茵陈色原酮
   C. 茵陈黄酮
   D. 茵陈二炔酮
   E. α-蒎烯
15. 泽泻的临床应用是（   ）。
   A. 胆道蛔虫症
   B. 高脂血症
   C. 支气管哮喘
   D. 小儿流涎
   E. 休克
16. 茵陈可用于治疗（   ）。
   A. 梅尼埃病
   B. 高胆固醇血症
   C. 精神分裂症
   D. 冠心病、心绞痛
   E. 支气管哮喘
17. 茯苓抗肝硬化作用的表现是（   ）。
   A. 使肝内胶原含量增加
   B. 使尿羟脯氨酸排除量减少
   C. 抑制肝胶原蛋白降解
   D. 促进肝纤维组织重吸收
   E. 以上均非
18. 茯苓现代用于治疗（   ）。
   A. 支气管哮喘
   B. 感染性休克
   C. 高脂血症
   D. 冠心病、心绞痛
   E. 精神分裂症

二、问答题

1. 试分述茯苓、猪苓、泽泻利尿作用特点及作用机理。
2. 简述泽泻降血脂、抗脂肪肝作用的表现及其作用机理。
3. 简述茵陈保肝作用和作用机理。
4. 简述利水渗湿药的主要药理作用。

第十二章

温里药

电子课件

> **导学** ▶▶▶
>
> 本章重点介绍温里药的现代药理作用，常用单味中药附子、肉桂、干姜、吴茱萸及常用复方四逆汤的主要药理作用和现代临床应用。
>
> **学习要求** ▶▶▶
>
> 1. 掌握温里药的现代药理作用；附子、肉桂、干姜的主要药理作用、有效成分、作用机理及现代临床应用。
> 2. 熟悉吴茱萸的主要药理作用、有效成分及现代临床应用。
> 3. 了解四逆汤的药理作用与临床应用。

第一节 概 述

一、温里药的概念与应用

凡以温里祛寒为主要作用，治疗里寒证的药物，称为温里药，又称祛寒药。

温里药味辛，性温热，多入脾、胃、肝、肾经，具有温里散寒、温经止痛、补火助阳、回阳救逆等功效，主要用于寒邪内盛、心肾阳衰所致的各种里寒证候。温里药主要有附子、肉桂、干姜、吴茱萸、丁香、小茴香、花椒、高良姜等。根据临床功效的不同，其复方分为三类：用于温中祛寒的复方如理中丸、小建中汤等，用于回阳救逆的复方如四逆汤、回阳救急汤等，用于温经散寒的复方如当归四逆汤、阳和汤等。

里寒证常见于脾胃受寒或脾胃虚寒证，症见脘腹冷痛、呕吐泻痢；肺寒痰饮证，症见痰鸣咳喘、痰白清稀；寒侵肝经的少腹疼痛、寒疝腹痛或厥阴头痛；肾阳不足证，症见阳痿宫冷、腰膝冷痛、夜尿频多；心肾阳虚证，症见心悸怔忡、畏寒肢冷、小便不利、肢体浮肿；亡阳厥逆证，症见畏寒蜷卧、汗出神疲、四肢厥逆、脉微欲绝。寒邪也可侵犯肌肉、骨节、经络，表现与现代医学的头痛、风湿性关节炎、神经痛、腰腿痛等相似。总之，里寒证主要与心血管系统、消化系统的病变有关。其病理过程包括了由于心功能不全，甚至是休克等所导致的机体有效的循环血量不足和胃肠道的急慢性炎症、溃疡等。此外，里寒证还与某些神经、肌肉、关节等炎症有关。因此，温里药的现代药理作用研究，应重点围绕心血管系统、消化系统、肾上腺皮质系统、神经系统等的影响以及抗炎镇痛等方面着手展开。

二、温里药的现代药理研究

（1）对心血管系统的影响

① 强心。温里药对心脏的作用主要表现为正性肌力、正性频率和正性传导作用。例如：附子、干姜、肉桂、吴茱萸及其制剂均有强心作用，可使心肌收缩力增强，心率加快，心输出量增加。

② 抗心律失常。附子对维拉帕米所致小鼠缓慢型心律失常及甲醛所致的家兔窦房结功能低下，能改善房室传导，恢复正常窦性心律。干姜有加快心率作用，但吴茱萸提取物能减慢心率。

③ 抗心肌缺血。附子、肉桂、吴茱萸等能扩张冠脉，增加冠脉流量，对垂体后叶素及结扎冠状动脉所致的大鼠或犬急性心肌缺血有改善作用。附子和干姜等还能提高机体耐缺氧能力，延长动物在缺氧条件下的存活时间。

④ 扩张血管，改善循环。附子、肉桂、干姜等可扩张心脑血管，增加心脑血流量。部分温里药如胡椒、干姜、肉桂等所含的挥发油或辛辣成分可使体表血管、内脏血管扩张，改善循环，使全身产生温热感。

⑤ 抗休克。附子、肉桂、干姜等及其复方对失血性、内毒素性、心源性及肠系膜上动脉夹闭性等休克均能提高动脉压，延长实验动物存活时间，提高存活率。

⑥ 抗血栓。附子、肉桂、干姜、花椒、吴茱萸、荜澄茄、丁香、高良姜等具有抗血栓、抗凝血和抗血小板聚集作用。

（2）对消化系统的影响

① 对胃肠运动的影响。大部分温里药对胃肠运动具有兴奋和抑制的双向调节作用。干姜、肉桂、吴茱萸、丁香、胡椒等含挥发油，对胃肠道有温和的刺激作用，能使肠管兴奋，增强胃肠张力，促进蠕动，排出胃肠积气；附子、丁香、小茴香等能抑制小鼠的胃排空；吴茱萸、干姜、肉桂能缓解胃肠痉挛性收缩。

② 促进消化。干姜、丁香、高良姜等可增加胃液分泌，提高胃蛋白酶和唾液淀粉酶活性，有助于提高食欲，促进消化吸收。

③ 利胆、止吐、抗溃疡。干姜、肉桂、高良姜等能促进胆汁分泌；干姜浸膏可抑制由硫酸铜所致的犬的呕吐，吴茱萸、丁香亦有止吐作用；干姜、吴茱萸等对实验性胃溃疡具有保护作用。

（3）对肾上腺皮质系统功能的影响　附子、肉桂、干姜对下丘脑-垂体-肾上腺皮质系统有兴奋作用，可兴奋下丘脑，使促肾上腺皮质激素释放激素（CRH）的释放增加，促进肾上腺皮质激素的合成。

（4）对神经系统的影响　附子、肉桂、吴茱萸等有镇静作用；附子、乌头、花椒有局部麻醉作用。温里药能通过影响植物神经系统及内分泌功能，改善物质代谢，产生热量。

（5）镇痛、抗炎　附子、乌头、肉桂、干姜、吴茱萸等有不同程度的镇痛作用；附子、乌头、干姜、丁香、高良姜等均具有抗炎作用。

综上所述，温里药的强心、升高血压、扩张血管、增加血流量和增强交感-肾上腺系统的功能等作用是其补火助阳、温里祛寒的药理学基础；而抗溃疡、增强胃肠功能、调节胃肠运动、抗腹泻和抗炎、镇痛等是其温中止痛的药理学基础；抗心肌缺血、抗血栓形成、抗凝血等是其温通血脉的药理学依据。

此外，温里药还具有解热、镇静、抗菌、抗氧化、抗肿瘤等药理作用。

学习小结

1. 温里药的分类与应用

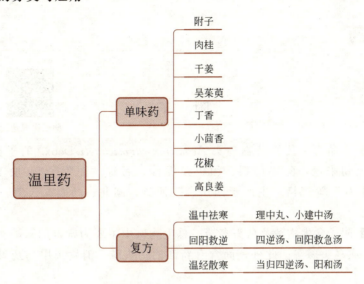

2. 温里药的功效主治与药理作用

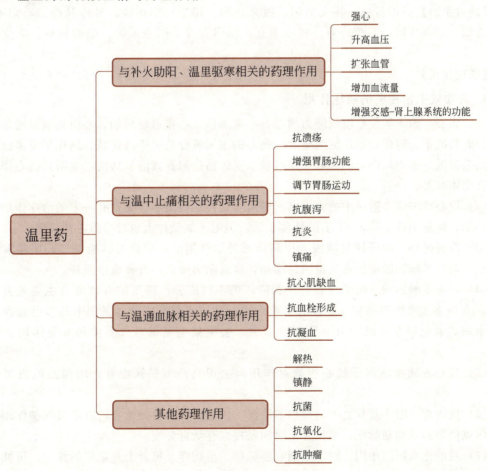

第二节 常用中药

附 子

 附子医案选读 理中丸

【来源采集】本品为毛茛科植物乌头 Aconitum carmichaeli Debx. 的子根的加工品。6月下旬至8月上旬采挖，除去母根、须根及泥沙，习称"泥附子"，加工成"盐附子""黑顺片""白附片"等规格。主产于四川、陕西省，湖北、湖南、云南、河南等地也有种植。

【主要成分】附子含生物碱及乌头多糖。总生物碱中主要为剧毒的双酯类生物碱：乌头碱及中乌头碱、次乌头碱等。此外，尚含有新江油乌头碱、消旋去甲乌药碱、去甲猪毛菜碱等。

【性味归经】味辛、甘，性大热，有毒。归心、肾、脾经。

【功效主治】回阳救逆，补火助阳，散寒止痛。用于亡阳虚脱，肢冷脉微，心阳不足，胸痹心痛，虚寒吐泻，脘腹冷痛，肾阳虚衰，阳痿宫冷，阴寒水肿，阳虚外感，寒湿痹痛等证。

【药理作用】

1. 与功效主治相关的药理作用

（1）强心　附子能使心肌收缩力增强，心率加快，心排血量增加，心肌耗氧量增加，尤其在心脏功能不全时强心作用更为显著。强心的主要成分是去甲乌药碱、氯化甲基多巴胺及去甲猪毛菜碱。去甲乌药碱的强心作用可被β受体拮抗剂普萘洛尔拮抗，表明其强心作用与兴奋β受体有关。

（2）抗心律失常　附子中的去甲乌药碱对实验性缓慢型心律失常有一定的治疗作用，可增加心率，恢复窦性心律，ST-T波恢复正常。但附子剂量过大也可导致心律失常。

（3）改善循环　附子注射液或去甲乌药碱静脉注射后，可使心排血量、心肌耗氧量增加，冠状动脉、脑、股动脉血流量明显增加，血管阻力降低，改善血液循环。

（4）对血压的影响　附子含有升压和降压的不同成分：降压的有效成分主要是去甲乌药碱，有兴奋β受体和拮抗α受体的双重作用；升压的有效成分是氯化甲基多巴胺和去甲猪毛菜碱，氯化甲基多巴胺为α受体激动剂，去甲猪毛菜碱对β受体和α受体均有兴奋作用。

（5）抗心肌缺血　附子抗心肌缺血作用与去甲乌药碱扩张血管，增加心肌血氧供应有关。

（6）抗休克　附子及其复方制剂如参附汤、四逆汤等对各种休克均有明显保护作用，能提高休克动物的平均动脉压，延长存活时间及提高存活百分率。

（7）对消化系统的作用　附子煎剂有胆碱样、组胺样、抗肾上腺素样的作用，可抑制胃排空，兴奋离体空肠自发性收缩活动。附子能明显对抗番泻叶引起的小鼠腹泻。附子水煎剂还能抑制实验动物胃溃疡的形成。

（8）抗炎、镇痛　附子中的多种乌头原碱，对脂多糖刺激的巨噬细胞均有抗炎作用，抗甲醛或蛋清引起的大鼠踝关节肿胀；附子对化学刺激、机械挤压和热刺激等多种因素引起的疼痛有镇痛作用。

（9）兴奋下丘脑-垂体-内分泌轴　附子可使氢化可的松所致的肾阳虚模型大鼠的 17-羟皮质类固醇、三碘甲状腺原氨酸、睾酮/雌二醇升高，纠正虚寒状态下的甲状腺功能、性腺功能等水平异常，体现其辛热之性。

附子回阳救逆、补火助阳功效主要与其强心、抗心律失常、抗休克、扩张血管、增加血流量、增强肾上腺皮质系统功能、抗寒冷等作用相关；散寒止痛功能与抗炎、镇痛、抗寒冷、提高对缺氧的耐受能力等作用相关。

2. 其他药理作用

（1）镇静　生附子能抑制小鼠自发活动，延长环己巴比妥所致的小鼠睡眠时间。

（2）增强免疫功能　附子对非特异性及特异性免疫功能有促进作用。

（3）局麻　附子能刺激局部皮肤，使皮肤黏膜的感觉神经末梢呈兴奋现象，产生瘙痒与灼热感，继之麻醉，丧失知觉。

【现代应用】

（1）心血管系统疾病　以附子为主的复方制剂如四逆汤、参附汤等，用于治疗慢性心功能不全、缓慢性心律失常、休克等疾病。

（2）关节炎　以附子为主的复方如甘草附子汤，用于治疗风湿性关节炎、关节痛、腰腿痛、偏头痛、神经痛等。

【不良反应】附子的毒性较大，主要毒性成分是乌头碱类生物碱，人的致死量为 3～4mg。中毒的主要表现为神经系统、循环系统、消化系统的中毒症状，如口舌发麻、恶心、呕吐、腹痛腹泻；瞳孔散大、视力下降、呼吸困难等；乌头碱类生物碱对心脏毒性大，主要可引起各种心律失常。

【注意事项】附子辛热燥烈，非阴胜阳虚之证不宜服用，孕妇及阴虚阳亢者忌用。不宜与半夏、瓜蒌、瓜蒌子、瓜蒌皮、天花粉、川贝母、浙贝母、平贝母、伊贝母、湖北贝母、白蔹、白及同用。畏犀角。生品外用有毒，内服须经过炮制，炮制配伍煎法不当或用量过大均可引起中毒。

学习小结

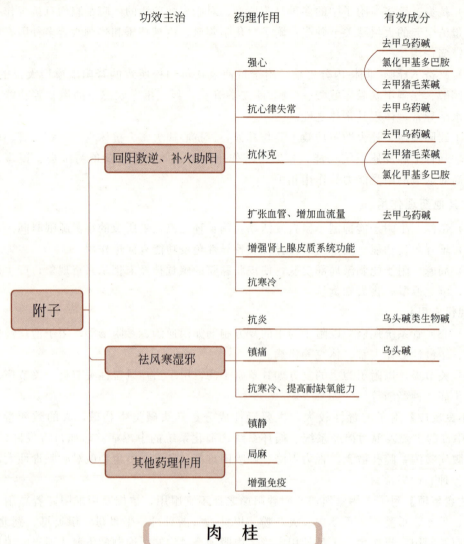

肉 桂

【来源采集】本品为樟科植物肉桂 *Cinnamomum cassia* Presl 的干燥树皮。多于秋季剥取，阴干。主产于广东、广西等地，云南、福建等地也产。

【主要成分】肉桂含挥发油，其主要成分为桂皮醛，还有乙酸桂皮酯、桂皮酸乙酯、苯甲酸苄酯、苯甲醛、β-荜澄茄烯、菖蒲烯、β-榄香烯、原儿茶酸、反式桂皮酸等。

【性味归经】味辛、甘，性大热。归肾、脾、心、肝经。

【功效主治】补火助阳，引火归元，散寒止痛，温通经脉。用于阳痿宫冷，腰膝冷痛，肾虚作喘，虚阳上浮，眩晕目赤，心腹冷痛，虚寒吐泻，寒疝腹痛，痛经经闭等证。

【药理作用】

1. 与功效主治相关的药理作用

（1）对心血管系统的作用

① 强心。桂皮醛能使离体心脏的收缩力增强,心率加快。其作用机制是能促进交感神经末梢释放儿茶酚胺。

② 对血管和血压的影响。肉桂水煎液对外周血管有扩张作用,可使冠状动脉和脑血流量增加,血管阻力降低,血压下降。

③ 改善心肌血液供应。肉桂煎剂能提高冠状动脉及脑动脉灌注压,促进心肌及胸部侧支循环开放。

(2) 对消化系统的作用

① 抗溃疡。肉桂提取物和肉桂苷对实验性胃溃疡有抑制作用。

② 调节胃肠运动。桂皮油有芳香性健胃作用,能刺激嗅觉,对胃肠也有缓和的刺激作用,能促进唾液和胃液的分泌,促进胃肠蠕动,有助于排出消化道积气。

(3) 对血液系统的作用　肉桂提取物对血小板聚集有明显的抑制作用;肉桂水煎剂及水溶性甲醇部分还能延长大鼠血浆复钙时间,有较强的抗凝血作用。

(4) 对中枢神经系统的作用　桂皮醛能减少醋酸引起的小鼠扭体次数,延长小鼠压尾刺激反应潜伏期。桂皮醛、桂皮酸钠有镇静、抗惊厥、解热作用。

(5) 对内分泌的影响　肉桂水提取物能抑制糖皮质激素所致小鼠胸腺萎缩,并对肾上腺皮质功能有保护作用。肉桂水煎液具有改善性功能的作用,能提高血浆睾丸酮水平和降低血浆三碘甲状腺原氨酸(T_3)水平。

(6) 抗炎作用　肉桂提取物对角叉菜胶致大鼠足肿胀、二甲苯致小鼠耳廓肿胀和棉球致大鼠肉芽组织增生均有显著抑制作用。

2. 其他药理作用

(1) 延缓衰老　肉桂水煎液能提高老龄大鼠血清 TAA 活性、SOD 活性,降低 LPF 和肝脏 MDA 含量。

(2) 抗菌　桂皮醛对多种条件致病性真菌均具抗菌作用,具有抗菌谱广、毒性低的特点。桂皮油对革兰氏阳性菌有抑制作用。

此外,肉桂还有调节免疫功能、松弛支气管平滑肌、抗缺氧、抗心律失常等作用。

综上所述,肉桂促进肾上腺皮质功能、兴奋交感神经、影响内分泌功能、健胃、增加血流量等作用,是其补火助阳功效的药理学依据;抗炎、镇痛、抗血栓、抗凝血等是其散寒止痛、活血通络的药理学基础。

【现代应用】

(1) 支气管哮喘、慢性支气管炎　肉桂粉及其制剂治疗支气管哮喘、慢性支气管炎有一定疗效。

(2) 腰痛　肉桂粉口服治疗风湿性关节炎、类风湿性关节炎、腰肌劳损等引发的腰痛。

(3) 面神经麻痹　采用肉桂粉外敷穴位,治疗患者面神经麻痹,有较好疗效。

【不良反应】 肉桂醚提取物的 LD_{50} 为 (8.24 ± 0.50) mL/kg。小鼠灌服肉桂水提取物 120g 生药/kg,观察 7 天,无 1 例动物死亡。

【注意事项】 阴虚火旺、里有实热、血热妄行出血或有出血倾向者及孕妇忌用;不宜与赤石脂同用。

学习小结

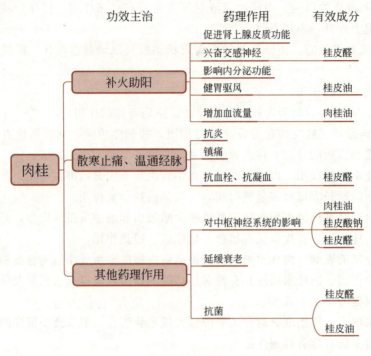

干 姜

【来源采集】本品为姜科植物姜 *Zingiber officinale* Rosc. 的干燥根茎。冬季采挖，除去须根和泥沙，晒干或低温干燥。趁鲜切片晒干或低温干燥者称为"干姜片"。主产于四川、贵州等地。

【主要成分】干姜含挥发油，主要成分为 α-姜烯，还有姜醇、姜烯酮等。

【性味归经】味辛，性热。归脾、胃、肾、心、肺经。

【功效主治】温中散寒，回阳通脉，燥湿消痰。用于脘腹冷痛，呕吐泄泻，肢冷脉微，寒饮喘咳等证。

【药理作用】

1. 与功效主治相关的药理作用

（1）对消化系统的作用

① 促消化。干姜挥发油对消化道有轻度刺激作用，可使肠蠕动增强。

② 抗溃疡。干姜浸剂能抑制胃液分泌。

③ 止吐。姜酮及姜烯酮对硫酸铜致犬呕吐有抑制作用。

④ 保肝、利胆。干姜的辛辣成分姜辣素对四氯化碳及半乳糖导致的肝损害均有抑制作用；丙酮提取液有较强的利胆作用。

（2）对心血管系统的影响

① 强心。姜酚和姜烯酮能兴奋心脏，增强心肌收缩力。

② 升压。干姜可兴奋血管运动中枢而发挥升压作用。

③ 扩张血管。干姜挥发油和辛辣成分能扩张血管。

(3) 对中枢神经系统的作用　干姜浸剂具有镇静作用，能延长环己巴比妥的睡眠时间；醚提物和水提物都有明显镇痛作用。

(4) 抗炎　干姜挥发油、姜烯酮能明显抑制组胺和醋酸所致小鼠毛细血管通透性的增加，抑制二甲苯所致耳廓炎症，抑制肉芽组织增生。干姜的抗炎作用与增强肾上腺皮质功能有关。

(5) 抗血栓　干姜水提物对ADP、胶原酶诱导的血小板聚集有明显的抑制作用；姜烯酮还能抑制家兔血小板环氧化酶活性和TXA_2的生成。

(6) 抗缺氧　干姜醚提物能延长缺氧小鼠的存活时间，延长断头小鼠的张口动作持续过程。柠檬醛可能是干姜醚提物中抗缺氧的有效成分之一。

2. 其他药理作用

抗病原微生物　姜酮、姜烯酮等对伤寒杆菌、霍乱弧菌、沙门氏菌、葡萄球菌、链球菌、肺炎球菌等有明显抑制作用。

此外，干姜还具有解热、镇咳祛痰、抗过敏、抗氧化和增强免疫功能等作用。

综上所述，干姜促消化、抗溃疡、止吐和抗炎、镇痛等作用，是其温中散寒功效的药理学依据；强心、扩张血管、增加血流量、抗血栓及抗缺氧等是其回阳通脉的药理学基础；抗病原微生物、抗炎、镇咳及促进免疫等是燥湿祛痰是药理基础。

【现代应用】

(1) 胃溃疡、胃肠炎　以干姜为主的复方如理中丸、半夏干姜散，常用于治疗胃及十二指肠溃疡、急慢性胃肠炎等。

(2) 晕动病、呕吐　干姜粉常用于晕车、晕船等晕动病。

【不良反应】大剂量使用时患者会上火，表现为咽干口燥、口腔溃疡、大便秘结、小便短赤等。

【注意事项】干姜辛热燥烈，阴虚内热、血热妄行者忌用。

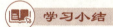学习小结

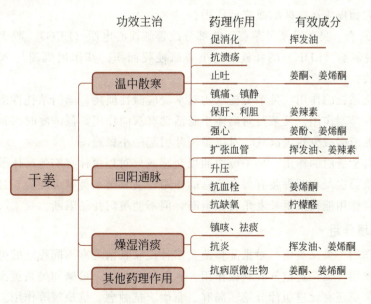

吴茱萸

【来源采集】 本品为芸香科植物吴茱萸 *Euodia rutaecarpa*（Juss.）Benth.、石虎 *Euodia rutaecarpa*（Juss.）Benth. var. *officinalis*（Dode）Huang 或疏毛吴茱萸 *Euodia rutaecarpa*（Juss.）Benth. var. *bodinieri*（Dode）Huang 的干燥近成熟果实。8～11月果实尚未开裂时，剪下果枝，晒干或低温干燥，除去枝、叶、果梗等杂质。主产于长江流域以南各省区。

【主要成分】 吴茱萸主要含挥发油和生物碱成分。挥发油中主要成分为吴茱萸烯、罗勒烯、吴茱萸内酯；生物碱主要有吴茱萸碱、吴茱萸次碱、羟基吴茱萸碱、吴茱萸喹酮碱等。

【性味归经】 味辛、苦，性热，有小毒。归肝、脾、胃、肾经。

【功效主治】 散寒止痛，降逆止呕，助阳止泻。用于厥阴头痛，寒疝腹痛，寒湿脚气，经行腹痛，脘腹胀痛，呕吐吞酸，五更泄泻等证。

【药理作用】

1. 与功效主治相关的药理作用

（1）对中枢神经系统的作用　吴茱萸碱、吴茱萸次碱、异吴茱萸碱及吴茱萸内酯具有镇痛作用，能减少小鼠醋酸扭体反应，延长热刺激致痛的反应潜伏期。吴茱萸有镇吐作用，与生姜同服，镇吐作用加强。

（2）对心血管系统的作用

① 强心。吴茱萸碱能明显增加在体、离体心肌收缩幅度，心肌收缩功能指数增加，心搏出量增大。

② 对血压的影响。吴茱萸注射液有一过性的升压作用，与兴奋α肾上腺素受体有关；脱氢吴茱萸次碱有降血压和减慢心率作用。

③ 增加组织器官血流量。吴茱萸甲醇提取物有增加大鼠背部皮肤血流量、大鼠腹主动脉和腔静脉及大脑皮质运动区脑血流量作用。

④ 抗心肌缺血。吴茱萸及吴茱萸汤能部分改善缺血心电图（ECG），减少血中肌酸激酶（CK）及乳酸脱氢酶（LDH）的释放，缩小心肌梗死面积。其作用机理与NO的释放而扩张冠状动脉有关。

（3）对消化系统的作用　吴茱萸提取物对水浸应激性溃疡、幽门结扎性溃疡、盐酸等药物诱发性溃疡有抑制作用。吴茱萸对离体小肠活动有双向作用，低浓度时兴奋，高浓度时抑制。吴茱萸水煎液能减少腹泻次数，对抗番泻叶引起的小鼠腹泻。

（4）对子宫平滑肌的作用　吴茱萸中的拟交感成分对羟福林有松弛离体子宫作用；去氢吴茱萸碱、吴茱萸次碱和芸香胺有兴奋子宫的作用。去氢吴茱萸碱可能为5-羟色胺受体激动剂，其兴奋子宫作用能被二甲基麦角新碱阻断，但不能被阿托品阻断。

2. 其他药理作用

（1）抑菌作用　吴茱萸煎剂对霍乱弧菌及多种皮肤真菌均有不同程度的抑制作用。

（2）利尿作用　吴茱萸煎剂有利尿作用，利尿成分为吴茱萸碱和吴茱萸次碱。

此外，吴茱萸还有促进胆汁分泌、局麻、驱蛔、抗肿瘤、抗缺氧等作用。

综上所述，吴茱萸散寒止痛、温中止泻功效主要与其抗炎、镇痛、抗溃疡、止腹泻等药理作用密切相关；吴茱萸助阳的功效则主要与强心、升高血压、促进血液循环、抗心肌缺血、抗血栓和升高体温的药理作用相关。

【现代应用】

(1) 高血压　将吴茱萸研末，用醋调敷两足涌泉穴。

(2) 消化不良　对胃肠功能紊乱所致的腹泻效果较好，对细菌感染所致的腹泻，配合应用抗生素可产生协同作用。

(3) 外用可治疗湿疹、神经性皮炎等皮肤病及口腔溃疡。

【不良反应】吴茱萸生品有小毒，仅限外用。内服须经炮制后使用，超剂量服用会产生强烈的腹痛、腹泻、视力障碍、错觉、脱发、胸闷、头痛眩晕或皮疹、孕妇易流产等中毒症状。

【注意事项】吴茱萸辛热燥烈，易耗气动火，不宜多用久服。阴虚火旺者忌服。

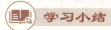学习小结

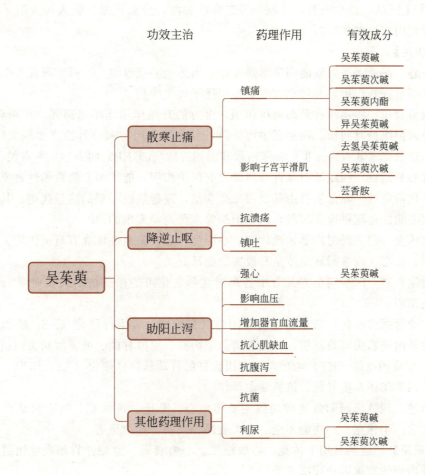

第三节
常用方剂

四逆汤

【出处与组成】 本方出自《伤寒论》。由炙甘草 6g，干姜 6g，生附子 15g 组成。

【功效主治】 本方是治疗少阴心肾阳衰寒厥证的基础方。具有回阳救逆的功效，主治少阴病，心肾阳衰寒厥证；以及太阳病误汗亡阳者。以四肢厥逆，神衰欲寐，面色苍白，脉微细为辨证要点。

【用法】 上三味，以水三升，煮取一升二合，去滓，分温再服。强人可大附子一枚，干姜三两（现代用法：水煎服）。

【药理作用】

（1）强心　四逆汤注射液能明显增强在体、离体兔心肌收缩力。拆方研究表明，四逆汤中除甘草外都有强心作用，并且全方强心作用优于各单味药。

（2）调节血压　四逆汤有升高血压作用，全方的升压作用比单味药强，在用药第 12 分钟作用最强，但维持时间短。四逆汤也可降压，其降压作用与调节肾性高血压大鼠肾、心、脑组织中血管紧张素Ⅱ（AngⅡ）和降钙素基因相关肽（CGRP）的表达水平有关。

（3）抗心肌缺血　四逆汤对急性心肌缺血有保护作用，能增加心肌营养性血流量，提高超氧化物歧化酶活性，降低氧自由基及丙二醛含量，改善缺血心肌的能量代谢。其作用是通过增加缺血心肌的血流供应、减轻自由基损伤等多种途径实现的。

（4）抗休克　四逆汤对内毒素性休克、心源性休克、失血性休克有对抗作用。其抗休克作用与升压、强心、改善冠脉血流量及改善微循环有关。

（5）增强免疫　四逆汤全方及方中各药对注射氢化可的松造成的大鼠血清 IgG 降低有明显的对抗作用。

（6）抗动脉粥样硬化　四逆汤预防性用药对实验性动脉粥样硬化（AS）家兔，可明显缩小其主动脉内膜脂质斑块面积，降低血清总胆固醇、三酰甘油、低密度脂蛋白胆固醇、载脂蛋白 B 及血浆内皮素（ET）浓度，表现出较好的抗动脉粥样硬化（AS）作用。

此外，四逆汤还有抗氧化、抗脑缺血等作用。

综上所述，四逆汤回阳救逆的功效主要与强心、升压、抗休克、抗心肌缺血等作用有关，临床上常用于休克、心功能不全、心力衰竭等疾病，疗效显著。

【临床应用】 四逆汤常用于休克、心肌梗死、心力衰竭、急慢性胃肠炎吐泻过多、某些急症见大汗出而休克属阳衰阴盛者等。

【使用注意】 本方所治厥逆，非阳衰阴盛者禁用。若温服本方，用药格拒者，可冷服。生附子有毒，用量宜慎重，并需久煎。

知识链接

扶阳派与温里药

扶阳派是"扶阳抑阴学派"的简称,是"温补学派"的分支。

"扶阳抑阴"是汉代张仲景《伤寒论》中的基本治法,到明代张介宾于《类经附翼·医易义》提出,再经过清代喻嘉言、黄元御等的补充和发展,逐渐形成一种较为成熟的治疗方法。清末郑寿全治疗以"扶阳"为主,成为"扶阳派"的开山祖师。

郑寿全认为"人生立命全在坎中一阳",强调元阳真气在人体生命活动中有重要作用,治病立法重在扶阳。现代扶阳派也认为在阳虚体质的病患中,常有"阳常不足,阴常有余"的病理,"阴盛阳虚"的病势,"阳虚上浮、外越或下陷"的阴火病机,因此,用药擅长重用干姜、附子、肉桂等辛温的温里药物。

 思考与练习

一、单项选择题

1. 下列对附子强心作用的描述正确的是(　　)。
   A. 增强心肌收缩力,减慢心率　　B. 增强心肌收缩力,加快心率
   C. 降低心输出量,降低心肌耗氧量　　D. 增强心输出量,降低心肌耗氧量
   E. 降低心输出量,增加心肌耗氧量

2. 中药附子强心的主要成分是(　　)。
   A. 乌头碱　　B. 中乌头碱　　C. 挥发油　　D. 去甲乌药碱
   E. 香豆素

3. 下列药物能用于休克治疗的是(　　)。
   A. 花椒　　B. 吴茱萸　　C. 生姜　　D. 肉桂
   E. 附子

4. 中药附子生用毒性较大,其毒性主要由(　　)成分引起。
   A. 挥发油　　B. 生物碱　　C. 强心苷　　D. 蛋白质
   E. 黄酮

5. 下列药理作用中与附子回阳救逆功效有关的是(　　)。
   A. 镇静　　B. 强心　　C. 抗炎　　D. 抗菌
   E. 镇吐

6. 下列哪项不是附子的主要药理作用有?(　　)
   A. 强心　　B. 扩张血管　　C. 抗休克　　D. 心肌保护
   E. 驱虫

7. 下列哪项不是干姜的主要药理作用?(　　)
   A. 抗溃疡　　B. 强心　　C. 抗炎　　D. 镇痛
   E. 催吐

8. 下列药理作用中与干姜回阳通脉功效有关的是(　　)。
   A. 强心　　B. 止吐　　C. 抗溃疡　　D. 镇痛
   E. 抗病原微生物

9. 以下药物中可用于治疗胃寒呕吐的是（   ）。
   A. 附子　　　　B. 干姜　　　　　C. 肉桂　　　　　D. 川乌头
   E. 黄连
10. 中药肉桂功效作用的主要物质基础是（   ）。
   A. 黄酮　　　　B. 香豆素　　　　C. 挥发油　　　　D. 皂苷
   E. 生物碱
11. 下列哪项不是肉桂的主要药理作用？（   ）
   A. 抑制消化道分泌　　　　　　　B. 增强心肌收缩力
   C. 扩张血管　　　　　　　　　　D. 抗凝血
   E. 镇痛
12. 中药肉桂的强心作用的主要机制描述正确的是（   ）。
   A. 兴奋α受体　　B. 兴奋β受体　　C. 抑制β受体
   D. 促进交感神经末梢释放儿茶酚胺
   E. 抑制交感神经末梢释放儿茶酚胺
13. 下列对中药肉桂的主要功效描述正确的是（   ）。
   A. 补火助阳、引火归元　　　　　B. 回阳救逆、补火助阳
   C. 温中散寒、回阳通脉　　　　　D. 散寒止痛、助阳止泻
   E. 温中降逆、补肾助阳
14. 下列药理作用中与吴茱萸温中止泻作用有关的是（   ）。
   A. 兴奋子宫　　B. 强心　　　　　C. 抗溃疡　　　　D. 升高血压
   E. 抗心肌缺血
15. 下列哪项不是吴茱萸的主要药理作用？（   ）
   A. 抗溃疡　　　B. 抗炎　　　　　C. 强心　　　　　D. 镇痛
   E. 降低体温
16. 以下对温里药药理作用的描述不正确的是（   ）。
   A. 强心　　　　B. 催吐　　　　　C. 促消化　　　　D. 抗溃疡
   E. 镇静
17. 温里药对心脏的作用描述正确的是（   ）。
   A. 正性肌力、正性频率、正性传导作用　B. 正性肌力、负性频率、正性传导作用
   C. 正性肌力、负性频率、负性传导作用　D. 负性肌力、负性频率、正性传导作用
   E. 负性肌力、负性频率、负性传导作用
18. 四逆汤的功效是（   ）。
   A. 清热解毒　　B. 利水消肿　　　C. 温补阳气　　　D. 回阳救逆
   E. 补肾壮阳
19. 下列哪项不是四逆汤的主要药理作用？（   ）。
   A. 强心　　　　B. 升压　　　　　C. 抗休克　　　　D. 抗心肌缺血
   E. 镇咳
20. 四逆汤主要用于治疗（   ）。
   A. 肾阳不足，命门火衰证　　　　B. 气血两虚证
   C. 血虚寒厥证　　　　　　　　　D. 阳虚失血证

E. 少阴心肾阳衰寒厥证

二、问答题
1. 温里药有哪些主要的药理作用？
2. 简述附子回阳救逆的药理依据。
3. 简述干姜温中散寒的药理依据。

第十三章
理 气 药

电子课件

> **导学** ▶▶▶
> 　　本章重点介绍理气药的现代药理作用，常用单味中药枳实与枳壳、陈皮、青皮、香附及常用复方柴胡疏肝散的主要药理作用和现代临床应用。
>
> **学习要求** ▶▶▶
> 　　1. 掌握理气药的现代药理作用；枳实、陈皮、香附的主要药理作用、有效成分、作用机理及现代临床应用。
> 　　2. 熟悉枳壳、青皮的主要药理作用、有效成分及现代临床应用；与气滞证相关的主要临床表现和病理变化。

第一节　概　述

一、理气药的概念与应用

　　凡以疏畅气机、调整脏腑功能，以治疗气滞证或气逆证为主要功效的药物，称为理气药。

　　理气药性味多辛香苦温，主入脾、胃、肝胆、肺经，具有行气止痛、疏肝、降逆平喘等功效，主要用于气滞证和气逆证。常用理气药有枳实、枳壳、青皮、陈皮、木香、香附、乌药、大腹皮、薤白、沉香、甘松、佛手等。根据临床功效的不同，用于行气的常用复方有柴胡疏肝散、越鞠丸等；用于降气的常用复方有苏子降气汤、定喘汤等。

　　中医学理论认为，气升降出入运行于全身，是人体生命活动的根本。当人体某一脏腑或经络发生病变，会影响气的疏通，出现气滞或气逆。气滞是指气的流通不畅，郁而不通，临床表现以胀、闷、痛为特点，随气机阻滞部位不同，可表现不同的临床证候。例如：脾胃气滞可致脘腹胀满疼痛、嗳气泛酸、恶心呕吐、便秘或腹泻；肝郁气滞可致胁肋疼痛、胸闷不舒、疝气、乳房胀痛或包块以及月经不调；肺气壅滞可致胸闷喘咳等。气逆是指气的升降失常，主要表现呕恶、呃逆或喘息。例如：胃气上逆以呕吐、呃逆、嗳气、恶心、反胃、吐酸为常见症状；肺气上逆以咳嗽、喘促、胸闷气急为常见症状；肝气横逆则常致胃失和降，纳化失司，见脘痛呕逆、嗳气泛酸、腹痛腹泻等。从现代医学的角度看，气滞证或气逆证与消化系统疾病如慢性胃炎、消化不良、溃疡病、胆道疾病、急性或慢性肝炎、肠炎、痢疾，以及支气管哮喘、痛经、乳腺包块、疝气等的临床症状表现相似。因此，理气药的现代药理作用研究，重点围绕其对消化系统的影响及对支气管、子宫平滑肌的作用等方面着手展开。

二、理气药的现代药理研究

1. 对消化系统的影响

（1）对胃肠运动的调节作用　理气药对胃肠运动显示兴奋和抑制双向作用，这与胃肠机能状态、药物剂量及动物种类等有关。大多数理气药具有松弛胃肠平滑肌的作用：枳实、枳壳、青皮、陈皮、香附、木香、乌药等均可降低离体家兔肠管的紧张性，使收缩幅度减小、节律减慢，且能对抗 M 受体激动剂引起的肠肌痉挛性收缩。部分理气药如枳实、枳壳、乌药、大腹皮等能兴奋胃肠平滑肌，可使其收缩节律加快、收缩幅度增强、张力增大。

（2）对消化液分泌的影响　理气药对消化液分泌呈促进和抑制双向作用，这与药物含不同成分及机体所处状态有关。陈皮、木香、乌药、佛手等所含挥发油，对胃肠黏膜具有轻度刺激作用，可促进消化液分泌，呈现健胃和助消化作用。部分理气药及其所含有的有效成分如甲基橙皮苷对病理性胃酸分泌增多有降低作用，对幽门结扎性胃溃疡大鼠，可使其胃液分泌减少，降低溃疡发病率。

（3）利胆　肝的疏泄作用与胆汁排泄功能有关。青皮、陈皮、香附、沉香均有不同程度的利胆作用，能促进胆汁分泌，增加胆汁流量，增加胆汁中胆酸盐含量。

2. 对支气管平滑肌的作用

枳实、青皮、陈皮、香附、木香、甘松、香橼、沉香等多数理气药均有松弛支气管平滑肌作用，能对抗组胺所致的支气管痉挛性收缩。其作用机制可能与直接松弛支气管平滑肌、抑制亢进的迷走神经功能、抗过敏介质释放、兴奋支气管平滑肌的 β 受体有关。

3. 对子宫平滑肌的作用

枳实、枳壳、陈皮、木香等能兴奋子宫平滑肌，而香附、青皮、乌药、甘松则能抑制子宫平滑肌，使痉挛的子宫平滑肌松弛，张力减小。

4. 对心血管系统的作用

枳实、青皮、陈皮注射液有明显的收缩血管、升高血压作用，对各种实验性休克有治疗作用，使休克状态的低血压迅速回升。枳实、枳壳、青皮、陈皮尚能兴奋心脏，使心脏收缩力加强，心输出量及冠脉流量增加。以上作用在灌胃给药时均不能呈现。有效成分为对羟福林和 N-甲基酪胺。

综上所述，理气药的抑制胃肠运动作用是其降逆、止吐、止泻、镇痛的药理作用基础，兴奋胃肠运动是消除胀满的药理作用基础，松弛支气管平滑肌是降逆平喘的药理作用基础。

学习小结

1. 理气药的分类与应用

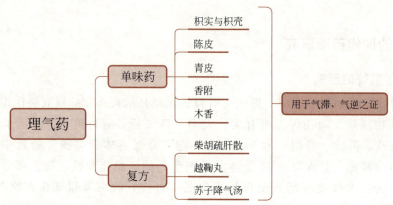

2. 理气药的功效主治与药理作用

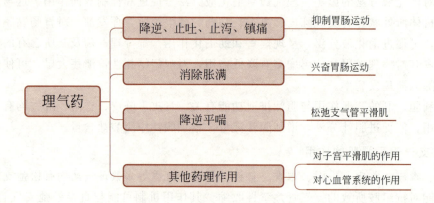

第二节 常用中药

枳实与枳壳

【来源采集】枳实为芸香科植物酸橙 Citrus aurantium L. 及其栽培变种或甜橙 Citrus sinensis Osbeck 的干燥幼果。5～6月收集自落的果实，除去杂质，自中部横切为两半，晒干或低温干燥。枳壳为芸香科植物酸橙 Citrus aurantium L. 及其栽培变种的干燥未成熟果实，7月果皮尚绿时采收，自中部横切为两半，晒干或低温干燥。主产于江西、四川、湖北、贵州等地。

【主要成分】枳壳含挥发油及黄酮类成分。挥发油主要为右旋柠檬烯；黄酮类成分有橙皮苷、新橙皮苷、柚皮苷（即异橙苷）、川陈皮素及苦味成分苦橙苷、苦橙酸等。尚含对羟福林和 N-甲基酪胺，二者含量枳实均较枳壳中多。

【性味归经】味苦、辛、酸，性微寒。归脾、胃经。

【功效主治】枳实具有破气消积，化痰散痞的功效，用于积滞内停，痞满胀痛，泻痢后重，大便不通，痰滞气阻，胸痹，结胸，胃下垂，脱肛，子宫脱垂等。枳壳具有理气宽中，行滞消胀的功效，用于胸胁气滞，胀满疼痛，食积不化，痰饮内停，脏器下垂等疾病。

【药理作用】

1. 与功效主治相关的药理作用

（1）调节胃肠道平滑肌　枳实与枳壳对胃肠道平滑肌具有双向调节作用，这与机体功能状态、动物种属和药物浓度有关。枳实与枳壳对在体平滑肌主要呈兴奋作用，对离体平滑肌主要呈抑制作用；高浓度时抑制肠平滑肌，低浓度时则出现短时间抑制而后兴奋的作用。

（2）对子宫平滑肌的作用　枳实与枳壳对在体子宫具有明显兴奋作用，使子宫的收缩节律加强，张力增加，甚至出现强直性收缩；但对离体子宫则表现为抑制作用。

（3）抗溃疡　枳实挥发油能减少大鼠胃液分泌量及降低胃蛋白酶活性，可预防溃疡形成；对幽门螺杆菌也有一定的杀灭作用。

（4）抗炎作用　枳壳和枳实中所含的黄酮类成分橙皮苷、柚皮苷等有抗炎作用，可抑制炎症早期渗出性炎症反应。

（5）镇痛、镇静、镇咳　枳实挥发油能显著减少乙酸引起的小鼠扭体反应次数及小鼠自发活动次数，表现出一定程度的镇痛作用和中枢抑制作用。柠檬烯有镇咳祛痰作用。芳樟醇有镇静作用。

2. 其他药理作用

（1）利尿作用　枳实注射液或 N-甲基酪胺能明显增加尿量，同时使血压升高，肾血管阻力也明显增高。

（2）对心血管系统的作用　枳实或枳壳注射液静脉注射具有强心、收缩血管、升高血压、增加心排血量、改变心脏泵血功能的作用，可升高血压，对各种类型的休克有作用。其有效成分是对羟福林和 N-甲基酪胺。对羟福林是 α 受体激动剂；N-甲基酪胺可促进内源性儿茶酚胺释放，间接兴奋 α 受体和 β 受体。

综上所述，枳实、枳壳的调节胃肠道平滑肌、抗溃疡、调节子宫平滑肌、镇痛、对心血管系统等作用，是其理气宽中、行滞消胀、化痰散痞功效的药理学依据。此外，枳实和枳壳还具有抗氧化、抗菌、抗病毒等作用。

【现代应用】

（1）休克　枳实注射液、对羟福林及 N-甲基酪胺注射给药可用于治疗感染性、过敏性及心源性休克。

（2）心力衰竭　枳实注射液或对羟福林、N-甲基酪胺可用于治疗心力衰竭。

（3）消化系统疾病　如功能性消化不良、慢性胃炎、胃及十二指肠溃疡、习惯性便秘等。

（4）胃下垂、子宫脱垂、脱肛等　单用枳实、枳壳水煎服，或配伍补益药物使用。

【不良反应】一次静脉注射量过大，升压过高过快，可见暂时性异位节律及无尿。

【注意事项】孕妇慎用。

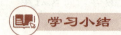

学习小结

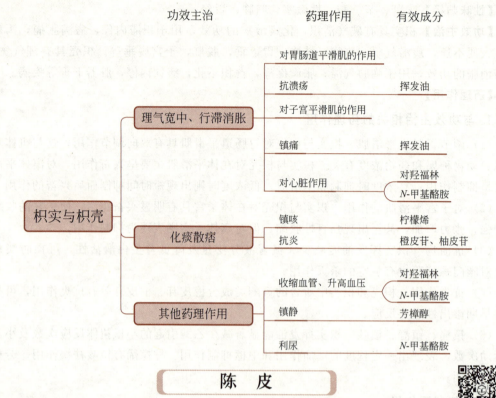

陈 皮

【来源采集】本品为芸香科植物橘 *Citrus reticulata* Blanco 及其栽培变种的干燥成熟果皮。采摘成熟果实，剥取果皮，晒干或低温干燥。主产于福建、四川、江苏、江西等地。

橘井泉香的故事

【主要成分】陈皮主要含挥发油和黄酮类物质。陈皮含挥发油 2%～4%，其主要成分为右旋柠檬烯，占 80% 以上。黄酮类化合物有橙皮苷、橘皮素、新橙皮苷、川陈皮素、二氢川陈皮素等。此外，尚含肌醇、β-谷甾醇、对羟福林等。

【性味归经】味苦、辛，性温。归肺、脾经。

【功效主治】理气健脾，燥湿化痰。用于脘腹胀满，食少吐泻，咳嗽痰多等证。

【药理作用】

1. 与功效主治相关的药理作用

（1）对消化系统的作用

① 调节胃肠道平滑肌。对胃肠道平滑肌既能抑制，又可兴奋，其作用性质与消化道功能状态、药物剂量、实验方法等因素有关。通过兴奋或抑制胃肠道平滑肌使失调的胃肠功能恢复正常。

② 对消化液分泌的影响。陈皮挥发油对胃肠道有温和的刺激作用，能促进大鼠正常胃液的分泌，有助于消化。甲基橙皮苷则能抑制病理性胃液分泌增多，有抑制实验性胃溃疡作用。

③ 利胆。皮下注射甲基橙皮苷，可使麻醉大鼠胆汁及胆汁内固体物排出量增加；陈皮挥发油有溶解胆固醇结石的作用。

（2）祛痰、平喘　陈皮挥发油能松弛支气管平滑肌，水提物或挥发油均能阻滞或解除氯化乙酰胆碱所致的支气管平滑肌收缩，且挥发油对豚鼠药物性哮喘有保护作用。挥发油中的柠檬烯具有刺激性祛痰作用。

(3) 松弛子宫平滑肌　陈皮及其有效成分甲基橙皮苷对离体子宫有抑制作用，并对乙酰胆碱所致子宫平滑肌痉挛有对抗作用。

2. 其他药理作用

(1) 抗炎　橙皮苷及甲基橙皮苷能降低毛细血管的通透性，可防止微血管出血。

(2) 抗氧化　陈皮水提液有明显的清除氧自由基及抗脂质过氧化的作用，橙皮苷具有强烈的清除活性氧的能力。

(3) 对心血管系统的作用　陈皮注射液注射后可增强心肌收缩力，升高血压，增加心排血量，提高心脏指数和心搏指数，达到抗休克作用。甲基橙皮苷注射液具有降压作用，其降压作用与直接扩张血管有关。

此外，陈皮还有抗菌、抗肿瘤、抗血小板聚集、抗过敏、升高血糖等作用。

综上所述，与陈皮理气健脾、燥湿化痰功效相关的药理作用为调节胃肠平滑肌运动、助消化、抗溃疡、利胆保肝、祛痰平喘、松弛子宫平滑肌等作用。

【现代应用】

(1) 消化系统疾病　以陈皮为主的复方如异功散，常用于治疗消化不良、急慢性胃肠炎等属于脾胃气滞证或脾虚气滞证者。

(2) 呼吸系统疾病　可治疗上呼吸道感染及急慢性支气管炎等。

(3) 休克　陈皮提取物（对羟福林）或与人参配伍用于治疗休克。

【不良反应】少数病人服用陈皮可致过敏及便血。

【注意事项】陈皮偏于温燥，有干咳无痰、口干舌燥等症状的阴虚体质者不宜多食。

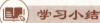　学习小结

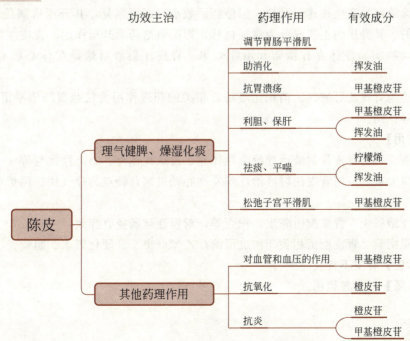

青 皮

【来源采集】本品为芸香科植物橘 Citrus reticulata Blanco 及其栽培变种的干燥幼果或未成熟果实的果皮。5~6 月收集自落的幼果,晒干,习称"个青皮";7~8 月采收未成熟的果实,在果皮上纵剖成四瓣至基部,除尽瓤瓣,晒干,习称"四花青皮"。四花青皮主产于福建、四川、广东、广西、江西、湖南、浙江等地。

【主要成分】青皮主要成分为挥发油、黄酮苷类等。其中,挥发油主要为右旋柠檬烯、枸橼醛、对伞花烃等,黄酮苷主要有对羟福林、橙皮苷、枸橼苷、柚皮苷等。

【性味归经】味苦、辛,性温。归肝、胆、胃经。

【功效主治】疏肝破气,消积化滞。用于胸胁胀痛,疝气疼痛,乳癖,乳痈,食积气滞,脘腹胀痛等证。

【药理作用】

1. 与功效主治相关的药理作用

(1) 对胃肠道平滑肌的作用　青皮与其他理气药相比,松弛胃肠道平滑肌的作用最强。青皮注射液解痉作用可能与拮抗 M 受体,兴奋 α 受体及直接抑制胃肠道平滑肌相关。

(2) 利胆　青皮对胆囊的自发性收缩有明显的抑制作用,能够增加胆汁流量,使其具有保肝作用。

(3) 祛痰、平喘　青皮挥发油中的柠檬烯具有祛痰作用;青皮醇提物有松弛支气管平滑肌的作用,并能拮抗组胺引起的支气管痉挛性收缩,药效与剂量呈正相关。

2. 其他药理作用

对心血管系统的作用　青皮注射液有明显的升压作用,静脉缓慢滴注时升压作用维持时间较长,连续给药易产生快速耐受性,但停药后数小时即可恢复,其升压机制是通过兴奋 α 受体而实现的。其升压的主要成分为对羟福林,胃肠道给药无升压作用。青皮注射液静脉注射,对多种动物实验性休克有预防和治疗效果。青皮注射液对蟾蜍在体心肌有正性肌力作用。

综上所述与青皮疏肝破气、消积化滞功效相关的药理作用为松弛胃肠道平滑肌、利胆、祛痰、平喘等作用。

【现代应用】

(1) 休克　可用青皮注射液治疗感染性休克、过敏性休克、心源性休克等。

(2) 心律失常　可用青皮注射液治疗阵发性心动过速,特点为疗效快、用量小、无明显副作用。

(3) 慢性结肠炎　青皮配伍陈皮、枳壳等,对慢性结肠炎有疗效。

(4) 肝胆疾病　青皮配伍相关药物也可治疗乙型肝炎、肝硬化腹水、胆囊炎、胆石症。

【不良反应】青皮不良反应少。

【注意事项】气虚者慎用。

> 学习小结

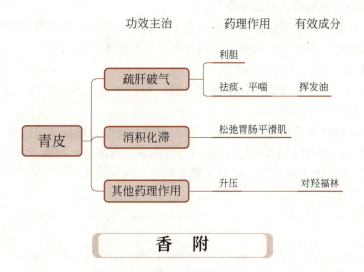

香 附

【来源采集】本品为莎草科植物莎草 *Cyperus rotundus* L. 的干燥根茎。秋季采挖，燎去毛须，置沸水中略煮或蒸透后晒干，或燎后直接晒干。主产于山东、浙江、湖南、河南等地。

【主要成分】香附主要含挥发油，约 1%，其主要成分为香附子烯、香附醇、β-芹子烯、α-香附酮、β-香附酮、广藿香酮；并含少量单萜化合物如柠檬烯、1,8-桉油素、β-蒎烯等。

【性味归经】味辛、微苦、微甘，性平。归肝、脾、三焦经。

【功效主治】疏肝解郁，理气宽中，调经止痛。用于肝郁气滞，胸胁胀痛，疝气疼痛，乳房胀痛，脾胃气滞，脘腹痞闷，胀满疼痛，月经不调，经闭痛经等证。

【药理作用】

1. 与功效主治相关的药理作用

(1) 对子宫的作用 对子宫具有抑制作用，可使子宫平滑肌收缩力减弱、肌张力降低。α-香附酮能抑制离体子宫的自主活动，是香附治疗痛经的有效成分之一。

(2) 雌激素样作用 香附挥发油对去卵巢大鼠有轻度雌激素样活性。

(3) 松弛胃肠道、支气管平滑肌 香附挥发油可使肠管收缩幅度降低、张力下降。α-香附酮能对抗组胺喷雾所致的豚鼠支气管痉挛。

(4) 解热、镇痛 香附醇提取物（含三萜类化合物）皮下注射，能明显提高小鼠对疼痛的耐受力；且有解热作用，解热见效快，持续时间较长。

(5) 抗炎 香附醇提取物腹腔注射，能明显抑制角叉菜胶和甲醛引起的大鼠足趾肿胀。

(6) 利胆保肝 香附水煎液可以促进胆汁分泌，增加胆汁流量；同时对四氯化碳所致的肝损伤大鼠的肝细胞功能有保护作用。

2. 其他药理作用

(1) 对心血管系统的作用 香附水或醇提取物较低浓度时对离体以及在体蛙心、兔心等有强心、减慢心率作用。其有效成分为总生物碱、苷类、黄酮类成分。

(2) 抑制中枢作用　香附醇提取物腹腔注射，能减少小鼠自发活动，并对大鼠条件性回避反射具有抑制作用，对去水吗啡所致呕吐有拮抗作用。

此外，香附还具有抗菌、催眠等作用。

综上所述，香附行气解郁功效与松弛内脏平滑肌、促进胆汁分泌等药理作用有关；其调经止痛功效与其抑制子宫收缩、抗炎、镇痛作用以及雌激素样作用有关。

【现代应用】

(1) 妇科疾病　单用香附或配伍活血理气药，可用于治疗月经不调、痛经、乳房胀痛、乳腺增生等属于肝郁气滞证者。

(2) 胃炎和胃肠绞痛等消化系统疾病　用香附和高良姜共研成细末内服，可用于胃痛。

【不良反应】香附毒性很小，但食用不当有可能会出现恶心、呕吐以及腹泻的现象。

【注意事项】阴虚血热者忌服，血虚气弱者慎用。

学习小结

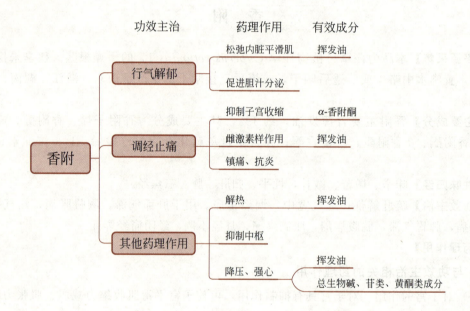

第三节
常用方剂

柴胡疏肝散

【出处与组成】本方出自《证治准绳》。由陈皮 6g，柴胡 6g，川芎 4.5g，枳壳 4.5g，芍药 4.5g，炙甘草 1.5g，香附 4.5g 组成。

柴胡疏肝散方解

【功效主治】 疏肝解郁，行气止痛。主治肝气郁滞证，症见胁肋疼痛，胸闷喜太息，情志抑郁或易怒，或嗳气，脘腹胀满，脉弦。

【用法】 水一盏半，煎八分（2.5g），食前服（现代用法：水煎服）。

【药理作用】

（1）神经系统作用　抑郁模型大鼠海马区域 NE、DA 的含量均有不同程度降低，经柴胡疏肝散治疗后，NE、DA、5-HT 水平显著升高。

（2）神经内分泌调节作用　柴胡疏肝散对围绝经期综合征（PMS）肝郁证大鼠行为学及下丘脑-垂体-肾上腺轴（HPA）有调节作用；能改善肝郁脾虚证模型大鼠下丘脑-垂体-甲状腺轴的功能低下状态；对雌性肝郁模型大鼠的下丘脑-垂体-性腺轴也有良好的改善作用。

（3）胃肠道调节作用　柴胡疏肝散治疗功能性消化不良机制可能与升高胃泌素含量，降低生长抑素含量有关。柴胡疏肝散能够调节肝郁大鼠血清胃动素水平。

（4）糖脂代谢调节作用　柴胡疏肝散能有效降低代谢综合征大鼠血脂水平，还具有抗氧化作用。其机制可能与抑制脂质过氧化、缓解氧化应激损伤、提高抗氧化酶活性及抗自由基损伤等相关。

（5）免疫调节作用　柴胡疏肝散可增加免疫抑制大鼠脾脏及胸腺的重量，升高脏器指数，改善肝郁证大鼠的免疫机能。柴胡疏肝散通过减少炎症因子释放，增强免疫器官功能，而维系机体正常的免疫功能。

（6）氧化应激作用　柴胡疏肝散能降低透明质酸含量和血清淀粉酶活性，提高超氧化物歧化酶活性，进而清除氧自由基，阻止脂质过氧化，提高抗氧化能力。

（7）抗纤维化作用　柴胡疏肝散具有调节肝功能，改善肝纤维化的作用，可降低免疫损伤性肝纤维化大鼠血清中 ALT、AST、γ-GT、ALP 的水平，降低肝组织中羟脯氨酸（HYP）的含量。

（8）抗抑郁作用　柴胡疏肝散可能通过 BNDF/TrkB 信号通路，抑制神经炎症，发挥抗卒中后抑郁模型的作用，且呈剂量依赖性。

（9）抗肿瘤作用　柴胡疏肝散含药血清可以通过抑制 Bcl-2 蛋白表达和降低血管内皮生长因子的水平来诱导人乳腺癌上皮细胞的凋亡，发挥抗肿瘤作用。

【临床应用】 常用于慢性胃炎、抑郁症、功能性消化不良、反流性食管炎、胆汁反流性胃炎、胆囊炎、消化性溃疡、乳腺增生、乙型肝炎、心绞痛等多种疾病的治疗。

【使用注意】 本方为行气之品，多芳香辛燥，易伤正气，故不宜久服。孕妇慎用。

 知识链接

芸香科柑橘属植物与理气药

理气药中有许多药物属芸香科柑橘属，例如陈皮、青皮、枳实、枳壳、佛手、香橼等。陈皮的来源为芸香科植物橘 *Citrus reticulata* Blanco 及其栽培变种的干燥成熟果皮，根据各地的地理气候条件不同会有不同的品种。宋代根据橘的采收时间不同而有了青皮、陈皮之分。南北朝时有橘皮去白的加工方法，称该加工品为橘红，直至明代将橘红作为单独一味药材列出。橘皮自明代开始以广东为道地，清代以来更是集中在广东新会一带。化橘红始于清代，为化州柚 *Citrus grandis* 'Tomentosa' 或柚 *Citrus grandis* (L.) Osbeck

的未成熟或近成熟的干燥外层果皮。药材香橼原以"枸橼"为正名，被附于《本草经集注》"豆蔻"条下，《中华人民共和国药典》规定香橼为芸香科植物枸橼 Citrus medica L. 或香圆 Citrus wilsonii Tanaka 的干燥成熟果实。而药材佛手首载于《滇南本草》，其来源为芸香科柑橘属植物佛手 Citrus medica L. var. sarcodactylis Swingle 的干燥果实，一般认为是枸橼的变种。

思考与练习

一、单项选择题

1. 理气药主要用于治疗（　　）。
   A. 气虚证　　　　B. 气滞证　　　　C. 血虚证　　　　D. 血瘀证
   E. 气血两虚证

2. 现代医学中常用理气药治疗（　　）。
   A. 各类感冒　　　B. 消化不良　　　C. 关节痛　　　　D. 心律失常
   E. 发热

3. 以下不是理气药的主要药理作用的是（　　）。
   A. 双向调节胃肠运动　　　　　　B. 利胆
   C. 松弛支气管平滑肌　　　　　　D. 双向调节子宫平滑肌
   E. 兴奋中枢神经系统

4. 下列不是理气药对支气管平滑肌作用的主要机制的是（　　）。
   A. 直接松弛支气管平滑肌　　　　B. 抑制亢进的迷走神经
   C. 抑制亢进的交感神经　　　　　D. 抗过敏介质释放
   E. 兴奋支气管平滑肌的 β 受体

5. 与理气药降逆平喘功效有关的药理作用是（　　）。
   A. 松弛支气管平滑肌　　　　　　B. 兴奋心脏
   C. 增加心输出量　　　　　　　　D. 兴奋子宫平滑肌
   E. 扩张血管

6. 中药枳实和枳壳中主要含有的有效成分为（　　）。
   A. 生物碱、黄酮类化合物　　　　B. 生物碱、醌类化合物
   C. 黄酮、挥发油类化合物　　　　D. 挥发油、皂苷类化合物
   E. 皂苷、强心苷类化合物

7. 枳实用于治疗胃肠无力性消化不良的药理基础是（　　）。
   A. 对胃肠的兴奋作用　　　　　　B. 对胃肠的抑制作用
   C. 对胃肠的双向调节作用　　　　D. 对胃肠的先兴奋后抑制作用
   E. 对胃肠的先抑制后兴奋作用

8. 枳实的临床应用有（　　）。
   A. 功能性子宫出血　　　　　　　B. 流产
   C. 早孕反应　　　　　　　　　　D. 胃下垂
   E. 胆囊炎

9. 中药枳实升压作用的主要有效成分是（　　）。
   A. 柠檬烯　　　　B. N-甲基酪胺　　　C. 葫芦巴碱　　　　D. 甲硫氨酸
   E. 消旋去甲乌药碱
10. 中药陈皮降血压作用的主要有效成分是（　　）。
    A. 对羟福林　　　B. N-甲基酪胺　　　C. 川陈皮素　　　　D. 甲基橙皮苷
    E. 柠檬烯
11. 中药陈皮的主要临床应用有（　　）。
    A. 高脂血症　　　B. 脱肛　　　　　　C. 肾炎水肿　　　　D. 支气管炎
    E. 月经不调
12. 中药陈皮的主要药理作用是（　　）。
    A. 镇咳　　　　　B. 收缩血管　　　　C. 泻下　　　　　　D. 祛痰平喘
    E. 解热
13. 中药青皮升血压的主要有效成分是（　　）。
    A. 氯化甲基多巴胺　　　　　　　　　B. 氢氰酸
    C. 对羟福林　　　　　　　　　　　　D. 消旋去甲乌药碱
    E. 黄酮苷
14. 中药青皮对心血管系统的主要作用是（　　）。
    A. 升高血压　　　B. 降低血压　　　　C. 加快心率　　　　D. 减慢心率
    E. 以上都不对
15. 中药青皮祛痰作用的主要有效成分是（　　）。
    A. 柠檬烯　　　　B. 氢氰酸　　　　　C. 对羟福林　　　　D. 枸橼酸
    E. 黄酮苷
16. 以下作用中与香附调经止痛作用无关的是（　　）。
    A. 促进胆汁分泌　　　　　　　　　　B. 抑制子宫平滑肌
    C. 雌激素样作用　　　　　　　　　　D. 抗炎
    E. 镇痛
17. 下列哪项不是香附的主要药理作用？（　　）
    A. 利胆　　　　　B. 抑制中枢　　　　C. 抗炎　　　　　　D. 镇痛
    E. 升高血压
18. 中药香附的临床应用有（　　）。
    A. 头痛　　　　　B. 支气管哮喘　　　C. 痛经　　　　　　D. 急性咽炎
    E. 脱肛
19. 柴胡疏肝散的主治为（　　）。
    A. 气血两虚证　　　　　　　　　　　B. 心气虚寒证
    C. 脾胃气虚证　　　　　　　　　　　D. 胸中血瘀证
    E. 肝气郁结证
20. 现代可用柴胡疏肝散治疗（　　）。
    A. 气血两虚的月经不调　　　　　　　B. 情志不畅，痰气互结的梅核气
    C. 气滞血瘀的头痛　　　　　　　　　D. 上实下虚的痰喘
    E. 气滞血瘀的慢性胃炎

二、问答题

1. 简述理气药的主要药理作用。
2. 简述与陈皮理气健脾、燥湿化痰功效相关的药理作用。
3. 简述香附调经止痛的主要药理学依据。

第十四章
消 食 药

电子课件

> **导学** ▶▶▶
> 本章重点介绍消食药的现代药理作用，常用单味中药山楂、麦芽、鸡内金及常用复方保和丸主要药理作用和现代临床应用。
>
> **学习要求** ▶▶▶
> 1. 掌握消食药的现代药理作用；山楂、麦芽的主要药理作用、有效成分、作用机理及现代临床应用。
> 2. 熟悉鸡内金的主要药理作用、有效成分及现代临床应用；与积食症相关的主要临床表现和病理变化。
> 3. 了解山楂、麦芽、鸡内金主要成分及不良反应。

第一节 概 述

一、消食药的概念与应用

凡以消食化积为主要功效的药物，称为消食药。

消食药多味甘，性平，少数偏温，归脾、胃经，具有消食导滞、促进消化的功效，此外还具有健脾益胃的作用。适用于食滞中阻引起的脘腹胀满，不思饮食，嗳气吞酸，恶心呕吐，大便失调，舌质淡红，脉弦滑以及脾胃虚弱等。常见于现代医学某些消化系统疾病，如消化不良、胃肠功能紊乱等。常用消食药有山楂、麦芽、谷芽、神曲、莱菔子、鸡内金等，常用复方有保和丸、枳实导滞丸、健脾丸、大山楂丸、木香槟榔丸等。目前对于消食药的药理作用研究主要集中在助消化、对胃肠运动的调节等方面。

二、消食药的现代药理研究

（1）**助消化作用**　消食药主要通过所含消化酶产生助消化作用，也能通过促进胃液分泌提高消化能力。山楂、神曲中含有脂肪酶，有利于脂肪的消化。此外，山楂含有柠檬酸、苹果酸等多种有机酸，能提高胃蛋白酶活性，促进蛋白质消化。麦芽、谷芽中含有淀粉酶,能促进碳水化合物的消化,主消米面食积。神曲为酵母制剂,除含消化酶外,尚含多量酵母菌,可增进食欲,促进消化。山楂和鸡内金还能促进胃酸和胃液分泌。

（2）调节胃肠运动　消食药对胃肠运动有不同的影响。鸡内金和莱菔子能增强胃肠运动,促进胃排空;山楂既能对抗乙酰胆碱引起的胃肠痉挛性收缩,又能促进松弛状态的胃肠平滑肌收缩,显示出对胃肠活动的双向调节作用。

综上所述,助消化作用和调节胃肠运动是消食药发挥消食化滞、促进消化作用的药理学基础。此外,山楂、莱菔子等药物尚具有改善心功能、降低血压、降血脂等作用。

> **学习小结**

1. 消食药的分类与应用

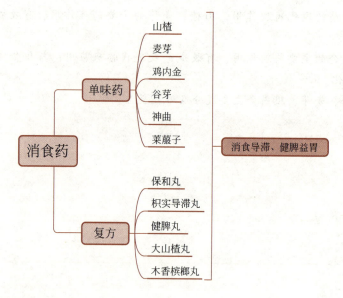

2. 消食药的功效主治与药理作用

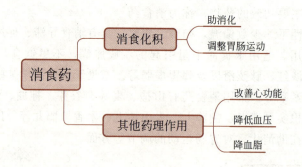

第二节 常用中药

山 楂

大山楂丸

【来源采集】山楂为蔷薇科植物山里红 *Crataegus pinnatifida* Bge. var. *major* N. E. Br. 或山楂 *Crataegus. pinnatifida* Bge. 的干燥成熟果实。主产于黑龙江、吉林、辽宁、内蒙古、河北、河南等地。

【主要成分】山楂主要成分为黄酮类、有机酸类、三萜类、木脂素类、单萜及倍半萜、挥发性成分及氨基酸等。其中黄酮类主要包括芹菜素、木犀草素、山奈酚、槲皮素等；有机酸类主要包括苯甲酸、对羟基苯甲酸、没食子酸等。

【性味归经】味酸、甘，性微温。归脾、胃、肝经。

【功效主治】消食健胃，行气散瘀。用于肉食积滞，胃脘胀满，泻痢腹痛，瘀血经闭，产后瘀阻，心腹刺痛，胸痹心痛，疝气疼痛，高脂血症等。

【药理作用】

1. 功效主治相关的药理作用

（1）促进消化　山楂中富含维生素 C、维生素 B_2、胡萝卜素和多种有机酸，可促进胃液分泌，增加胃液酸度，提高胃蛋白酶活性；山楂中含脂肪酶，能促进脂肪的消化。

（2）调节胃肠运动　山楂对胃排空和小肠推进有促进作用，以焦山楂效果最好，炒炭作用减弱。山楂中有机酸是促进胃肠运动的有效成分，与激动 M 受体有关。

（3）心脏保护作用　山楂总黄酮可以抗心肌缺血和再灌注损伤，其机制可能为：①抗氧化应激和抑制钙超载；②增加冠脉血流量，降低心肌耗氧量。山楂提取物还有一定的抗心律失常作用，能缩短小鼠室性心律失常持续时间。

（4）降压作用　山楂水提物、黄酮、三萜酸均能降低麻醉猫的血压，相同剂量下，三萜酸作用最佳。其降压机制主要是促进舒血管物质 NO 的生成和阻滞 Ca^{2+} 内流引起外周血管舒张。

（5）调节血脂与抗动脉粥样硬化　山楂黄酮类成分能降低血清 TC、LDL-C 和 TG 的含量，并显著升高 HDL-C。其机制可能为：抑制胆固醇合成的限速酶（HMG-CoA 还原酶），从而抑制胆固醇的合成；升高低密度脂蛋白受体（LDLR），促进胆固醇进入肝脏代谢。山楂总黄酮可通过改善冠脉血流量、减少脂质过氧化损伤、调节血脂和阻止血小板聚集从而发挥抗动脉粥样硬化作用。

（6）脑血管保护作用　山楂中总黄酮、山奈酚在对抗脑缺血和再灌注损伤中发挥了重要作用。其机制可能是减轻脑缺血时的炎症反应和脑细胞损伤，抑制脑细胞凋亡，增强神经元与轴突的再生能力。

2. 其他药理作用

(1) 肝脏保护作用 山楂多酚可以降低 AST、ALT 和 ALP 的水平，减少肝细胞凋亡。山楂叶总黄酮能减轻酒精性和非酒精性肝损伤，这可能与缓解肝脏氧化应激，维持肝细胞功能，减少炎症反应，增强肝脏的抗氧化能力有关。

(2) 抗菌作用 山楂粗黄酮体外对大肠杆菌、金黄色葡萄球菌、枯草芽孢杆菌、米曲霉、黑曲霉有很好的抑制效果。

(3) 抗氧化作用 山楂总多酚、总黄酮和果胶能清除自由基，抑制脂质过氧化损伤，延缓衰老；果胶还能显著提高肝脏抗氧化酶系统活性。

(4) 免疫调节 山楂熊果酸能显著增加白细胞数并增强巨噬细胞的吞噬功能。

【现代应用】

(1) 消化不良 山楂单用或大山楂丸、保和丸，可用于治疗食滞中阻及脾胃虚弱引起的各种消化不良，尤其适用于肉食积滞。

(2) 冠心病、心绞痛 山楂、山楂制剂及有效成分黄酮类化合物制剂，可用于治疗冠心病、心绞痛。

(3) 高脂血症、动脉粥样硬化 山楂煎剂、粗粉、相关制剂及山楂制成的食品，均可用于治疗高脂血症。

【不良反应】山楂含有多种有机酸和鞣质，有机酸可与重金属相结合或鞣质与胃液中的蛋白相结合生成不溶于水的聚合物，沉积于胃内形成硬块即结石。也有报道称，胃切除患者食用生山楂在小肠内形成结石而致肠梗阻。

【注意事项】山楂中有机酸含量较高，多食令人嘈烦易饥，损伤脾胃，且易腐蚀牙齿，故不宜贪多。脾虚气弱和胃酸分泌过多者慎用。

学习小结

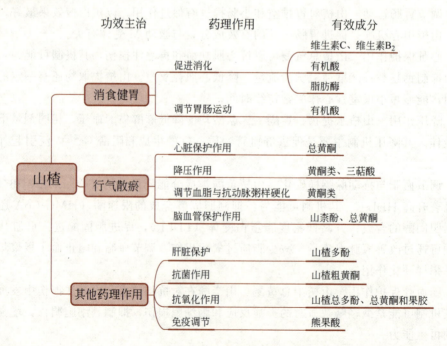

麦 芽

【来源采集】本品为禾本科植物大麦 *Hordeum vulgare* L. 的成熟果实经发芽干燥而得,全国大部分地区均产。

【主要成分】麦芽主要含有 α-淀粉酶、β-淀粉酶、催化酶、过氧化异构酶等。

【性味归经】味甘,性平。归脾、胃经。

【功效主治】行气消食,健脾开胃,退乳消胀。用于食积不消,脘腹胀痛,脾虚食少,呕吐泄泻,乳汁郁积,乳房胀痛,妇女断乳,肝郁胁痛,肝胃气痛等。

【药理作用】

1. 与功效主治相关的药理作用

(1) 助消化　麦芽善消化米面、薯芋类食物。麦芽煎剂对胃酸及胃蛋白酶的分泌有轻度促进作用,所含 α-淀粉酶和 β-淀粉酶可使淀粉分解为麦芽糖与糊精。

(2) 催乳和回乳　生麦芽有催乳作用,可促进乳腺腺泡扩张及乳汁充盈。炒麦芽用于回乳,《滇南本草》谓麦芽可治"妇人奶乳不收,乳汁不止"。

2. 其他药理作用

麦芽浸剂口服可降低血糖;小麦胚芽能显著降低高脂血症小鼠血清胆固醇及甘油三酯含量。此外,大麦芽胍碱 A、大麦芽胍碱 B 有抗真菌作用。

【现代应用】

(1) 小儿泄泻、消化不良　麦芽(炒焦)9g,带壳高粱(炒炭)15g,鸡内金6g,红糖3g,治疗婴幼儿腹泻。麦芽、山楂、神曲各18g,治疗小儿消化不良。

(2) 乳汁郁积,妇女断乳　乳汁郁积用生麦芽;回乳炒麦芽60g,水煎服。

【不良反应】本品毒性小,但变质麦芽不得服用,因有剧毒真菌寄生,可致中毒。

【注意事项】元气中虚者,勿多用。腹有胎妊者,不宜多用。

学习小结

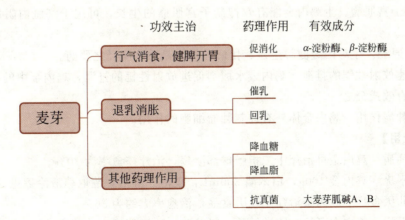

鸡内金

【来源采集】本品为雉科动物家鸡 Gallus gallus domesticus Brisson 的干燥沙囊内壁，全国各地均产。

【主要成分】鸡内金主要含有蛋白质、氨基酸、多糖和金属元素等。蛋白质主要由胃蛋白酶、淀粉酶和角蛋白等组成，其中胃蛋白酶和淀粉酶是不可缺少的活性蛋白；此外，含有大量氨基酸。

【性味归经】味甘，性平。归脾、胃、小肠、膀胱经。

【功效主治】健胃消食，涩精止遗，通淋化石。用于食积不消，呕吐泻痢，小儿疳积，遗尿，遗精，石淋涩痛，胆胀胁痛。

【药理作用】

1. 与功效主治相关的药理作用

（1）助消化　鸡内金本身只含微量的胃蛋白酶和淀粉酶，但服药后能增加胃液分泌和促进胃肠蠕动。

（2）止遗尿　生鸡内金可固精缩尿，治疗遗精和遗尿。

（3）化结石　生鸡内金和金钱草配伍有显著的化石消坚作用。以鸡内金、金钱草、海金沙"三金"为伍，有增强胆囊收缩、促进胆汁分泌和排泄的作用，排石、溶石效果显著。

2. 其他药理作用

（1）调节血糖、血脂　鸡内金多糖可有效降低糖尿病、高脂血症大鼠的血糖和血脂水平，可使总胆固醇、甘油三酯、低密度脂蛋白胆固醇和空腹血糖显著降低，使高密度脂蛋白胆固醇升高。

（2）对内分泌、生殖系统的影响

① 改善乳腺增生。生鸡内金善化瘀血，能有效改善乳腺增生的症状，与逍遥散配伍可增强其治疗作用。

② 抑制子宫肌瘤。生鸡内金能有效抑制子宫肌瘤的生长，可用于瘀血内阻所致的子宫肌瘤。

③ 活血通经。生鸡内金健脾生血、化瘀通经，是治疗闭经之要药。

（3）加速放射性锶的排泄　鸡内金水煎剂促进放射性锶的排泄，鸡内金中的氯化铵为促进锶排出的有效成分之一。

（4）抗肿瘤作用　鸡内金体外有抑制肿瘤细胞的作用。

【现代应用】

（1）溃疡病　鸡内金可治疗十二指肠球部溃疡，治疗痊愈率为70%。

（2）扁平疣　鸡内金100g，白米醋300mL，浸泡30h后，蘸取药液涂擦患处。

（3）小儿厌食症　鸡内金治疗小儿厌食症，治愈率大约为86%。

（4）结石病　鸡内金可治疗胆道结石、肾结石、输尿管结石、胆囊结石。

【不良反应】未见明显不良反应。

【注意事项】鸡内金所含的胃激素、蛋白质等不耐高温，故不宜久炒、久煎，研末冲服效果较佳；能通经活血，为保证安全在女性孕期应慎用。大气下陷、咳嗽吐血等、证均应忌用。

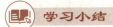

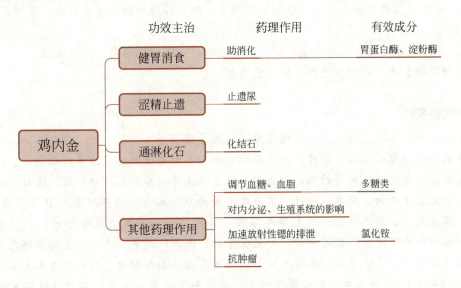

第三节 常用方剂

保和丸

【出处与组成】本方出自《丹溪心法》。由焦山楂 180g，六神曲 60g，制半夏 90g，茯苓 90g，陈皮 30g，莱菔子 30g，连翘 30g 组成。

【功效主治】消食，导滞，和胃。主治食积停滞，脘腹胀痛，嗳腐吞酸，厌食呕恶，大便泄泻，舌苔厚腻，脉滑等。

【用法】口服，水丸每次 6~9g，温开水送下。亦可水煎服，用量按原方比例酌减。

【药理作用】

(1) 促进胃肠运动 保和丸对正常小鼠及利血平所致脾虚证小鼠胃排空和小肠推进均有促进作用。还可对抗阿托品所致胃肠运动减慢，使胃内残留率明显降低，提高小肠推进率。

(2) 调节胃酸、胃蛋白酶分泌 保和丸灌胃大鼠，小剂量（5g/kg）对胃液分泌量、总酸度、和总酸排出量无明显影响，较大剂量（20g/kg）能减少胃液分泌量和总酸排出量；两种剂量灌胃均能明显提高胃蛋白酶活性。

(3) 调节胰液、胆汁分泌 保和丸可轻度增加麻醉大鼠胰液、胆汁分泌量，可明显增加胰蛋白排出量和胰淀粉酶活性。

(4) 降血脂 保和丸联合阿托伐他汀钙片治疗高脂血症疗效更显著。

【临床应用】

(1) 小儿泄泻 本方治疗小儿夏令消化不良型腹泻效果肯定。

(2) 慢性萎缩性胃炎 以保和丸为基本方治疗慢性萎缩性胃炎，症状改善，疗效显著。

(3) 化疗引起的胃肠道反应 以保和丸为主，配合静脉点滴甲氧氯普胺，效果较单用甲氧氯普胺好。

(4) 小儿咳嗽 以保和丸为主，对夜咳为甚或昼夜阵发剧咳者，疗效确切。

【使用注意】本方属攻伐之剂，故不宜久服。

 知识链接

"三钱莱菔子，换个红顶子"

传说有一年慈禧太后过生日，由于山珍海味各色精美食物吃得过多，病倒了。她不知道这是因贪吃厚腻之物而得的病，于是命令御医用上等人参煎成"独参汤"进补。这对她的病无疑是火上浇油。独参汤服过，不但没有使她病体好转，反而日甚一日地觉得头胀、胸闷、浑身无力、不思饮食，并且脾气暴躁、鼻孔流血。御医们没能治好，只得张榜求医。一位郎中看了皇榜，经过分析，心里有了数，便揭榜而去。进宫给慈禧诊断之后，即从药箱里取了三钱莱菔子，将其研为细末，再用茶水、面粉调匀，做成药丸呈上去，美其名曰"小罗汉丸"。没想到，慈禧服了三天，病便好了。慈禧大喜，赐给这位郎中一个红顶子（清代官衔的标志）。这就是"三钱莱菔子，换个红顶子"这则佳话的来历。

 思考与练习

一、单项选择题

1. 含有脂肪酶助消化的药物是（   ）。

A. 莱菔子　　　B. 枳实　　　　C. 麦芽　　　　D. 陈皮

E. 山楂

2. 下列关于山楂的药理作用，错误的是（   ）。

A. 助消化　　　B. 抗心肌缺血　C. 降压　　　　D. 镇咳

E. 调节脂质代谢

3. 下列具有助消化作用的药物，不包括（   ）。

A. 山楂　　　　B. 莱菔子　　　C. 鸡内金　　　D. 谷芽

E. 香附

4. 能提高胃蛋白酶活性的药物是（   ）。

A. 神曲　　　　B. 山楂　　　　C. 麦芽　　　　D. 谷芽

E. 莱菔子

5. 下列关于山楂的现代应用，错误的是（   ）。

A. 消化不良　　B. 便秘　　　　C. 高脂血症　　D. 动脉粥样硬化

E. 冠心病

6. 能增加心肌血流量的药物是（   ）。

A. 山楂　　　　B. 枳壳　　　　C. 莱菔子　　　D. 麦芽

E. 神曲

7. 下列关于山楂助消化的药理作用，错误的是（   ）。
   A. 增加胃液酸度　　B. 促进胰液分泌　　　C. 促进脂肪消化　　　D. 调节胃肠运动
   E. 促进胃液分泌

8. 含有淀粉酶，促进碳水化合物消化的药物是（   ）。
   A. 麦芽　　　　B. 山楂　　　　C. 神曲　　　　D. 鸡内金
   E. 陈皮

9. 米面食积所导致的消化不良宜选用（   ）。
   A. 山楂　　　　B. 麦芽　　　　C. 鸡内金　　　　D. 神曲
   E. 莱菔子

10. 肉食所导致的消化不良适宜选用（   ）。
    A. 山楂　　　　B. 麦芽　　　　C. 鸡内金　　　　D. 神曲
    E. 莱菔子

11. 具有催乳和回乳作用的药物是（   ）。
    A. 麦芽　　　　B. 谷芽　　　　C. 神曲　　　　D. 莱菔子
    E. 鸡内金

12. 具有通淋化石作用的药物是（   ）。
    A. 麦芽　　　　B. 山楂　　　　C. 鸡内金　　　　D. 谷芽
    E. 神曲

13. 治疗遗精和遗尿宜选用（   ）。
    A. 山楂　　　　B. 麦芽　　　　C. 鸡内金　　　　D. 神曲
    E. 莱菔子

14. 具有化痰止咳平喘作用的消食药是（   ）。
    A. 山楂　　　　B. 麦芽　　　　C. 鸡内金　　　　D. 神曲
    E. 莱菔子

15. 治疗胆道结石、肾结石、输尿管结石等宜选用（   ）。
    A. 山楂　　　　B. 麦芽　　　　C. 鸡内金　　　　D. 神曲
    E. 莱菔子

二、简答题

简述与山楂功效主治相关的药理作用。

第十五章
止血药

电子课件

> **导学** ▶▶▶
> 本章重点介绍止血药的现代药理作用，常用单味中药三七、蒲黄及常用复方云南白药主要药理作用和现代临床应用。
>
> **学习要求** ▶▶▶
> 1. 掌握止血药的现代药理作用；三七的主要药理作用、有效成分、作用机理及现代临床应用。
> 2. 熟悉蒲黄、云南白药的主要药理作用、有效成分及现代临床应用。

第一节 概述

一、止血药的概念与应用

凡能促进血液凝固，制止体内外出血的药物，称为止血药。

止血药药性有寒温之分，多入心、肝、脾经，具有止血、清热凉血、收敛、化瘀、温经等功效。适用于咯血、咳血、衄血、吐血、尿血、便血、崩漏、紫癜及外伤出血等各种出血证。根据主要功效，止血药可分为凉血止血药、化瘀止血药、收敛止血药、温经止血药四类，常见药物有三七、蒲黄、茜草、白及、紫珠、仙鹤草、大蓟、小蓟、侧柏叶、地榆、槐花、白茅根、艾叶、炮姜等。

出血证均以出血为临床症状，常见的病机有血热妄行、阴虚火旺、瘀血内阻、气不摄血等，与现代医学中的出血、紫癜、凝血障碍等症状相似。血液系统存在凝血和抗凝血两个对立而统一的矛盾过程，二者相辅相成以保持动态平衡，使血液在生理情况下既能在血管内不断流通，也能在损伤的局部发生凝固以止血。在病理情况下，上述平衡被破坏，或发生血流不止，或形成血栓、栓塞。目前认为，造成出血性疾病的病因包括：血管损伤、血管通透性增加、凝血障碍、纤维蛋白溶解系统功能亢进等。

二、止血药的现代药理研究

（1）收缩局部血管　槐花、三七、小蓟、白茅根、紫珠等能收缩局部小血管，降低毛细血管通透性，减少出血。

（2）促进凝血因子生成　大蓟能促进凝血酶原激活物生成；小蓟含有凝血酶样活性物质；三七能增加凝血酶含量；白茅根能促进凝血酶原生成；艾叶、茜草等能促进凝血过程而止血。

（3）增加血小板数量及功能　三七能促进血小板释放、增加血小板数量，提高血小板的黏附性和聚集能力；白及能增强血小板因子Ⅲ的活性；地榆能增强血小板功能；蒲黄、小蓟、紫珠、仙鹤草能增加血小板数量而止血。

（4）抗纤维蛋白溶解　白及、紫珠、小蓟、艾叶能抗纤维蛋白溶解而止血。

（5）抗凝血　三七、蒲黄等可抑制血小板聚集，三七可抑制纤维蛋白原向纤维蛋白的转化，并具有一定的促纤溶作用。

此外，部分药物还有抗炎、镇痛、抗肿瘤、调节免疫、保肝等作用。

综上所述，与止血功效相关的药理作用为收缩局部血管、促进凝血因子生成、增加血小板数量及功能、抗纤维蛋白溶解；与化瘀、温经功效相关的药理作用为抗凝血。

学习小结

1. 止血药的分类与应用

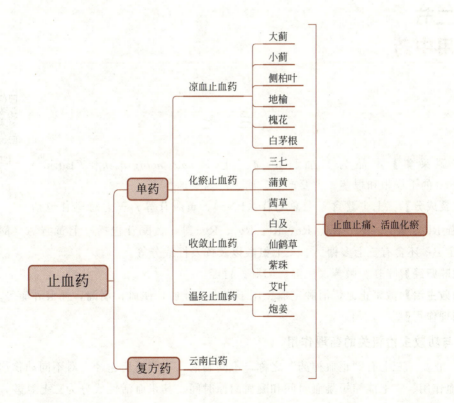

2. 止血药的功效主治与药理作用

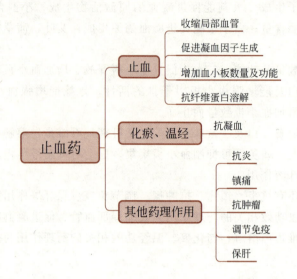

第二节
常用中药

三 七

三七类药物的
不良反应
事件分析

【来源采集】本品为五加科植物三七 *Panax notoginseng* （Burk.）F. H. Chen 的干燥根和根茎。主要产于云南、广西等地。

【主要成分】三七主要含三七总皂苷（PNS）、黄酮苷等。三七总皂苷包括人参皂苷 Rb_1、Rb_2、Rc、Rd、Re、Rf、Rg_1、Rg_2 等；黄酮苷包括三七黄酮 A（槲皮素）、三七黄酮 B；还含有三七多糖 A、三七氨酸以及挥发性成分等。

【性味归经】味甘，微苦，性温。归肝、胃经。

【功效主治】散瘀止血，消肿定痛。用于咯血、吐血、便血、崩漏、痈疽肿痛等。

【药理作用】

1. 与功效主治相关的药理作用

（1）止血　三七有"止血神药"之称，不同制剂、不同给药途径、对不同动物均显示较强的止血作用。三七能缩短凝血时间和凝血酶原时间。其止血活性成分为三七氨酸，通过增加血小板数量、增强血小板功能发挥作用，还与收缩局部血管、增加血液中凝血酶含量有关。三七氨酸加热易被破坏，故三七止血宜生用。

（2）抗血栓　三七能抑制胶原、ADP 等诱导的血小板聚集，抗血栓形成。其有效成分是三七皂苷，主要是人参皂苷 Rg_1。三七抗血栓形成的作用环节包括了抗血小板聚集，抗凝血酶和促进纤维蛋白溶解过程。

(3) 促进造血　三七能"祛瘀生新",可明显促进60Co-γ射线照射小鼠多能造血干细胞的增殖,增加脾脏重量;对环磷酰胺引起的小鼠白细胞减少也有促进恢复作用。三七注射液能显著促进急性失血性贫血大鼠的红细胞、网织红细胞、血红蛋白的恢复。

(4) 对心血管系统的作用

① 对心脏的影响:PNS具有降低心肌收缩力,减慢心率,扩张外周血管,降低外周阻力的作用。三七能拮抗$CaCl_2$引起的豚鼠离体心肌收缩力和收缩频率的增加,具有钙通道阻滞作用。

② 对血管、血压的影响:三七及PNS具有扩血管、降血压作用,降低舒张压作用更明显。PNS对不同部位血管具有选择性扩张作用,对大动脉如胸主动脉、肺动脉扩张作用弱,而对肾动脉、肠系膜动脉、门静脉、下腔静脉等小动脉和静脉扩张作用强。其扩血管作用主要与其阻止Ca^{2+}内流有关。

③ 抗心肌缺血、脑缺血:三七总黄酮、PNS及三七绒根提取物能对抗脑垂体后叶素引起的家兔急性心肌缺血所致的T波升高,缩小心肌梗死面积。其抗心肌缺血作用机理为:扩张冠脉,增加冠脉血流量,改善心肌血氧供应;抑制心肌收缩力,减慢心率,降低心肌耗氧量;抗脂质过氧化;提高耐缺氧能力。PNS可明显扩张软脑膜微小血管,加快血流速度,增加局部血流量;此外,尚且延缓缺血组织ATP的分解,改善能量代谢以及抑制脂质过氧化,提高脑组织中SOD活性,清除氧自由基。

④ 抗心律失常:PNS能拮抗哇巴因、毒毛花苷K、乌头碱等诱发的心律失常,缩短窦性心律恢复时间并延长持续时间。其抗心律失常作用机制包括:降低自律性,减慢传导;延长动作电位时程(ADP)和有效不应期(ERP),消除折返激动;阻滞慢钙道通,使慢内向电流峰值显著降低。

⑤ 抗动脉粥样硬化:三七能抑制高胆固醇饮食大鼠β-脂蛋白、总脂、磷脂及游离脂肪酸的升高,并呈量效关系。PNS能显著抑制实验性动脉粥样硬化兔动脉内膜斑块的形成,其机制可能是PNS可升高动脉壁PGI_2,降低TXA_2含量,从而纠正PGI_2-TXA_2之间的失衡。

(5) 抗炎　PNS及三七皂苷R_1、Rb_1、Rd、Rg_1及槲皮素等可通过IL-1β、肿瘤坏死因子-β、IL-6、环氧化酶-2和iNOS的表达,减轻炎症反应,发挥抗炎作用。

(6) 镇痛　三七对小鼠扭体法、热板法及大鼠光辐射甩尾法等多种疼痛模型有镇痛作用,镇痛有效成分为人参二醇皂苷。

(7) 抗肿瘤及调节免疫功能　PNS可预防和对抗钴60(^{60}CO)照射引起的小鼠白细胞减少,增加溶血空斑数和提高腹腔巨噬细胞的吞噬功能。三七多糖对豚鼠补体低下有促进恢复作用。PNS和三七多糖是三七调节免疫功能的主要物质基础。PNS及人参皂苷Rh_1、Rh_2可抑制多种肿瘤细胞的增殖和侵袭,促进癌细胞凋亡。

2. 其他药理作用

(1) 保肝　PNS对CCl_4、D-半乳糖胺等致肝损伤有保护作用,可降低大鼠血清中ALT、AST及LDH的活性,使肝细胞变性坏死减轻。三七也具有抗慢性肝纤维化作用,减少成纤维细胞和胶原的增生。三七还有一定的利胆和促进肝脏蛋白质合成作用。

(2) 延缓衰老及抗氧化　三七可显著提高脑组织SOD活性,减少LPO的生成。PNS

可延长果蝇平均寿命、提高其飞翔能力、降低其头部脂褐素含量；可显著提高小鼠血清、脑组织 SOD 活性，可减少心、肝、脑组织中 MDA 的生成。

综上所述，与三七散瘀止血、消肿定痛功效相关的药理作用包括止血、抗血栓、促进造血、抗炎、镇痛等作用。

【现代应用】

（1）上消化道出血　三七注射液静脉滴注可用于治疗多种原因引起的上消化道出血。

（2）眼前房出血　10%三七注射液电离子导入眼内，或以含三七提取物的血栓通注射液静脉滴注可治疗眼前房出血。

（3）心、脑血管疾病　血栓通胶囊、血栓通注射液可用于治疗冠心病、心绞痛、脑血栓等。

（4）高胆固醇血症　服用生三七粉，日用量 0.9g，连用 10 周上可用于治疗高胆固醇血症。

（5）肝炎　参三七注射液或口服生三七粉可用于治疗慢性肝炎。

（6）跌打损伤、瘀滞肿痛　三七及其复方制剂用于治疗跌打损伤、软组织挫伤、扭伤、骨折等。

【不良反应】临床口服治疗量三七粉每次 1～1.5g，一般无明显副作用。少数病人可出现胃肠道不适及出血倾向，如痰中带血、齿龈出血、月经增多等。如剂量较大，一次口服生三七粉 10g 以上，可引起房室传导阻滞。个别患者可引起过敏性药疹。

【注意事项】用于日常保健的三七粉不宜过量。对三七过敏的人群及孕妇不宜服用。因会影响儿童免疫力，10 岁以下儿童不宜长期服用三七。

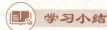

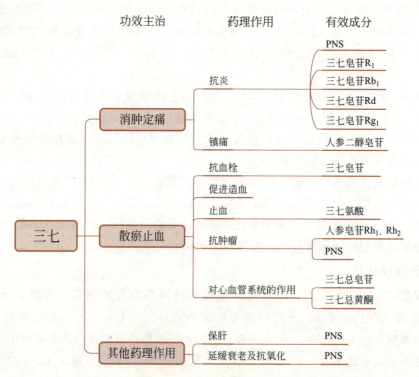

蒲 黄

【来源采集】 本品为香蒲科植物水烛香蒲 *Typha angustifolia* L.、东方香蒲 *Typha orientalis* Presl 或同属植物的干燥花粉。夏季采收蒲棒上部的黄色雄花序，晒干后碾轧，筛取花粉。主产于浙江、江苏、山东、安徽、湖北。

【主要成分】 蒲黄主要含黄酮类成分，如异鼠李素 3-O-新橙皮苷、槲皮素、柚皮素、异鼠李素等。此外，还含有甾醇类、氨基酸、挥发油等成分。

【性味归经】 味甘，性平。归肝、心包经。

【功效主治】 止血化瘀，通淋。用于吐血，衄血，咯血，崩漏，外伤出血，经闭，痛经，脘腹刺痛，跌打肿痛，血淋涩痛等。

【药理作用】

1. 与功效主治相关的药理作用

（1）止血 蒲黄口服、注射、外用均有止血作用。止血有效成分可能是黄酮类化合物。其能增加血小板数，缩短凝血酶原时间，促进血液凝固。

（2）抗血小板聚集 蒲黄煎剂及其总黄酮、有机酸、多糖对 ADP、花生四烯酸和胶原诱导的体内、体外血小板聚集均有明显的抑制作用，可轻度增加抗凝血酶Ⅲ的活性。其中总黄酮抗血小板聚集作用最强。

（3）对心血管系统的作用 蒲黄具有扩张血管、降血压、改善微循环、降低外周血管阻力、增加股动脉血流量作用。也能明显增加冠脉流量，使心肌梗死范围缩小，病变减轻，心电图 T 波改善。蒲黄还能提高抗缺氧能力，延长小鼠存活时间。蒲黄能降低高脂血症及动脉粥样硬化家兔血清 TC 和 LDL-C 含量，使 TC/HDL-C、LDL-C/HDL-C 比值降低，减少过多胆固醇在主动脉壁内的堆积，抑制粥样硬化斑块形成。

（4）抗炎 蒲黄对大鼠蛋清性足肿及小鼠腹腔毛细血管通透性增高均具有抑制作用。大鼠桡骨骨折断端注射蒲黄注射液，可加速血肿吸收、机化，有助于骨痂形成，促进骨折愈合。

2. 其他药理作用

蒲黄多种制剂对实验动物的离体和在体子宫均有兴奋作用，对未孕子宫比已孕子宫作用明显。蒲黄提取物可使离体家兔肠蠕动增强，节律收缩加强。蒲黄能增强免疫，并能拮抗免疫抑制剂醋酸可的松对巨噬细胞功能的抑制作用。蒲黄水溶性成分体外对金黄色葡萄球菌、福氏志贺菌、绿脓杆菌、大肠杆菌等均有较强的抑制作用。蒲黄对于大鼠肾脏损害具有治疗作用，可减少近曲小管上皮细胞坏死，降低血清尿素氮、肌酐含量。

【现代应用】

（1）出血 用于治疗多种出血证，特别对产后子宫收缩不良的出血、功能失调性子宫出血作用较好，对糖尿病眼底出血有一定的疗效。

（2）高血脂症 常入复方中配伍使用或以蒲黄浸膏制成降脂片治疗高脂血症。

（3）冠心病 生蒲黄长时间口服可治疗冠心病。

（4）特发性溃疡性结肠炎 口服蒲黄提取物肠溶片配合 5% 蒲黄提取物溶液保留灌肠，治疗特发性溃疡性结肠炎。

【不良反应】有实验表明，50％蒲黄注射液 5mg/kg 可使小鼠白细胞、红细胞总数减少，蒲黄还有引起豚鼠变态反应作用，但临床应用时未见以上不良反应。

【注意事项】因蒲黄对子宫有兴奋作用，因此妊娠早期应禁用，后期应慎用。

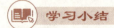

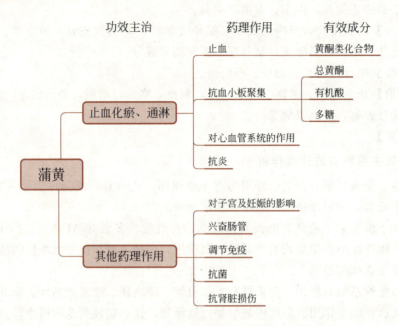

第三节
常用方剂

云南白药

槐角丸

【出处与组成】原名"曲焕章百宝丹"，由三七、重楼、独定干、披麻节、冰片、麝香等多种中药组成。

【功效主治】止血止痛，活血化瘀，消肿解毒。主治跌打损伤，瘀血肿痛，吐血，咳血，便血，痔血，崩漏下血，疮疡肿毒等。

【用法】白酒或麻油调成稀糊状，敷于患处，一日3次。

【药理作用】

（1）止血 外敷、灌服均能明显缩短凝血时间及凝血酶原时间，对抗肝素、双香豆素所致的凝血酶原时间延长。其促凝血作用与增加血液中凝血酶原含量、诱导血小板释放 ADP 和 Ca^{2+} 等有关。此外，云南白药还可改善微血管循环障碍并增加组织血流量。

（2）促进骨折愈合 云南白药具有促进新生血管形成和生长的作用，可扩充断端毛细血管，加速骨折局部血液循环的重建，保证骨折部位良好的血液供应，促进断折面骨细胞的形成，从而加快骨折线的愈合。云南白药还可促进皮质激素分泌，抑制炎症介质的释放，改善局部血液循环异常和微循环障碍等。

（3）抗菌　云南白药对金黄色葡萄球菌、绿脓杆菌、大肠杆菌等有抑制作用。

（4）抗炎　云南白药能促进皮质激素分泌，抑制炎症介质的释放，对抗毛细血管渗透性增加、细胞游走和结缔组织增生。

（5）改善心肌缺血　云南白药可增加心肌血流量，增加心肌供氧，提高心肌对缺氧的耐受能力，对心肌具有保护作用。

（6）其他　云南白药还有兴奋子宫、抗肿瘤等作用。

【临床应用】

（1）出血　用于外伤出血、上消化道出血、肺结核咯血、痔疮手术后出血等多种原因引起的出血。

（2）骨折　可使骨折后的软组织肿胀减轻，加速骨折部位骨痂形成，促进骨折愈合。

（3）炎症　气雾剂、白药膏可用于跌打损伤、瘀血肿痛、肌肉酸痛及风湿疼痛等。

【使用注意】有过敏反应，如皮疹，偶见过敏性休克。少数有心血管系统反应，如房室传导阻滞等。

 知识链接

三七的传说

传说，一位美丽善良的仙子来到人间，教人们种植。有一天，仙子正在地里劳作，突然一只大黑熊朝她扑来，千钧一发之际，一位叫卡相的苗族青年，一箭射死了这只黑熊。卡相家里很穷，母亲患病多年，无钱医治。仙子为报救命之恩，便对卡相说："后山坡有一种草药，叶像我的长裙，枝似我的腰带，可以治疗你母亲的病。"卡相按其指点，果真找到了这种草药，其母吃了几次，病真的好了。后来卡相又用这种草药治好了不少乡亲们的疾病。乡亲为表示感谢，纷纷来到卡相家道谢，并问这是什么药？仙子笑盈盈地说："大家拿一株数数看，枝有几枝，叶有几片？"经大家一数，枝有三枝，叶有七片，一个聪明的姑娘立即叫了起来"三七"。从此，这种药材以"三七"的名称流传开来。

 思考与练习

一、单项选择题

1. 促进凝血酶原激活物生成的药物是（　　）。
　　A. 槐花　　　　　B. 大蓟　　　　　C. 小蓟　　　　　D. 三七
　　E. 白茅根

2. 促进凝血酶原生成的药物是（　　）。
　　A. 艾叶　　　　　B. 茜草　　　　　C. 白茅根　　　　D. 大蓟
　　E. 小蓟

3. 具有抗纤维蛋白溶解作用的止血药是（　　）。
　　A. 白茅根　　　　B. 三七　　　　　C. 蒲黄　　　　　D. 白及

E. 槐花

4. 降低毛细血管通透性，增强毛细血管对损伤的抵抗性的药物是（　　）。
   A. 茜草　　　　　B. 艾叶　　　　　C. 大蓟　　　　　D. 槐花
   E. 蒲黄

5. 三七止血成分是（　　）。
   A. 人参皂苷 Rb_1　B. 人参三醇苷 Rg_1　C. 三七氨酸　　　D. 三七黄酮 B
   E. 三七黄酮 A

6. 具有抗心肌缺血、抗血栓、促进造血功效的药物是（　　）。
   A. 苦参　　　　　B. 钩藤　　　　　C. 三七　　　　　D. 白及
   E. 白茅根

7. 有关三七对冠脉血流量的影响，叙述正确的是（　　）。
   A. 三七可增加冠脉血流量　　　　　B. 三七可抑制冠脉血流量
   C. 三七对冠脉血流量无影响　　　　D. 三七对冠脉血流量的影响不确定
   E. 以上均非

8. 下列不属于蒲黄的药理作用的是（　　）。
   A. 扩张血管、降血压　　　　　　　B. 抗心肌缺血
   C. 抑制子宫平滑肌　　　　　　　　D. 止血
   E. 抗血小板聚集

9. 下列关于三七抗心肌缺血机制的说法，错误是（　　）。
   A. 升高血压　　　　　　　　　　　B. 提高 SOD 活力
   C. 抗脂质过氧化　　　　　　　　　D. 扩张冠脉，增加心肌供氧
   E. 抑制心肌收缩力，降低心肌耗氧量

10. 以下哪些是三七扩血管、降血压作用的机制？（　　）
    A. 阻止钙离子内流　　　　　　　B. 促进钙离子内流
    C. 阻止钠离子内流　　　　　　　D. 阻止氯离子内流
    E. 促进钾离子外流

11. 下列不属于三七止血的药理机制的是（　　）。
    A. 收缩出血局部血管　　　　　　B. 抑制纤溶酶活性
    C. 增加血液中凝血酶含量　　　　D. 增加血小板数量
    E. 增强血小板功能

12. 以下不属于三七抗心律失常作用机理的是（　　）。
    A. 增加自律性，加快传导　　　　B. 延长动作电位时程
    C. 延长有效不应期　　　　　　　D. 消除折返激动
    E. 阻滞慢钙通道

13. 以下不属于云南白药药理作用的是（　　）。
    A. 止血　　　　　B. 抑制子宫平滑肌　　C. 改善心肌缺血　　D. 促进骨折愈合
    E. 抗炎

14. 蒲黄止血的主要成分是（　　）。
    A. 生物碱类　　　B. 黄酮类　　　　　　C. 有机酸　　　　　D. 多糖类
    E. 挥发油

二、问答题
    1. 简述止血药的止血作用机理。
    2. 简述三七的药理作用。

第十六章
活血化瘀药

电子课件

> **导学** ▶▶▶
>
> 本章重点介绍活血化瘀药的现代药理作用，常用单味中药丹参、川芎、延胡索、益母草、银杏叶、红花、桃仁及常用复方血府逐瘀汤、补阳还五汤的主要药理作用和现代临床应用。
>
> **学习要求** ▶▶▶
>
> 1. 掌握活血化瘀药的现代药理作用；丹参、川芎、延胡索的主要药理作用、有效成分、作用机制及现代临床应用。
> 2. 熟悉益母草、银杏叶的主要药理作用、有效成分及现代临床应用。
> 3. 了解红花、桃仁的主要作用及临床应用。

第一节 概 述

一、活血化瘀药的概念与应用

凡以疏通血脉、祛除瘀血为主要功效，临床用于治疗血瘀证的药物，称为活血化瘀药。

本类药物药性较温和，味多辛、苦，主要归肝、心经，入血分。辛能散瘀化滞，消散瘀血；温可通行经脉，促进血行，故本类药物除了具有通利血脉、祛瘀通滞、破瘀消癥功效之外，尚有活血调经、通经下乳、通痹散结、疗伤止痛、活血消痈、化瘀止血及祛瘀生新等作用。活血化瘀药按功效分为如下四类：活血止痛药，具有活血止痛作用，药物有川芎、延胡索、郁金、姜黄、乳香、没药、五灵脂等；活血调经药，具有活血调经等作用，药物有丹参、红花、桃仁、益母草、泽兰、牛膝、鸡血藤、王不留行等；活血疗伤药，具有活血疗伤等作用，药物有苏木、骨碎补、马钱子、血竭等；破血消癥药，具有破血逐瘀、攻坚消癥作用，药物有莪术、水蛭、斑蝥等。常用的活血化瘀复方有：行血定痛之血府逐瘀汤；益气通络之补阳还五汤；破血消癥之大黄䗪虫丸；清热凉血化瘀之桃仁承气汤；祛瘀生新之少腹逐瘀汤等。

中医认为"瘀"为"积血"也,"瘀证"为"积血之病"也,可见瘀与血液的停滞不能流通有关。凡离经之血不能及时排出或消散,停留于体内,或血行不畅,壅遏于经脉之内,或瘀积于脏腑组织器官,均称为瘀血。由瘀血内阻而引起的病变,即为血瘀证。血瘀证主症有:面色晦暗、口唇青紫、爪甲色青、舌紫暗、有瘀斑、脉涩或结代等。导致血瘀证的原因很多,脏腑之气血功能障碍、七情所伤等都可致血瘀,常见成因有以下几种:

(1) 寒凝致瘀　血流遇冷结邪会引起凝聚,导致血液瘀滞或原有瘀血加重。
(2) 热邪致瘀　血受热邪熬煎凝聚成瘀。
(3) 气滞血瘀　气为血之帅,血为气之母,气行则血行,气滞则血瘀。
(4) 气虚血瘀　血液循脉流动主要依赖于气的推动,当心气不足时推动无力导致血瘀。
(5) 外伤血瘀　各类外伤致恶血在内不去则凝结成瘀。

研究表明,血瘀证至少存在以下病理生理改变:①血液高黏滞状态;②血液循环和微循环障碍;③血小板活化和黏附聚集;④血液凝固与纤溶系统改变;⑤血栓形成;⑥其他如组织和细胞代谢异常、免疫功能障碍等。

二、活血化瘀药的现代药理研究

血液流变学检查及意义

(1) 改善微循环　活血化瘀药改善微循环作用表现在以下几个方面:①改善微血流,使流动缓慢的血流加速;②改善微血管状态,缓解微血管痉挛,减轻微循环内红细胞的瘀滞和汇集,微血管襻顶瘀血减少或消失,微血管轮廓清楚,形态趋向正常;③降低毛细血管通透性,减少微血管周围渗血;④促进侧支循环的建立。

(2) 改善血液流变学　活血化瘀药具有降低血液黏度、降低红细胞压积、减慢红细胞沉降率、加快红细胞或血小板电泳速度、增强红细胞变形能力等作用,其中以丹参、赤芍、川芎、益母草等作用更为明显。

(3) 改善血流动力学　丹参、川芎、益母草、桃仁、水蛭、莪术、延胡索、穿山甲多种活血化瘀药都可扩张外周血管、增加冠脉血流量、降低外周阻力、增加组织器官血流量。

(4) 抗血栓形成　活血化瘀药抗血栓形成与其抑制血小板活化、聚集和黏附,延长凝血时间,提高纤溶系统活性等作用有关。

(5) 其他　包括抗动脉粥样硬化、抑制组织异常增生、抑制炎症、镇痛、调节免疫功能、抗肿瘤等。

综上所述,与活血化瘀药疏通血脉、祛除瘀血功效相关的药理作用主要为改善血液流变性、改善微循环、改善血流动力学、抑制凝血、促进纤溶、抑制血小板功能、抗血栓形成等作用。

学习小结

1. 活血化瘀药的分类与应用

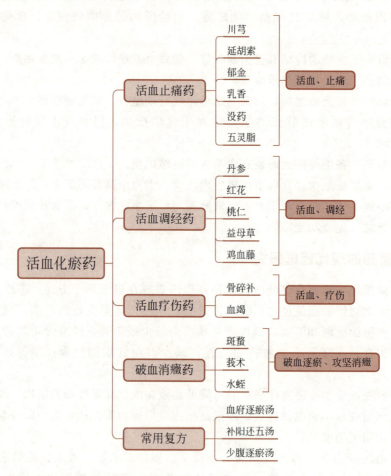

2. 活血化瘀药的功效主治与药理作用

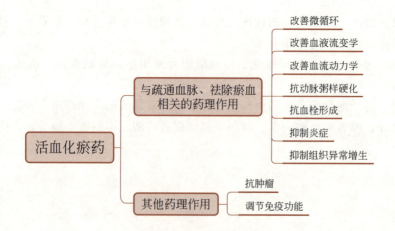

第二节 常用中药

丹 参

丹参注射液

【来源采集】本品为唇型科植物丹参 *Salvia miltiorrhiza* Bge. 的干燥根和根茎。春、秋二季采挖，除去泥沙，干燥。生用或酒炙用。主产于河北、江苏、安徽、四川等地。

【主要成分】丹参主要成分分为脂溶性和水溶性两大类：脂溶性成分有丹参酮Ⅰ、二氢丹参酮Ⅰ、丹参酮ⅡA、丹参酮ⅡR、丹参新酮、去甲丹参酮等；水溶性（酚酸类）成分有丹参素、丹酚酸A、丹酚酸B、紫草酸、原儿茶醛、迷迭香酸等。

【性味归经】味苦，性微寒。归心、心包、肝经。

【功效主治】活血祛瘀，通经止痛，清心除烦，凉血消痈。用于胸痹心痛，脘腹胁痛，癥瘕积聚，热痹疼痛，心烦不眠，月经不调，痛经闭经，疮疡肿痛等。

【药理作用】

1. 与功效主治相关的药理作用

（1）**改善缺血再灌注损伤** 丹参改善缺血再灌注损伤的途径主要有以下几个方面。

① 抗氧化。丹参酮ⅡA通过抑制细胞膜上的NADH/NADPH氧化酶的激活，提高SOD的活性，清除氧自由基并抑制脂质过氧化反应，保护血管内皮细胞。

② 抑制钙超载。丹参酮具有Ca^{2+}阻滞剂的作用，能够减少钙离子内流，防止细胞内钙离子超载引发内皮细胞损伤。

③ 阻止内皮细胞的凋亡，使内皮型一氧化氮合酶（eNOS）蛋白质表达上调，对血管内皮细胞及其功能具有保护作用。

④ 丹参酮能够抑制心、脑组织缺血再灌注后MCP-1表达，减轻单核巨噬细胞向缺血脑损伤区浸润后参与的继发性脑组织损伤或迟发性神经元损伤。

⑤ 抑制炎症细胞的聚集，并减轻炎症反应对内皮细胞的损害。丹参酮ⅡA能够抑制细胞间黏附分子ICAM-1等的表达，使白细胞的聚集和黏附能力降低。

（2）**扩张血管** 丹参脂溶性成分和水溶性成分都具有促进血管舒张的作用。丹参酮ⅡA可以缓解血管紧张素Ⅱ对血管内皮细胞NO分泌的抑制作用，增强血管内皮细胞一氧化氮的释放，促进血管平滑肌的舒张；二氢丹参酮可以通过阻断血管平滑肌细胞钙离子通道，影响大鼠主动脉平滑肌细胞中钙离子浓度，从而舒张血管；丹酚酸B对冠状动脉平滑肌细胞的作用是通过鸟苷酸环化酶激活了细胞膜上离子通道发挥作用。

（3）**改善血液流变学** 丹参素、丹酚酸B有改善全血黏度、血浆黏度、红细胞压积、血沉、血浆总蛋白、纤维蛋白原、红细胞电泳、红细胞聚集指数等作用。

（4）**抗血小板聚集及血栓形成** 丹酚酸对多种因素引起的血小板聚集均有显著的抑

制作用，同时对胶原诱导的血小板释放 5-羟色胺也有显著抑制作用。丹参多酚酸盐通过抑制血小板 P-选择素表达，阻断血小板与单核细胞、中性粒细胞等的黏附及其血液凝固瀑布反应；并通过降低 TXB_2 和 P-选择素水平，发挥显著的抗血小板聚集作用。

(5) 改善微循环　丹参素可使微循环血流显著加快、微动脉扩张、毛细血管网开放数目增多、血液流态得到改善。

(6) 降血脂和抗动脉粥样硬化　丹参煎剂可降低血和肝中的甘油三酯含量，降低实验动物主动脉内膜的通透性、主动脉粥样硬化面积及主动脉壁的胆固醇含量，这可能与丹参可诱导 LDL 受体 mRNA 水平升高、抑制内源性胆固醇合成有关。

2. **其他药理作用**

(1) 抗心律失常作用　丹参素能明显抑制心律失常的发生率，缩短心肌细胞 APD，减小 L-型钙内向电流的幅值，治疗心律失常的机制与清除自由基和减轻细胞内钙超载有关。丹参酮ⅡA 磺酸钠通过抑制钙内流，减轻钙超载，降低心脏兴奋传导速度的不均一性，消除或减少折返激动，从而降低心律失常发生。

(2) 抗肿瘤　丹参抗肿瘤作用贯穿于肿瘤细胞增殖、凋亡及分化、迁移、侵袭等多个步骤。丹参的抗肿瘤活性成分主要是丹参酮类物质，如丹参酮Ⅰ和丹参酮ⅡA、二氢丹参酮Ⅰ。

(3) 抗肝纤维化　丹参能提高胶原酶活性，降低大鼠肝纤维化的胶原蛋白含量，增加尿中羟脯氨酸（Hyp）的排泄量。丹酚酸 B 和丹参酮ⅡA 是丹参抗肝纤维化的活性成分。

【现代应用】

(1) 冠心病　口服丹参制剂、丹参注射液可用于治疗冠心病、心绞痛。

(2) 肝炎　丹参注射液可以促进肝细胞再生、炎症消退。

(3) 脑缺血　丹参注射液治疗缺血性中风，可使患者症状和体征得到改善。

(4) 肺心病　丹参治疗慢性肺心病急性发作期患者，可使血液流变学指标有明显改善。

【不良反应】丹参能抑制消化液的分泌，个别患者会出现胃痛、食欲减少、口咽干燥、恶心呕吐等表现。极少数患者可见过敏反应，表现为全身皮肤瘙痒、皮疹、荨麻疹。

【注意事项】

1. 肠胃疾病患者服用丹参会引起病情加重，使用时最好与陈皮、鸡内金、白扁豆等药物同食。

2. 不可以与阿司匹林、阿托品、心得安等药物同时服用，会影响丹参的药效。

📖 **学习小结**

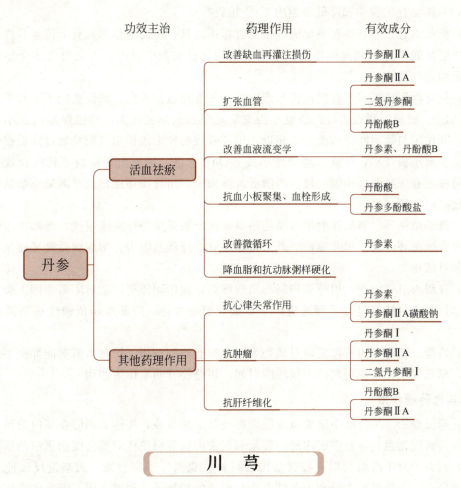

川 芎

【来源采集】本品为伞形科植物川芎 *Ligusticum chuanxiong* Hort. 的干燥根茎。夏季当茎上的节盘显著突出,并略带紫色时采挖,除去泥沙,晒后烘干,再去须根。生用或酒炒用。主产于四川等地。

【主要成分】川芎含有生物碱、挥发油、酚性、内酯类等成分。生物碱类有川芎嗪等;挥发油主要成分是藁本内酯、香桧烯;酚性物质有阿魏酸、大黄酚、原儿茶酸等。

【性味归经】味辛,性温。归肝、胆、心包经。

【功效主治】活血行气,祛风止痛。主要用于血瘀气滞的痛证。

【药理作用】

1. 与功效主治相关的药理作用

(1) 抗心肌缺血　川芎水煎剂、川芎嗪能对抗垂体后叶素及结扎冠脉造成的心肌梗死,并对心肌缺血再灌注损伤有一定的保护作用,可使再灌注室性心律失常发生率、死亡率降低。川芎嗪对心肌细胞线粒体有一定的保护作用;川芎嗪还可阻断外钙内流、内钙释放,降低心肌细胞胞浆钙浓度,保护心肌细胞。

(2) 抗脑缺血　川芎嗪可使麻醉犬脑血管阻力下降,血流量显著增加,减轻急性实验性脑缺血性损害和神经系统功能障碍。川芎能有效地抑制脑缺血时体内血小板的激活，改善循环中 TXA_2-PGI_2 平衡失调。川芎嗪对缺血性脑组织的保护作用可能与其对脑细胞膜 Ca^{2+}-Mg^{2+}-ATP 酶活性的保护和降低细胞内 Ca^{2+} 超载有关。

(3) 扩张血管　川芎嗪有明显的舒张血管作用。其扩张血管作用具有部位差异性，且不受 β 受体阻断剂和 Ca^{2+} 增加所影响，不具备典型钙拮抗剂的特点，可能对受体介导的钙释放有一定的选择性抑制。

(4) 抗血栓形成　川芎有抗血栓形成作用，可缩短血栓长度，减轻血栓干重和湿重。川芎嗪对 ADP、胶原、凝血酶所致的血小板聚集有强烈的抑制作用，对已聚集的血小板有解聚作用，其作用与阿司匹林和潘生丁相近。川芎嗪抗血栓形成作用可能是通过降低血小板聚集性，减少血小板 TXA_2 生成，增加血小板 cAMP 含量，抑制血小板内容物的释放来实现的。川芎嗪还有尿激酶样作用，可直接激活纤溶酶原；川芎嗪还能促进纤溶酶原激活物从血管壁释放，但作用较弱。

(5) 改善微循环　静脉注射川芎嗪能明显加速肠系膜微循环血流速度，增加微血管开放数目，改善微循环障碍。川芎嗪也能舒张肺微动脉，降低其阻力，增加肺微循环血流，且有较好的剂量依赖关系。

(6) 抑制心脏收缩力　川芎嗪抑制心肌收缩力，此作用能被钾通道阻滞剂四丁胺明显对抗，提示川芎嗪可能通过激活钾通道，导致细胞膜超极化，阻断电压依赖性钙通道而发挥作用。

(7) 镇静、镇痛　川芎挥发油对动物大脑皮质有抑制作用；川芎水煎剂能抑制小鼠的自发活动，延长戊巴比妥钠引起的小鼠睡眠时间。川芎嗪有明显镇痛作用。

2. 其他药理作用

(1) 降低血脂　川芎嗪不仅能减少胆固醇在肠道的吸收，加速胆固醇在体内的转化，还可能增加高密度脂蛋白对血中胆固醇的转运和低密度脂蛋白受体对低密度脂蛋白的摄取。

(2) 兴奋子宫平滑肌　川芎浸膏能增强妊娠家兔离体子宫收缩，大剂量反而使子宫麻痹，收缩停止。丁烯基酞内酯和丁基酰内酯有很强的抑制子宫收缩作用，阿魏酸和川芎内酯有解痉作用。

(3) 提高免疫及造血功能　川芎嗪能增强小鼠单核巨噬细胞的吞噬功能，提高大鼠淋巴细胞转化率。阿魏酸钠可刺激小鼠造血功能，对于再生障碍性贫血所致白细胞或血小板减少有改善作用。

【现代应用】

(1) 冠心病　川芎嗪用于冠心病患者，可缓解症状，改善心电图，减少硝酸甘油的用量。

(2) 血栓闭塞性脉管炎和缺血性脑病　川芎制剂在治疗脑梗死及脑外伤失语等方面有较好疗效。

(3) 呼吸系统疾病　川芎嗪可用于治疗肺心病、毛细支气管炎和哮喘性支气管炎、肺纤维化等。

(4) 泌尿系统疾病　川芎嗪可用于治疗慢性肾衰竭、肾小管功能损害，并对庆大霉素肾毒性有拮抗作用。

【不良反应】可引起过敏反应，表现为皮肤瘙痒、红色小丘疹、胸闷气急等。大剂量川芎可引起剧烈头痛。

【注意事项】

1. 凡阴虚阳亢及肝阳上亢者不宜应用。
2. 月经过多者、孕妇亦忌用川芎。

学习小结

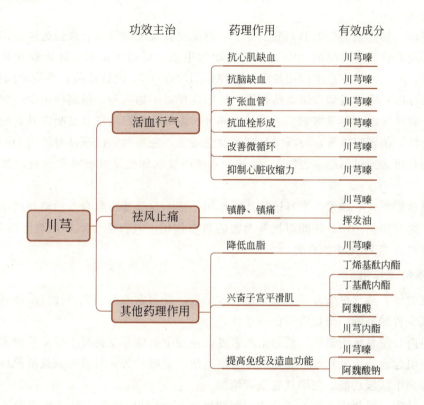

延胡索

【来源采集】 本品为罂粟科植物延胡索 *Corydalis yanhusuo* W. T. Wang 的干燥块茎，又称元胡、玄胡索。夏初茎叶枯萎时采挖，除去须根，洗净，置沸水中煮至恰无白心时，取出，晒干。生用或炙用。主产于浙江、江苏、湖北等地。

【主要成分】 延胡索主要含有近20种生物碱，分为叔胺碱类和季胺碱类，以延胡索乙素（消旋四氢巴马汀）、延胡索甲素（紫堇碱）、延胡索丑素和去氢延胡索甲素的生物活性较强。

【性味归经】 味辛、苦，性温。归肝、脾经。

【功效主治】 活血行气，止痛。用于气血瘀滞引起的痛证。

【药理作用】

1. 与功效主治相关的药理作用

（1）抗心肌缺血　去氢延胡索甲素、延胡索乙素可通过影响细胞内 Ca^{2+} 浓度，扩张冠脉，增加冠脉流量；并能降低动脉血压，降低心脏后负荷，增加每搏输出量，降低心肌耗氧，减小心肌梗死范围而保护心肌。

(2) 抗脑缺血　延胡索乙素对大脑局灶性脑缺血再灌注损伤有保护作用，可减轻脑水肿造成的神经功能障碍及脑组织病理损害。该作用与降低脑组织中钙离子浓度，阻止缺血再灌注时脑组织 SOD 和 LDH 活力下降，降低脑组织 MDA 含量有关。

(3) 抗血栓形成　延胡索乙素静脉给药对实验性血栓形成有明显的抑制作用，并剂量依赖性地抑制 ADP、花生四烯酸和胶原诱导的血小板聚集。抗血栓形成的机制与其抑制血小板活性有关。

(4) 镇痛　延胡索多种制剂如醇浸膏、醋制流浸膏及散剂等均有很强的镇痛作用。延胡索总碱的镇痛效价约为吗啡的 40%，其中延胡索甲素、延胡索乙素、延胡索丑素为镇痛作用有效成分，尤以延胡索乙素作用最强。镇痛作用均在 0.5h 内达峰值，维持时间约 2h。左旋四氢巴马汀同吗啡等成瘾性镇痛药相比，作用强度虽不如后者，但副作用少，如不产生药物依赖性、对呼吸没有明显抑制、不引起便秘等。左旋四氢巴马汀及延胡索丑素的镇痛作用可产生耐受性，但较吗啡慢，与吗啡有交叉耐受现象。左旋四氢巴马汀对脑内 DA 受体有亲和力，认为其可能通过阻断多巴胺 D_1 受体，使脑内纹状体亮氨酸脑啡肽含量增加，产生镇痛作用。

(5) 镇静催眠　延胡索乙素有镇静催眠作用，能明显降低小鼠自发活动与被动活动，与巴比妥类药物有协同作用，并能对抗苯丙胺的兴奋作用。其镇静催眠作用与阻断 DA 受体、Ach 受体及兴奋 GABA 功能有关。

2. 其他药理作用

(1) 抗溃疡、抑制胃酸分泌　去氢延胡索甲素、延胡索乙素对实验性胃溃疡有明显保护作用，可减少胃酸分泌，降低胃蛋白酶活性。

(2) 对内分泌系统的影响　延胡索乙素可促进脑下垂体分泌促肾上腺皮质激素。左旋延胡索乙素可引起血清催乳素水平迅速而显著地增加，效应持久，且具有剂量依赖性。延胡索乙素还可影响甲状腺功能，使甲状腺重量增加。

(3) 抗肿瘤　延胡索多糖类成分能抑制肺癌和 S180 细胞瘤的生长；延胡索乙素能够通过改变 P-gp 糖蛋白功能起到逆转肿瘤多药耐药性的作用，也能增强长春新碱对白血病细胞株的抑制作用。

【现代应用】

(1) 各种疼痛　延胡索乙素注射剂对内脏疾病所致疼痛、神经痛、痛经、头痛、分娩痛、产后宫缩痛等均有较好疗效。

(2) 失眠　延胡索乙素用于治疗失眠、多梦，次日无乏力、精神不振等后遗效应。

(3) 胃溃疡　延胡索混合生物碱制剂治疗胃溃疡、十二指肠溃疡和慢性胃炎有较好疗效。

(4) 冠心病　延胡索醇浸膏片治疗冠心病、心绞痛，能改善心电图和降低病死率。

【不良反应】较大剂量（每次 10~15g）可出现嗜睡、头昏、腹胀现象，个别较长期服用的患者出现 SGPT 升高。

【注意事项】

1. 血热气虚者禁用延胡索。
2. 月经过多者、孕妇忌用延胡索。

学习小结

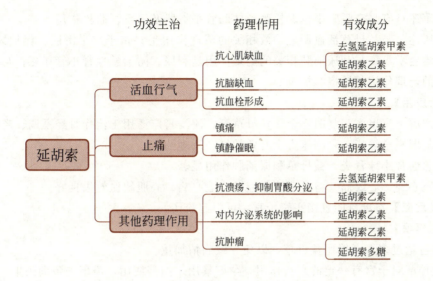

益母草

【来源采集】本品为唇形科植物益母草 *Leonurus japonicus* Houtt. 的新鲜或干燥地上部分。鲜品春季幼苗期至初夏花前期采割;干品夏季茎叶茂盛、花未开或初开时采割,晒干,或切断晒干。生用,酒拌蒸后用或熬膏用。全国各地均有野生或栽培。

【主要成分】益母草主要含有益母草碱、水苏碱、益母草啶等生物碱;还含有亚麻酸、油酸、月桂酸及芸香苷等。

【性味归经】味苦、辛,性微寒。归肝、心包、膀胱经。

【功效主治】活血调经,利尿消肿,清热解毒。用于月经不调、痛经经闭、恶露不尽、水肿尿少、疮疡肿毒的治疗。

【药理作用】

1. 与功效主治相关的药理作用

(1) 对子宫平滑肌的影响　益母草总生物碱能明显拮抗缩宫素诱发的子宫平滑肌痉挛,抑制 PGE_2 所致的痛经。其可能是通过降低子宫平滑肌上 $PGF2α$ 及 $PCE2$ 的含量,改善子宫炎症状况及升高体内孕激素水平等多种途径缓解痛经症状。益母草碱具有减少产后子宫出血、缩短出血时间、减少宫内滞留物、增强子宫收缩活动的作用。

(2) 保护心肌细胞　益母草注射液对实验性心肌缺血、心肌梗死有保护作用。其可增加冠脉流量,改善缺血心电图,减少梗死范围,减轻病变程度,对心肌细胞线粒体有保护作用。作用机制与提高缺血心肌 SOD、GSH-Px 活性、减轻自由基损害有关。益母草生物碱和黄酮类可能是该作用的活性成分。

(3) 抗血栓形成　益母草煎剂可使血栓形成时间延长、血栓长度缩短、重量减轻。其作用机制与减少血小板数量、抑制血小板聚集有关。

（4）利尿、防治急性肾小管坏死　益母草碱静脉注射可显著增加家兔尿量；对甘油肌肉注射所引起的大鼠急性肾小管坏死模型，可明显降低尿素氮水平，减轻肾组织损伤。

2. 其他药理作用

益母草还具有兴奋呼吸中枢、松弛离体肠管平滑肌及箭毒样肌松作用。

综上所述，与益母草活血调经功效相关的药理作用是兴奋子宫平滑肌、保护缺血心肌、改善血液流变学等；与利尿消肿相关的药理作用是利尿、防治急性肾小管坏死；与清热解毒功效相关的药理作用是镇痛、抗炎等。

【现代应用】

（1）产后子宫出血和复旧不全　益母草膏、流浸膏广泛用于治疗月经不调、产后子宫出血或子宫复旧不全等症，是临床安全有效的经产调理药。

（2）急性肾小球肾炎　益母草利尿消肿作用显著。

（3）冠心病、心绞痛　益母草注射液治疗冠心病、心肌缺血效果良好。

【不良反应】益母草能直接兴奋子宫，可引起流产。

【注意事项】

1. 月经量过多患者慎用益母草，以免导致病情加重。
2. 益母草对子宫有一定的兴奋作用，孕妇禁用。如需使用，需事先咨询医生。

学习小结

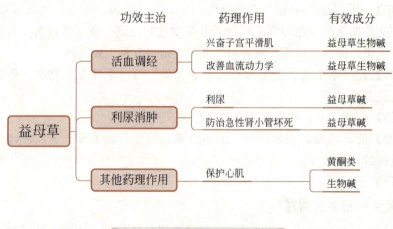

银杏叶

【来源采集】本品为银杏科植物银杏 *Ginkgo biloba* L. 的干燥叶。秋季叶尚绿时采收，及时干燥。银杏又名白果树、公孙树、鸭掌树等。内服煎汤，外用煎水洗或捣敷。主产于江苏、浙江、山东、湖北。

【主要成分】银杏叶含有20多种黄酮类化合物，其含量在总提取物中大于24%，主要有银杏双黄酮、异银杏双黄酮、7-去甲基银杏双黄酮；还含有萜内酯类化合物，主要有倍半萜内酯即白果内酯及银杏内酯A、B、C、M、J等。

【性味归经】味甘、苦、涩，性平。归肺、肾经。

【功效主治】活血化瘀，敛肺平喘，止痛。用于肺虚咳喘，胸痹。

【药理作用】

1. 与功效主治相关的药理作用

（1）扩张血管　银杏叶水提物、醇提物和单黄酮山柰酚、槲皮素及银杏内酯B可抑制血管紧张素转换酶活性，减少血管紧张素Ⅱ的生成，使血管张力下降。银杏叶提取物还可通过增加cGMP的合成来扩张血管。

（2）抗脑缺血　银杏叶提取物可明显改善脑缺血和缺血再灌注下大鼠的脑代谢，维持脑缺血状态下神经细胞的正常形态和功能，延缓、减轻其坏死，有明显的脑缺血保护作用。其作用机制为：①抗氧化。提高SOD活性，降低丙二醛含量。②降低MMP-9的表达。减少MMP-9的合成，保护细胞外基质和基底膜，降低血管通透性，减轻血管源性脑水肿。③抑制细胞凋亡。调控缺血海马组织Bcl-2和Bax的基因表达水平和抑制Caspase-3凋亡基因的表达。④银杏内酯B阻止谷氨酸诱发的Ca^{2+}升高，对抗谷氨酸神经毒性。

（3）抗心肌缺血　银杏叶提取物能增加缺血再灌注损伤模型的微动脉数、微静脉口径、微静脉流量、流量毛细血管密度，对心肌缺血再灌注微循环改变有显著的保护作用；还可降低心肌耗氧量，减弱再灌注期心室纤颤、心律失常的发生。

（4）抗血栓形成　银杏内酯是血小板活化因子（PAF）受体拮抗剂，可抑制血小板聚集，降低血黏度，减少血栓形成。其中银杏内酯B的作用最强。银杏黄酮类化合物可以抑制血小板凝集，降低血管内壁的胶原或胶原纤维含量；对凝血因子亦具有较强的抑制作用。

（5）平喘　银杏叶提取物能对抗磷酸、组胺、乙酰胆碱引起的大鼠支气管痉挛，防止哮喘的发作。银杏内酯对气道的嗜酸性粒细胞等炎性细胞浸润，气道上皮细胞损伤、脱落，黏液分泌均有明显抑制作用。

2. 其他药理作用

（1）改善学习记忆　银杏叶提取物能对抗东莨菪碱引起的记忆损害，对正常小鼠也有促进记忆巩固的作用。其作用机制可能是：①增加中枢，尤其是海马部位的M胆碱受体的表达。②加速神经冲动的传导，易化突触传递。③拮抗引起神经元坏死的淀粉样β蛋白，抑制脑神经细胞凋亡。

（2）降脂、抗动脉粥样硬化　银杏叶水提物和乙醇萃取物可明显降低大鼠血清胆固醇含量，能升高血清磷脂，改善血清胆固醇及磷脂比例。银杏叶总黄酮可降低血清甘油三酯、升高血浆SOD含量，降低TXB_2、MDA含量，对动脉粥样硬化有一定的防护作用。

【现代应用】

（1）帕金森病　静脉注射含槲皮素、山柰素及异鼠李素混合注射液，或口服银杏叶浸膏剂，均可增加患者脑血流量，其神经系统症状也有一定改善。

（2）脑血管病　银杏叶制剂治疗脑栓塞、脑血管痉挛、脑缺血、血管性头痛有较好疗效。

（3）冠心病、心绞痛　银杏叶总黄酮能使患者胸闷、心绞痛、心悸以及心电图等有不同程度的改善。

（4）高胆固醇血症　银杏叶水提物对高胆固醇血症，有较好疗效。

【不良反应】不良反应较少，少数患者可引起食欲减退、恶心腹胀、便秘、鼻塞、头晕头痛、耳鸣、乏力、口干、胸闷、心悸等症状，个别患者可出现过敏性皮疹。

【注意事项】

1. 对于有出血倾向或使用抗凝血、抗血小板治疗的患者，使用银杏叶或相关制剂可能会增加出血的风险，应在医生指导下使用本品。

2. 心力衰竭、孕妇及过敏体质者慎用。

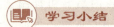

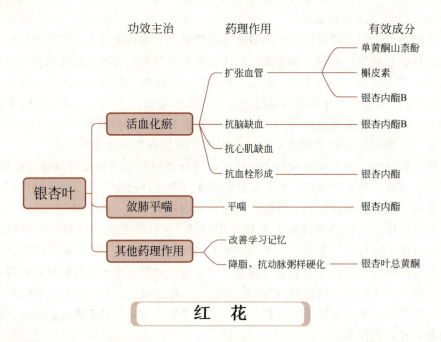

红　花

【来源采集】本品为菊科红花 Carthamus tinctorius L. 的干燥花。夏季花由黄变红时采摘，阴干或晒干。主产于河南、新疆、四川。

【主要成分】红花的有效成分为红花黄色素（可分为黄色素Ⅰ、Ⅱ、Ⅲ等组分）、红花苷等苷类。此外，还含有红花多糖、多种不饱和脂肪酸的甘油酯类。

【性味归经】味辛，性温。归心、肝经。

【功效主治】活血通经，散瘀止痛。用于血滞经闭、痛经、产后瘀滞腹痛、癥瘕积聚、心腹瘀痛、跌打损伤。

【药理作用】

1. 与功效主治相关的药理作用

（1）抗心肌缺血　红花黄色素可减轻实验性心肌缺血、心肌梗死动物心肌缺血的程度、范围，减慢心率，并使心电图 ST 段抬高幅度显著下降。

（2）增加冠脉血流量　红花注射液能增加犬在体心脏冠脉流量和心肌营养性血流量。

（3）抗缺氧　红花醇提物对缺氧脑病有保护作用，可明显延长存活率，减轻脑损害，脑组织化学指标（核糖核酸、琥珀酸脱氢酶、三磷酸腺苷酶）均接近正常。

（4）抗血栓形成　红花黄色素能抑制血小板聚集，对已聚集的血小板有非常明显的解聚作用；可提高大鼠纤维蛋白的溶解活性，减小血栓的长度和重量；延长血浆的复钙时间、凝血酶原时间和凝血酶时间。

（5）兴奋心脏　红花煎剂对蟾蜍离体心脏和兔在体心脏的影响呈现两种趋势：小剂量可增强心肌收缩力，大剂量则有抑制作用。心脏停跳、心脏复跳的实验表明，红花浸剂具有使心脏迅速恢复正常跳动而不易发生纤颤的优点。

(6) 兴奋子宫　红花煎剂对多种动物的子宫有明显的收缩作用,对妊娠动物的作用尤为明显。小剂量可使子宫发生节律性收缩,大剂量则使子宫收缩加强,甚至痉挛。红花对子宫的兴奋作用与兴奋组织胺 H_1 及肾上腺素-α 受体有关。

2. 其他药理作用

(1) 免疫调节　红花不同成分对免疫功能产生不同的影响。红花黄色素可抑制 T 淋巴细胞和 B 淋巴细胞转化、混合淋巴细胞培养（MLC）反应、IL-2 的产生及其活性。红花多糖在羊红细胞致敏后给药,能促进淋巴细胞转化,增加脾脏的抗体形成细胞数,可对抗强的松龙的免疫抑制作用。

(2) 抗肿瘤　红花甲醇提取物及豆甾醇可使背部涂敷致肿瘤小鼠的平均肿瘤数目减少 78% 和 99%。

(3) 降血脂　含 4% 红花油的饲料可降低高胆固醇血症的小鼠血清胆固醇和肝胆固醇。

【现代应用】

(1) 冠心病　红花注射液用于治疗冠心病、心绞痛,可明显改善症状和缺血性心电图。

(2) 脑血栓　红花注射液静脉滴注治疗脑梗死,可使肌力恢复时间缩短,症状明显改善。

(3) 月经不调　红花、红花酊剂对月经不调有较好疗效,并能明显改善第二性征。

(4) 类风湿性关节炎　红花酒可用于治疗类风湿性关节炎。

(5) 结节性红斑　红花注射液静脉滴注可用于治疗结节性红斑。

【不良反应】过量或误用会出现腹部不适、腹痛、腹泻,甚或胃肠出血、腹部绞痛、妇女月经过多。长期使用会对神经系统、泌尿系统和消化系统造成严重损害,并同时伴有皮肤过敏、过敏性休克等。

【注意事项】

1. 孕妇禁用,可对孕妇及胎儿造成不良影响,甚至引起流产、早产和死胎。
2. 月经期间忌服,红花的活血作用会增加经血流量。
3. 溃疡及有出血性疾病患者慎用。

学习小结

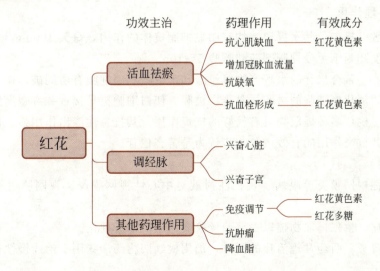

桃 仁

【来源采集】本品为蔷薇科植物桃 Prunus persica (L.) Batsch. 或山桃 Prunus davidiana (Carr.) Franch. 的干燥成熟种子。同属植物藏桃 Prunus Mira kochne 在西藏地区亦以其种子作桃仁入药。果实成熟后采收，除去果肉和核壳，取出种子，晒干。主产于北京、山东、陕西、河南、辽宁。

【主要成分】桃仁含苦杏仁苷约15%，苦杏仁酶约3%，还含有尿囊素酶、乳糖酶、维生素 B_1；另外，含有挥发油约0.4%，脂肪油约45%，油中主要含油酸、甘油酯和少量软脂酸和硬脂酸的甘油酯。

【性味归经】味苦、甘，性平，有小毒。归心、肝、大肠经。

【功效主治】活血祛瘀，润肠通便，止咳平喘。用于瘀血经闭、痛经、产后瘀滞腹痛、跌打损伤、肠燥便秘、肺痈、肠痈等。

【药理作用】

1. 与功效主治相关的药理作用

(1) 扩张血管　桃仁提取液静脉注射可使家兔脑血管及外周血管血流量增加，也可使小鼠耳血管扩张。

(2) 抗凝血及抑制血栓形成　桃仁提取物具有提高血小板中 cAMP 水平，抑制 ADP 诱导血小板聚集，抑制血细胞凝固及抑制血栓形成的作用。

(3) 润肠通便　桃仁油脂能润燥滑肠，常用于治疗津亏肠燥便秘。桃仁内含45%的脂肪油，能提高肠内容物的润滑性，利于排便。

(4) 护肝、抗肝硬化　桃仁提取物能有效防止酒精及 Fe^{2+}-半胱氨酸所致的实验性肝损伤，通过提高 CCl_4 肝纤维化大鼠肝组织胶原酶活性和抑制肝贮脂细胞的活化，抑制胶原合成，促进其分解，使肝组织结构趋于正常。

(5) 镇咳　苦杏仁苷经水解后能产生氢氰酸和苯甲醛，对呼吸中枢有抑制作用。氢氰酸吸收后能抑制细胞色素氧化酶，减少组织耗氧量；并且还能通过抑制颈动脉体和主动脉弓的氧化代谢，而反射性地使呼吸加深，使痰易于咳出。

2. 其他药理作用

(1) 抗过敏　桃仁及其水提取物均有明显抑制抗体的作用，每天 100mg/kg 的生药或水提取物作用强度相当于免疫抑制剂硫唑嘌呤 5～10mg/kg。

(2) 抗肿瘤　苦杏仁苷的水解产物氢氰酸和苯甲醛对癌细胞有协同破坏作用；苦杏仁苷能帮助胰蛋白酶消化癌细胞的透明样黏蛋白被膜，使白细胞更易接近并吞噬癌细胞。

(3) 抗炎　桃仁多种提取物具有较好的抗炎作用。其抗急性渗出作用强，抗肉芽形成也有一定作用。其抗炎作用的有效成分初步认为是苦杏仁苷。

【现代应用】

(1) 中心性视网膜炎等眼病　桃仁注射液对中心性视网膜炎、视网膜色素变性有一定疗效。

(2) 肝硬化　桃仁提取物辅以虫草菌丝胶囊用于治疗肝硬化。

(3) 慢性肾炎　西药常规治疗的同时，加用桃红四物汤加味用于治疗慢性肾炎。

【不良反应】 桃仁有小毒,过量服用可出现中枢抑制、眩晕、头痛、心悸、瞳孔扩大,以至呼吸衰竭而死亡。

【注意事项】

1. 桃仁逐瘀之力较强,能致堕胎,于孕妇及胎儿皆不利,故应忌用。
2. 桃仁所含的苦杏仁苷对呼吸中枢有抑制作用,故肺功能不全者慎用。

  学习小结

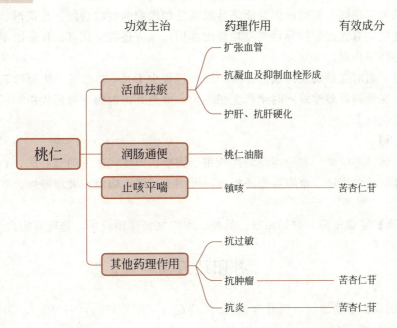

第三节
常用方剂

血府逐瘀汤

【出处与组成】 本方出自《医林改错》。由桃仁 12g,红花 9g,当归 9g,生地黄 9g,川芎 5g,赤芍 6g,牛膝 9g,桔梗 5g,柴胡 3g,枳壳 6g,甘草 3g 组成。

【功效主治】 活血祛瘀,行气止痛。主治胸中血瘀证,症见胸痛、头痛;血瘀经闭不行,症见痛经等。

【用法】 水煎服,每日 1 剂,分早、晚 2 次温服。

【药理作用】

(1) 改善血液流变学 血府逐瘀汤总方组、活血组和理气组均显著增强红细胞变形能力和降低全血比黏度,总方组作用最强。

（2）抗凝血、促纤溶　血府逐瘀汤明显延长出凝血时间，抑制血小板聚集和血栓形成。血府逐瘀汤对实验性家兔心肌缺血所致的抗凝血功能和纤溶功能低下具有明显的改善作用，能提高正常家兔血浆 AT-Ⅲ 和 t-PA 活性。

（3）抗动脉粥样硬化　血府逐瘀汤可能通过影响 AS 形成相关基因，如抑制 PDGF、c-myc、ET 及 NOS mRNA 的表达，抑制 VSMC 的增殖，进而阻止 AS 形成。

（4）改善微循环　血府逐瘀汤总方组、活血组和理气组均能扩张微血管，加快血流速度，使毛细血管开放数量增多。总方组作用强于活血组和理气组。

（5）增强免疫功能　血府逐瘀汤能显著增强巨噬细胞的吞噬功能，提高网状内皮系统对染料的廓清速度，有促进非特异性免疫功能的作用。该方还能活化 T、B 淋巴细胞功能，并参与免疫应答调节作用。

（6）抗炎　血府逐瘀汤能抑制肉芽组织增生过程中 DNA 的合成，从而抑制成纤维细胞的增生；该方在使胸腺萎缩的同时使肾上腺增大，推测其抑制肉芽肿形成机制可能与其增强肾上腺皮质功能有关。

【临床应用】

（1）冠心病、心绞痛　血府逐瘀汤加味用于胸痹，即现代医学的冠心病、心绞痛等。

（2）肝郁气滞血瘀证　血府逐瘀汤加减，可用于闭经、痛经、乳腺增生、精神失常等肝郁气滞血瘀证。

【使用注意】忌食辛凉，孕妇忌服。另外，本方祛瘀作用较强，非确有瘀血证者忌用。

补阳还五汤

【出处与组成】本品出自《医林改错》。由黄芪（生用）120g，归尾 6g，赤芍 6g，地龙（去土）3g，川芎 3g，桃仁 3g，红花 3g 组成。

【功效主治】补气，活血，通络。主治中风，半身不遂，口眼歪斜，语言謇涩，口角流涎，小便频数或遗尿不禁，舌黯淡，苔白，脉缓。

【用法】水煎服，每日 1 剂，分早、晚 2 次温服。

【药理作用】

（1）抗血栓　利用冷光源光化学诱导血栓模型结果表明，补阳还五汤总方对大鼠血管损伤半暗带面积及程度、组织纤维溶酶原激活物（t-PA）、组织型纤溶酶原激活物抑制剂（PAI）活性及内皮肽（ET）含量均有显著影响；补气组（黄芪）及活血组（当归尾、赤芍、川芎、桃仁、红花、地龙）均可减轻血管损伤程度，抑制血浆 PAI 活性；活血组可显著降低血浆 ET 含量；补气组可显著提高血浆 t-PA 活性，缩小血管损伤半暗区的范围，方中补气组与活血组具有协同作用。

（2）抗心、脑缺血再灌注损伤　补阳还五汤可通过清除氧自由基，达到抗心肌缺血再灌注损伤的作用。补阳还五汤抗脑缺血再灌注损伤的作用机制为：①影响花生四烯酸的代谢产物血栓素 B2、6-Keto-PGF1a 含量；②降低脑组织过氧化物酶活性及增加抗炎症细胞因子 IL-6 的含量，减轻脑缺血后的炎症反应；③抑制神经细胞凋亡；④抑制脑缺血/再灌流钙超载作用，减轻脑水肿；⑤抗氧化；⑥提高 NOS 活性，促进 NO 合成。

（3）降血脂　补阳还五汤中单味黄芪及活血通络药均能增加高脂模型大鼠的体重，降低 TC、TG 的含量，提高 HDL-C 的含量，补阳还五汤对血清、主动脉壁 TC 含量的降低作用都强于单味黄芪，补阳还五汤的降脂作用是其组成药物协同作用的综合效果。

（4）抗血小板活化　补阳还五汤中各单味药对家兔血小板活化因子（PAF）受体拮抗程度依次为红花＞黄芪＞桃仁＞地龙＞当归尾＞，川芎、赤芍作用不明显。

【临床应用】

（1）冠心病等　用于瘀血阻塞脉络所致的中风、胸痹、心悸等，相当于冠心病、心肌梗死、脑梗死等疾病。

（2）偏头痛　补阳还五汤加减用于治疗内伤诸疾导致气血失调、瘀阻经络，脑失所养所致的头痛，相当于现代医学的偏头痛。

（3）糖尿病等　用于治疗气血不足为本、瘀血阻络为标的本虚标实之证，相当于现代医学糖尿病、糖尿病并发症及腰椎间盘突出症。

【使用注意】

1. 方中虽有黄芪补气扶正，但仍有几味活血通络之品，恐伤胎元，致堕胎之严重后果，故孕妇忌。

2. 脑卒中患者急性期，病情尚未稳定者，忌用此方。

 知识链接

丹参可以去除黑眼圈

熬夜、失眠会形成黑眼圈，黑眼圈缘于微循环不畅通。因为眼皮周围的皮肤最薄，所以一旦微循环出现问题就会通过黑眼圈表现出来。《妇人明理论》载有："丹参能破宿血，补新血，安生胎，落死胎，止崩中滞下，调经脉。"女性血虚不是绝对的缺血，而是有血但血脉不通，循环被瘀滞，血不能养身而导致血虚，丹参正对此症，而这也正是黑眼圈的成因。单味药12g泡水服用可有助于去除黑眼圈。另外，取丹参粉适量，于睡前以小杯温酒或淡盐水送服，对各种月经不调有特效，但孕妇及月经期女性忌用。

 思考与练习

一、单项选择题

1. 下列哪项不是血瘀证的现代认识？（　　）

　A. 血流动力学异常　　　　　　　　B. 微循环障碍

　C. 血小板聚集异常　　　　　　　　D. 血液流变学异常

　E. 以上均非

2. 下列哪项是丹参治疗冠心病的主要有效成分？（　　）

　A. 丹参素　　　B. 丹参酮　　　C. 异丹参酮　　　D. 异阿魏酸

　E. 以上均非

3. 下列哪项是川芎抗脑缺血作用的机制？（　　）

　A. 增加脑组织 TXA_2 的生成　　　B. 提高脑线粒体膜的流动性

　C. 降低细胞内 Ca^{2+} 的超载

　D. 对脑细胞膜 Ca^{2+}-Mg^{2+}-ATP 酶活性有保护作用

　E. 以上均是

4. 丹参不具有下列哪项药理作用？（　　）

A. 抗心肌缺血　　　　　　　　　　B. 促进组织的修复和再生
C. 改善微循环　　　　　　　　　　D. 镇痛
E. 抗血栓形成

5. 川芎扩张冠脉的有效成分是（　　）。
A. 藁本内酯　　B. 川芎哚　　　　C. 川芎挥发油　　　D. 阿魏酸
E. 川芎嗪

6. 下列哪项不是活血化瘀药改善微循环作用的表现？（　　）
A. 改善微血流　　B. 改善微血管形态　　C. 降低毛细血管通透性
D. 抑制纤维蛋白溶解酶活性
E. 以上均非

7. 川芎不具有下列哪项药理作用？（　　）
A. 扩张血管，改善微循环　　　　B. 抗心肌缺血
C. 镇静、镇痛　　　　　　　　　D. 抗射线损伤
E. 抗肿瘤

8. 益母草静脉注射后可出现（　　）。
A. 收缩血管，增加外周阻力　　　B. 提高 MDA 活性，降低 SOD 活性
C. 冠脉流量增加，冠脉阻力降低　D. 心率加快，心搏出量增加
E. 以上均非

9. 下列哪项不是红花活血通经、祛瘀止痛的药理基础？（　　）
A. 抗肿瘤　　　B. 增加冠脉血流量　　C. 抗凝血、抗血栓形成
D. 扩张血管，改善微循环
E. 抗缺氧

10. 益母草不具有下列哪项药理作用？（　　）
A. 改善血液流变学、抗血栓形成　B. 降血脂
C. 利尿及防治急性肾小管坏死　　D. 改善血流动力学
E. 保护缺血心肌

11. 桃仁抗肝纤维化的成分是（　　）。
A. 脂肪油　　　B. 挥发油　　　C. 黄酮类化合物　　D. 苦杏仁苷
E. 苦杏仁酶

12. 桃仁抗血栓形成的机制是（　　）。
A. 促进 TXB_2 的合成　　　　　B. 抑制 TXB_2 的产生
C. 增加血小板内 cAMP 的含量　　D. 降低血小板 cAMP 的含量
E. 以上均非

13. 丹参抗心肌缺血作用环节不包括（　　）。
A. 扩张冠脉，增加心肌血氧供应
B. 减慢心率，抑制心肌收缩力，降低心肌耗氧量
C. 改善血液流变学
D. 抗自由基、抗脂质过氧化，保护心肌
E. 以上均非

14. 丹参扩张血管的作用不是由于（　　）。

A. 促进 NO 释放　B. 促进钙内流　　　　C. 开放钙通道　　　　D. 开放钠通道
E. 以上均非

15. 丹参抑制血小板聚集作用是由于（　　）。
A. 抑制血小板内磷酸二酯酶的活性　　B. 抑制血小板腺苷酸环化酶活性
C. 激活纤溶酶的作用　　　　　　　　D. 改善血液流变学
E. 以上均非

16. 益母草兴奋子宫作用的有效成分是（　　）。
A. 益母草碱　　　B. 益母草啶　　　C. 水苏碱　　　D. 苯甲酸
E. 兰香碱

17. 延胡索中哪种有效成分的镇痛作用最强？（　　）
A. 延胡索甲素　　B. 延胡索乙素　　C. 延胡索丑素
D. 去氢延胡索甲素
E. 延胡索丙素

18. 丹参抗动脉粥样硬化的机理（　　）。
A. 干扰脂类吸收　　　　　　　　B. 降低氧化脂蛋白对细胞的毒性
C. 增加粪便胆固醇的排出　　　　D. 对血管内皮细胞损伤无影响
E. 抑制血管内皮细胞增殖

19. 丹参可用于治疗（　　）。
A. 早期肝硬化　　B. 病态窦房结综合征　C. 慢性肾功能衰竭　　D. 帕金森病
E. 高血压

20. 川芎可用于治疗（　　）。
A. 早期肝硬化　　B. 病态窦房结综合征　C. 慢性肾功能衰竭　　D. 帕金森病
E. 高血压

二、问答题：

1. 简述活血化瘀药改善血瘀证的药理学机制。
2. 简述活血化瘀药川芎的主要临床应用。
3. 简述丹参抗缺血性再灌注的药理学机制。

第十七章
化痰止咳平喘药

电子课件

> **导学** ▶▶▶
> 　　本章重点介绍化痰止咳平喘药的现代药理作用，常用单味中药桔梗、半夏、苦杏仁及常用复方小青龙汤的主要药理作用和现代临床应用。
>
> **学习要求** ▶▶▶
> 　　1. 掌握化痰止咳平喘药的现代药理作用；桔梗的主要药理作用、有效成分、作用机理及现代临床应用。
> 　　2. 熟悉半夏、苦杏仁的主要药理作用、有效成分及现代临床应用；与呼吸系统相关疾病的主要临床表现和病理变化。

第一节　概　述

一、化痰止咳平喘药的概念与应用

　　凡以祛痰或消痰为主要作用的药物，称化痰药；以减轻或制止咳嗽和喘息为主要作用的药物，称止咳平喘药。

　　化痰止咳平喘药或温、或寒，多入肺、心、脾、胃、大肠经，具有宣肺祛痰、止咳平喘等功效。主要用于痰多咳嗽、痰饮喘息以及与痰饮有关的瘿瘤瘰疬等证。化痰止咳平喘药根据其药性和临床功效的不同，可以分为温化寒痰药、清化热痰药和止咳平喘药三类。温化寒痰药有半夏、天南星、旋覆花、白前、白附子、芥子等，用于寒痰证、湿痰证，常用复方有苓甘五味姜辛汤、三子养亲汤；清化热痰药有桔梗、川贝母、浙贝母、瓜蒌、竹茹、前胡、海藻、昆布等，用于热痰证、燥痰证，常用复方有清气化痰丸、小陷胸汤；止咳平喘药有苦杏仁、百部、紫苏子、桑白皮、葶苈子、紫菀、款冬花、白果、枇杷叶等，常用复方有川贝枇杷露、二母宁嗽丸等。

　　中医对痰的认识有广义和狭义之分，广义的痰指停积于脏腑经络之间各种各样的痰证，如痰浊滞于皮肤经络可生瘰疬瘿瘤，常见于现代医学中的皮下肿块、慢性淋巴结炎、单纯性甲状腺肿等疾病；痰痹阻胸，则胸痛、胸闷、心悸，常见于冠心病、心绞痛、高血压、心力衰竭等；痰迷心窍，则心神不宁、昏迷、谵妄、精神错乱，常见于脑血管意外、癫痫、精神分裂症等。狭义的痰即指呼吸道咳出的痰，多见于上呼吸道感染、急慢性支气管炎、肺气肿、支气管扩张等肺部疾患。一般咳嗽有痰者为多，痰多又易引起咳喘。因此，痰、咳、喘三者关系密切，互为因果。祛痰药多能止咳，而止咳药、平喘药又多兼有化痰作用，所以，它们的功效与相应的选择性药理作用难以明确区分。

二、化痰止咳平喘药的现代药理研究

（1）祛痰作用　桔梗、川贝母、前胡、紫菀、皂荚、天南星、款冬花、满山红等均有祛痰作用，都能增加呼吸道的分泌量，其中以桔梗、前胡、皂荚作用最强，而款冬花较弱。除满山红含杜鹃素外，其余药物的祛痰作用多与所含皂苷有关。皂苷能刺激胃黏膜或咽喉黏膜，反射性地引起轻度恶心，促进支气管腺体的分泌，从而稀释痰液而发挥祛痰作用。杜鹃素一方面可促进气管黏液-纤毛运动，增强呼吸道清除异物的功能；另一方面可溶解黏痰，使呼吸道分泌物中酸性黏多糖纤维断裂，同时降低唾液酸的含量，使痰液黏稠度下降，易于咯出。

（2）止咳作用　半夏、苦杏仁、桔梗、款冬花、贝母、百部、满山红、紫菀等均有程度不等的镇咳作用。半夏、苦杏仁、百部等的镇咳作用部位可能在中枢神经系统。

（3）平喘作用　中药的平喘作用机理是多方面的，浙贝碱能扩张支气管平滑肌，抑制支气管痉挛以缓解哮喘症状；款冬花醚提物平喘作用可能与兴奋神经节有关；桔梗皂苷、款冬花醚提取物抑制组织胺所致豚鼠支气管痉挛与抗过敏有关。

（4）抗炎作用　桔梗、枇杷等具有抗炎作用。桔梗皂苷各剂量组对角叉菜胶急性炎症和棉球性慢性炎症均有不同程度的抑制作用。枇杷叶乙醇冷浸提取物对大鼠角叉菜胶所致的足肿胀，三萜酸类成分对二甲苯引起的小鼠耳肿胀有抗炎活性。

（5）抗病原微生物作用　贝母、枇杷等具有抗菌作用。贝母碱对卡他球菌、金黄色葡萄球菌、大肠埃希菌、肺炎克雷伯菌有抑制作用，去氢贝母碱和鄂贝定碱对卡他球菌、金黄色葡萄球菌有抗菌活性，且鄂贝定碱对这两种菌的抗菌活性高于贝母碱和去氢贝母碱。

综上所述，本类药的化痰、止咳、平喘作用是宣肺祛痰、止咳平喘的主要药理学基础。

学习小结

1. 化痰止咳平喘药的分类与应用

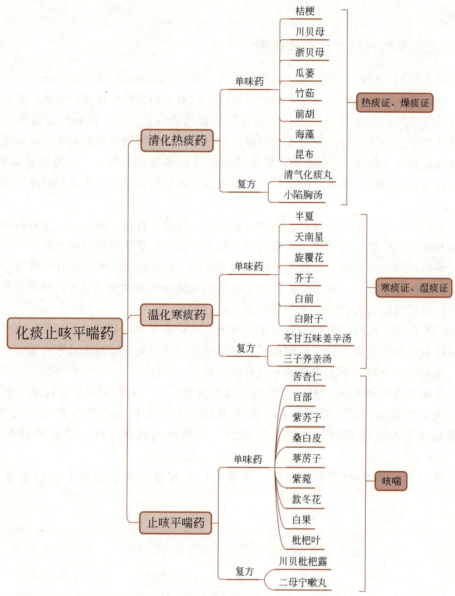

2. 化痰止咳平喘药的功效主治与药理作用

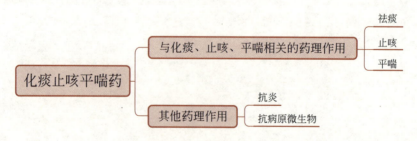

第二节 常用中药

桔 梗

【来源采集】本品为桔梗科植物桔梗 *Platycodon grandiflorum* （Jacq.） A. DC. 的干燥根。春、秋二季采挖，洗净，除去须根，趁鲜剥去外皮或不去外皮，干燥。桔梗在全国大部分地区均产，以东北地区、华北地区产量较大，华东地区质量较好。

【主要成分】桔梗含桔梗皂苷 A、C、D_1、D_2 等多种皂苷，水解产生的皂苷元包括远志酸，桔梗皂苷元，桔梗酸 A、B、C。此外，桔梗还含 α-菠菜甾醇、α-菠菜甾醇-β-D-葡萄糖苷及白桦脂醇等。

【性味归经】味苦、辛，性平。归肺经。

【功效主治】宣肺，利咽，祛痰，排脓。用于咳嗽痰多，胸闷不畅，咽痛音哑，肺痈吐脓等。

【药理作用】

1. 与功效主治相关的药理作用

（1）祛痰和镇咳 桔梗的根、根皮、茎、叶、花、果实均有显著的祛痰作用。祛痰作用主要是其所含的皂苷经口服刺激胃黏膜，反射性地增加支气管黏膜分泌，使痰液稀释而被排出。桔梗水提物、桔梗皂苷也有镇咳作用。

（2）抗炎 桔梗皂苷对多种炎症模型，如大鼠角叉菜胶性足肿胀、棉球肉芽肿、佐剂性关节炎等均有抗炎作用。桔梗皂苷能刺激呼吸道黏膜，使其分泌增加，防止黏膜受到外界损伤性刺激；亦能降低毛细血管通透性，抑制炎症性渗出。

2. 其他药理作用

（1）镇静、镇痛、解热 桔梗皂苷能抑制小鼠自发性活动，延长环己巴比妥钠的睡眠时间；对小鼠醋酸性扭体及压尾呈镇痛作用；对正常及发热小鼠均有显著的解热作用。

（2）抗溃疡 桔梗皂苷可抑制醋酸所致的大鼠溃疡模型，可使溃疡系数明显减小；抑制大鼠幽门结扎所致的胃液分泌，防止消化性溃疡形成。

（3）扩张外周血管、减慢心率 桔梗皂苷可使大鼠血压暂时性下降，这可能是扩张外周血管的直接作用；对离体豚鼠心耳高浓度时呈负性肌力作用，使心率减慢；降低麻醉犬冠状动脉的阻力，增加血流量。

此外，桔梗及其提取物还具有降血糖、降血脂作用。

综上所述，桔梗祛痰、镇咳等作用是其宣肺、祛痰功效的药理学依据；抗炎、镇静、镇痛、解热、抗溃疡等作用是利咽、排脓功效的药理学基础。

【现代应用】

(1) 肺炎、急性支气管炎、慢性支气管炎　以桔梗为主的方剂如杏苏散、止嗽散等,常用于治疗以上疾病引起的咳嗽痰多等症。

(2) 急性扁桃体炎　以桔梗为主的方剂如桔梗汤等,常用于治疗急性扁桃体炎、咽炎、声带小结、失音等。

【不良反应】桔梗大剂量口服可出现恶心、呕吐,重者可见四肢出汗、乏力、心烦。桔梗皂苷有很强的溶血作用,故不能注射给药。

【注意事项】桔梗性升散,凡气机上逆之呛咳、呕吐、眩晕及阴虚火旺咳血等患者不宜使用;胃、十二指肠溃疡者慎服。

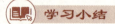

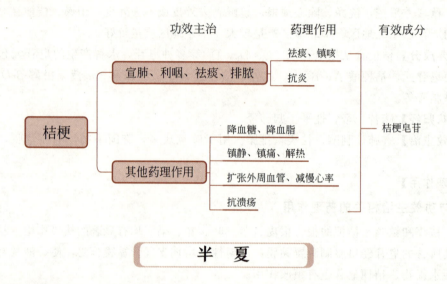

半　夏

【来源采集】本品为天南星科植物半夏 *Pinellia ternata* (Thunb.) Breit. 的干燥块茎。夏、秋二季采挖,洗净,除去外皮和须根,晒干。主产于四川、湖北、河南、贵州、安徽等地。

【主要成分】半夏主要含 β-谷甾醇-D-葡萄糖苷、黑尿酸(高龙胆酸)及天门冬氨酸、谷氨酸、精氨酸、β-氨基丁酸、γ-氨基丁酸等多种氨基酸和微量元素,另含胆碱、烟碱、棕榈酸、油酸、微量挥发油、原儿茶醛等。

【性味归经】味辛,性温,有毒。归脾、胃、肺经。

【功效主治】燥湿化痰,降逆止呕,消痞散结。用于湿痰寒痰,咳喘痰多,痰饮眩悸,风痰眩晕,痰厥头痛,呕吐反胃,胸脘痞闷,梅核气;外治痈肿痰核等疾病。

【药理作用】

1. 与功效主治相关的药理作用

(1) 镇咳、祛痰　生半夏、姜半夏、清半夏的煎剂对咳嗽有明显抑制作用。其镇咳部位在中枢,镇咳成分为生物碱。

(2) 镇吐和催吐　半夏炮制品有镇吐作用,其镇吐机制可能为抑制呕吐中枢,镇吐成分为生物碱、甲硫氨酸、甘氨酸、葡萄糖醛酸或 L-麻黄碱;生半夏催吐,与其所含的 2,4-二羟基苯甲醛葡萄糖苷有关，其苷元有强烈的黏膜刺激作用。半夏催吐、镇吐成分不同，生半夏炮制后刺激性明显降低，高温可除去其催吐成分，但不影响其镇吐作用。

（3）抗肿瘤　半夏多糖组分具有多形核白细胞活化作用、抗肿瘤作用，半夏生物碱能抑制体外培养肿瘤细胞，胡芦巴碱对小鼠肝癌有抑制作用；半夏含外源性凝聚素，可凝集多种癌细胞，鉴别乳房上皮细胞恶性瘤化。半夏各炮制品总生物碱有明显抑制实验性肿瘤细胞的作用，清半夏抗肿瘤细胞生长作用最强，姜制半夏次之。

（4）调节胃肠运动　半夏既能作用于乙酰胆碱受体而产生收缩作用，兴奋肠道；又能抑制乙酰胆碱、组胺、氯化钡所引起的肠道收缩。姜矾半夏、姜煮半夏可抑制小鼠胃肠运动；生半夏可促进小鼠胃肠运动。

（5）对胃黏膜的影响　半夏能显著抑制胃液分泌，降低游离酸和总酸酸度及抑制胃蛋白酶活性，对急性胃黏膜损伤有保护和促进恢复作用，抗溃疡形成。半夏醇提物有一定的止痛、抗炎作用。生半夏可减少胃液中 PGE_2 的含量，使胃黏膜损伤。

2. 其他药理作用

抗生育、抗早孕　半夏蛋白通过抑制卵巢黄体孕酮的分泌，使血浆孕酮水平明显下降，子宫内膜变薄，使蜕膜反应逐渐消失，胚胎失去蜕膜支持而致流产。子宫内注射半夏蛋白可抗胚胎着床，其机制是半夏蛋白结合在子宫内膜腺管的上皮细胞膜上，改变了细胞膜生物学行为。

此外，半夏还具有抗心律失常、降血脂等作用。

综上所述，半夏镇咳、祛痰等作用是其燥湿化痰功效的药理学依据；调节胃肠运动、保护胃黏膜、镇吐等作用是降逆止呕、消痞功效的药理学基础；抗肿瘤是散结的药理学基础。

【现代应用】

（1）呕吐　以半夏为主药的方剂（如小半夏汤、黄连橘皮竹茹半夏汤等）常用于治疗妊娠呕吐、神经性呕吐、晕动病呕吐及消化不良、胃肠炎等消化道疾病。

（2）肿瘤　以半夏为主药的方剂（如海藻玉壶汤、半夏散、玉粉丸等）可用于治疗恶性肿瘤；生半夏粉外用可用于治疗宫颈糜烂、宫颈癌。

【不良反应】生半夏对口腔、喉头和消化道黏膜有强烈刺激性，人误服后会发生肿胀、疼痛、失音、流涎、痉挛、呼吸困难，甚至窒息而死。半夏的毒性成分为不耐酸、难溶于水的黏液质、黑尿酸及生物碱。炮制后毒性降低。生半夏对妊娠雌性大鼠和胚胎均有毒性，生半夏和姜半夏对小鼠遗传物质具有损害作用。

【注意事项】不宜与川乌、制川乌、草乌、制草乌、附子同用；生品内服宜慎。阴虚燥咳、血证、热痰、燥痰应忌用或慎用。

学习小结

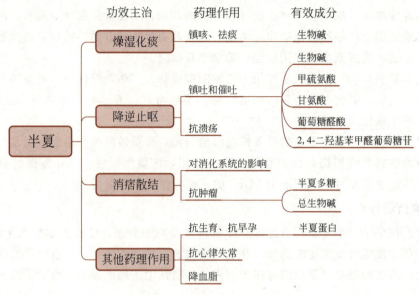

苦杏仁

杏林春暖的故事

【来源采集】本品为蔷薇科植物山杏 *Prunus armeniaca* L. var. ansu Maxim.、西伯利亚杏 *Prunus sibirica* L.、东北杏 *Prunus mandshurica*（Maxim.）Koehne 或杏 *Prunus armeniaca* L. 的干燥成熟种子。夏季采收成熟果实，除去果肉和核壳，取出种子，晒干。山杏主产于辽宁、河北、内蒙古、山东、江苏等地；西伯利亚杏主产于东北、华北地区；东北杏主产于东北各地；杏主产于东北、华北及西北等地区。

【主要成分】苦杏仁主要含苦杏仁苷，另含苦杏仁酶、脂肪油。苦杏仁苷经水解后产生氢氰酸、苯甲醛及葡萄糖；苦杏仁酶包括苦杏仁苷酶及樱叶酶等，加热即被破坏。

【性味归经】味苦，性微温，有小毒。归肺、大肠经。

【功效主治】降气止咳平喘，润肠通便。用于咳嗽气喘，胸满痰多，肠燥便秘等疾病。

【药理作用】

1. 与功效主治相关的药理作用

（1）镇咳、平喘、祛痰　苦杏仁中所含的苦杏仁苷，经肠道微生物酶或本身所含苦杏仁酶的分解产生微量氢氰酸，对呼吸中枢呈抑制作用，而达到镇咳、平喘效果。苦杏仁有明显祛痰作用。

（2）抗炎　苦杏仁中的蛋白质对大鼠棉球肉芽肿有抑制作用，但不抑制急性炎症。

（3）润肠通便　苦杏仁含丰富的脂肪油，能起到润肠通便的作用。

（4）对免疫功能的作用　苦杏仁苷小鼠肌肉注射能促进有丝分裂原对脾脏 T 淋巴细胞的增殖和增强小鼠 NK 细胞的活性，对小鼠肝巨噬细胞吞噬功能有明显的促进作用。

2. 其他药理作用

（1）抗肿瘤作用　氢氰酸、苯甲醛、苦杏仁苷体外试验证明均有微弱的抗癌作用，用氢氰酸加苯甲醛或苦杏仁苷加 β-葡萄糖苷酶可明显提高抗癌效力。

(2) 对消化系统的影响　苦杏仁苷在酶的作用下分解形成氢氰酸、苯甲醛，其中苯甲醛能抑制胃蛋白酶的消化功能。

综上所述，苦杏仁与止咳平喘、润肠通便功效相关的药理作用是祛痰、镇咳、平喘、抗炎、润肠通便等作用。此外，苦杏仁还具有镇痛、抗肿瘤作用，对消化系统功能也有一定影响。

【现代应用】

呼吸系统疾病　以苦杏仁为主的方剂如桑菊饮、桑杏汤、杏苏散等，常用于治疗慢性气管炎、肺气肿、百日咳、急性呼吸道感染、肺炎等。

【不良反应】苦杏仁苷水解产生的氢氰酸能抑制细胞色素氧化酶，使细胞氧化反应停止，过量服用会出现中毒症状，如眩晕、头痛、呼吸急促、恶心、呕吐、紫绀、昏迷、惊厥等，抢救不当可致死亡。

【注意事项】苦杏仁有小毒，内服不宜过量；婴儿慎用；阴虚咳喘、大便溏泄者忌用。

学习小结

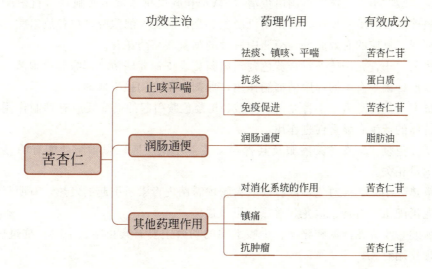

第三节
常用方剂

小青龙汤

小青龙汤方解

【出处与组成】本方出自《伤寒论》。由麻黄 9g，芍药 9g，细辛 3g，干姜 6g，炙甘草 6g，桂枝 9g，五味子 9g，半夏 9g 组成。

【功效主治】本方是治疗外感风寒、寒饮内停而致喘咳的常用方。具有解表散寒，温肺化饮的功效，主治外寒内饮证，以恶寒发热、无汗、喘咳、痰多而稀、舌苔白滑、脉浮为辨证要点。

【用法】上八味，以水一斗，先煮麻黄，减二升，去上沫，内诸药，煮取三升，去滓，温服一升（现代用法：水煎服）。

【药理作用】

（1）止咳　小青龙汤对二氧化硫和浓氨水刺激法引咳小鼠，均能显著延长咳嗽潜伏期，有明显的止咳作用，分煎组咳嗽潜伏期明显长于合煎等剂量组。

（2）平喘　小青龙汤对多种哮喘模型均有明显保护作用，可使气道阻力显著减小，肺动态顺应性显著增大，缓解气道炎症。其平喘机制与以下作用环节有关：①增加致敏脑内肾上腺素和多巴胺分泌量，减少组胺、5-羟色胺分泌量；②稳定肥大细胞膜，显著升高肾上腺糖皮质激素受体、肾上腺素β受体表达、提高环磷酸腺苷浓度和血浆皮质酮水平；③降低血浆白介素4（IL-4）水平，使IL-4/IFN-γ比例升高，抑制Th2细胞亚群优势反应从而实现免疫平衡；④减轻气道炎症，降低血清一氧化氮及肺泡中内皮素水平，改善气道高反应性和气道重塑。

（3）抗过敏　小青龙汤能抑制由蛋清（EA）和豚鼠抗蛋清IgE血清（抗EAIgE抗体）引起的豚鼠被动皮肤敏感反应，其作用机制主要是抑制肥大细胞脱颗粒释放组胺。小青龙汤抑制迟发型变态反应的有效成分为芍药中所含的脯氨酸芍药花苷。

（4）抗菌　小青龙汤体外对金黄色葡萄球菌、表皮葡萄球菌、铜绿假单胞菌、大肠埃希菌、普通变形杆菌等有不同程度的抑制作用，煎剂抑菌作用强于冲剂。

（5）抗炎、抗内毒素　小青龙汤对组胺、5-羟色胺引起的炎症反应有抑制作用，对小鼠抗内毒素抗体的产生有显著促进作用。

（6）增强免疫　小青龙汤灌服及其含药血清对小鼠腹腔巨噬细胞功能有明显的增强作用，且与剂量相关。

（7）解热　小青龙汤对兔耳静脉注射大肠埃希菌内毒素所引起的发热，有明显的解热作用。小青龙汤配伍生石膏、地龙，解热作用增强。

综上所述，小青龙汤温肺化饮、止咳平喘的功效主要与其止咳、平喘、抗过敏、抗菌、抗炎等药理作用有关。

【临床应用】小青龙汤临床常用于治疗慢性阻塞性肺气肿、支气管哮喘、支气管炎、肺炎、百日咳、肺气病、过敏性鼻炎等属于外寒显饮证者。

【使用注意】本方药物多为温燥之品，阴虚干咳无痰或痰热证者不宜使用。

 知识链接

半夏不同炮制方法对临床用药的影响

半夏是临床常用的化痰止咳平喘药。半夏生品有毒，因此，临床上多不直接生用，而常使用半夏的炮制品，最常用的为清半夏、姜半夏、法半夏三种炮制品。与生半夏相比，清半夏、法半夏、姜半夏炮制后生物碱、草酸钙针晶、半夏蛋白等成分含量减少，刺激性降低，达到了炮制减毒的目的。清半夏经白矾炮制后，增加了半夏燥湿化痰的功效。姜半夏引入新的成分6-姜辣素，增加了姜半夏温中止呕、镇咳的功效。法半夏中引入甘草酸铵、甘草苷，不仅消除了半夏麻辣感，还协调半夏的祛痰、止咳作用。

思考与练习

一、单项选择题

1. 中药桔梗的主要有效成分是（　　）。
   A. 桔梗聚糖　　B. 桔梗酸　　C. 远志酸　　D. 桔梗皂苷元
   E. 桔梗皂苷

2. 中药桔梗祛痰作用的主要成分是（　　）。
   A. 桔梗聚糖　　B. 桔梗酸　　C. 远志酸　　D. 桔梗皂苷元
   E. 桔梗皂苷

3. 以下关于中药桔梗的药理作用正确的是（　　）。
   A. 兴奋呼吸　　B. 祛痰镇咳　　C. 升高血压　　D. 收缩血管
   E. 促进胃液分泌

4. 桔梗皂苷祛痰作用的主要药理机制是（　　）。
   A. 增强呼吸道排除异物的功能
   B. 刺激胃黏膜或咽喉黏膜，增加支气管黏膜的分泌，使痰液稀释而被排出
   C. 能使呼吸道分泌物中酸性黏多糖纤维断裂，痰黏度下降而易于咳出
   D. 扩张支气管便于痰液排出
   E. 减少呼吸道分泌物的分泌量

5. 与中药桔梗宣肺、利咽、祛痰、排脓功效相关的药理作用是（　　）。
   A. 祛痰、止咳、抗炎
   B. 祛痰、镇痛、镇静
   C. 解热、镇痛、扩血管
   D. 解热、抗溃疡、降血脂
   E. 止咳、平喘、降血糖

6. 中药半夏的镇吐作用机制主要是（　　）。
   A. 兴奋呕吐中枢
   B. 抑制呕吐中枢
   C. 刺激黏膜
   D. 兴奋化学感受器
   E. 抑制化学感受器

7. 以下关于中药半夏的药理作用描述错误的是（　　）。
   A. 中枢性镇咳　　B. 催吐和镇吐作用　　C. 抗早孕　　D. 增加胃酸分泌
   E. 抗心律失常

8. 中药半夏镇咳作用的主要成分是（　　）。
   A. 胆碱　　B. 黑尿酸　　C. 生物碱　　D. 脂肪
   E. 多糖

9. 中药半夏燥湿化痰、消痞散结的功效与下列哪项药理作用有关？（　　）
   A. 抗生育、抗心律失常
   B. 降血脂、降血压
   C. 镇咳、镇吐
   D. 抗肿瘤、降血脂
   E. 抗早孕、抑制中枢神经系统

10. 中药（　　）对口腔、喉头和消化道黏膜有强烈刺激，因此，口服一般需要炮制。
    A. 桔梗　　B. 苦杏仁　　C. 川贝　　D. 半夏
    E. 紫菀

11. 苦杏仁润肠通便作用的主要有效成分是（　　）。
   A. 脂肪油　　　B. 苦杏仁苷　　　C. 蛋白质　　　D. 氨基酸
   E. 酶

12. 苦杏仁苷在酶的作用下分解产生的（　　）具有抑制呼吸中枢的作用。
   A. 苦杏仁酶　　B. 野樱苷　　　C. 氢氰酸　　　D. 胃蛋白酶
   E. 葡萄糖

13. 在体内能产生苯甲醛，抑制胃蛋白酶分泌的药物是（　　）。
   A. 半夏　　　　B. 天南星　　　C. 桔梗　　　　D. 川贝
   E. 苦杏仁

14. 在体内能产生氢氰酸，过量使用会引起窒息的药物是（　　）。
   A. 半夏　　　　B. 天南星　　　C. 桔梗　　　　D. 川贝
   E. 苦杏仁

15. 苦杏仁祛痰、镇咳、平喘作用的主要有效成分是（　　）。
   A. 脂肪油　　　B. 苦杏仁苷　　　C. 蛋白质　　　D. 氨基酸
   E. 酶

16. 大多数化痰止咳平喘药的祛痰作用与下列哪项成分有关？（　　）
   A. 强心苷　　　B. 皂苷　　　　C. 生物碱　　　D. 挥发油
   E. 香豆素

17. 小青龙汤的主要功效是（　　）。
   A. 解表散寒，温肺化饮　　　　B. 辛凉透表，清热解毒
   C. 燥湿化痰，理气和中　　　　D. 发汗祛湿，兼清里热
   E. 解肌发表，调和营卫

18. 小青龙汤温肺化饮、止咳平喘的功效主治与以下哪项无关？（　　）
   A. 止咳　　　　B. 抗炎　　　　C. 抗过敏　　　D. 抗菌
   E. 抗肿瘤

19. 以下描述小青龙汤平喘机制正确的是（　　）。
   A. 降低致敏小鼠脑内肾上腺素和多巴胺分泌量
   B. 增加组胺、5-羟色胺分泌量
   C. 提高血浆 IL-4 水平
   D. 兴奋肥大细胞膜
   E. 降低血清一氧化氮及肺泡中内皮素水平，改善气道高反应性和气道重塑

20. 临床上小青龙汤常用于治疗（　　）。
   A. 湿痰证　　　B. 寒饮内停证　　C. 肺胃热盛证　　D. 血虚寒厥证
   E. 外寒内饮证

二、问答题

1. 化痰止咳平喘药有哪些主要的药理作用？
2. 简述中药桔梗利咽、排脓功效的主要药理依据。
3. 苦杏仁中毒的主要症状是什么？

第十八章
安 神 药

电子课件

> **导学** ▶▶▶
>
> 本章重点介绍安神药的现代药理作用，常用单味中药酸枣仁、远志及常用复方酸枣仁汤、朱砂安神丸的主要药理作用和现代临床应用。
>
> **学习要求** ▶▶▶
>
> 1. 掌握安神药的现代药理作用；酸枣仁主要药理作用、有效成分、作用机理及现代临床应用。
> 2. 熟悉远志的主要药理作用、有效成分及现代临床应用。
> 3. 了解常用复方酸枣仁汤、朱砂安神丸的药理作用及临床应用。

第一节 概 述

一、安神药的概念与应用

凡以安神定志为主要作用的药物，称为安神药。

安神药多入心、肝经，具有安神养心、平肝潜阳等功效，用于心气虚、心血虚、心火盛等引起的心神不宁、烦躁易怒、失眠多梦、健忘、惊痫癫狂等症。根据安神药的来源及作用不同，可将其分为养心安神药和重镇安神药两类。前者多为植物药，质润性补，可养心血、安心神，如酸枣仁、柏子仁、远志、灵芝、合欢皮、首乌藤等，多用于心肝血虚，心神失养所致的虚烦不眠、心悸怔忡、健忘等虚证。常用复方有天王补心丹、酸枣仁汤、柏子养心丸等。后者多为质地沉重的矿物药，质重性降，可重镇安神，如磁石、龙骨、朱砂、琥珀等，多用于心神不安、惊悸不眠、烦躁易怒、惊痫等实证。常用复方有朱砂安神丸、磁朱丸、琥珀抱龙丸等。

中医理论认为人的精神、意识、思维活动主要归属于心主神明的生理功能，即"心藏神"。《黄帝内经》云："心者，君主之官，神明出焉。"说明心不止"藏神"，"心神"还能主持人的精神活动及统管人的五脏六腑。若心不藏神，临床就会出现精神、意识、思维活动的异常，如心神不宁、失眠、健忘、多梦等症。另外，中医认为肝也与精神活动有关，即"肝藏魂"。《灵枢·本神》说："肝藏血，血舍魂，肝气虚则恐，实则怒"，指肝有贮藏血液和调节情志的功能。若肝血不足，则魂不守舍，可出现梦游、梦呓及幻觉等症。心神不宁的病理变化与心、肝二脏关系密切，所以安神药物亦多入心经和肝经。

综上所述，心神不宁主要表现为神经系统和心血管系统的病理变化，安神药的主要药理作用及现代研究也应立足于心主神志的生理功能，其次要结合安神药的功能主治研究养心安神药和重镇安神药本质不同，并结合部分安神药的其他功效如明目、解毒、敛汗生津、润肠等进行研究。

二、安神的现代药理研究

（1）镇静、催眠　无论是养心安神药还是重镇安神药，均具有显著的镇静、催眠作用。如酸枣仁、远志、磁石、琥珀、龙骨、朱砂等均可减少小鼠自发活动，协同巴比妥类的中枢抑制作用；增加阈下剂量戊巴比妥钠所致小鼠睡眠只数，延长阈上剂量戊巴比妥钠所致小鼠睡眠时间；拮抗苯丙胺的中枢兴奋的作用。

（2）抗惊厥　本类药物对不同类型的惊厥模型均有一定的对抗作用。酸枣仁、远志对戊四氮引起的阵挛性惊厥，酸枣仁、琥珀、磁石对士的宁引起的药物性惊厥，琥珀对大鼠听源性惊厥及小鼠电惊厥，龙骨对回苏灵引起的惊厥，朱砂对安钠咖引起的惊厥，均具有显著抑制作用。

（3）增强免疫功能　酸枣仁、灵芝对非特异性免疫和特异性免疫均有明显的增强作用。

（4）对心血管系统作用　酸枣仁、远志、灵芝对心血管系统有抗心律失常、抗心肌缺血、降压作用。

综上所述，本类药物的养心安神功效主要与其镇静催眠、抗心律失常等作用相关；重镇安神功效主要与其抗惊厥、降压等作用有关。

学习小结

1. 安神药的分类与应用

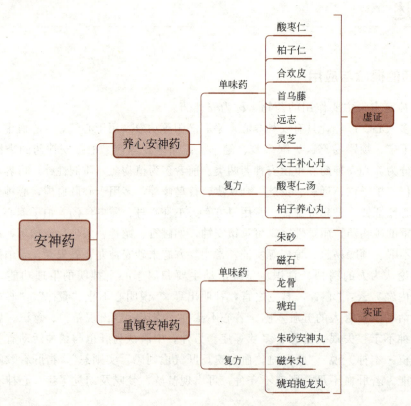

2. 安神药的功效主治与药理作用

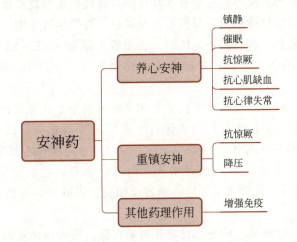

第二节
常用中药

酸枣仁

【来源采集】本品为鼠李科植物酸枣 *Ziziphus jujuba* Mill. *var. spinosa*（Bunge）Hu ex H. F. Chou 的干燥成熟种子。生用或炒制。主产于河北、陕西、辽宁、河南等地。

【主要成分】酸枣仁主要含有脂肪油类（大约32%，包括棕榈酸、硬脂酸、油酸、亚油酸等），黄酮类，生物碱类，三萜类（白桦脂酸、白桦脂醇），酸枣仁皂苷 A、B 和 B_1，阿魏酸以及多种微量元素及氨基酸等。

【性味归经】味甘、酸，性平。归肝、胆、心经。

【功效主治】养心补肝，宁心安神，敛汗，生津。用于虚烦不眠，惊悸多梦，体虚多汗，津伤口渴等。

【药理作用】

1. 与功效主治相关的药理作用

（1）镇静、催眠、抗惊厥 酸枣仁生品及炒品均可显著减少小鼠自发活动，协同戊巴比妥钠的中枢抑制作用；使阈下剂量戊巴比妥钠入睡小鼠数目显著增多，拮抗苯丙胺的中枢兴奋作用，并可显著降低戊四氮引起的惊厥率。其中枢抑制作用呈一定的剂量依赖性。酸枣仁可通过降低小鼠脑组织中单胺类神经递质如多巴胺和3,4-二羟基苯乙酸的含量，产生镇静作用。酸枣仁的催眠作用主要是影响慢波睡眠的深睡阶段，可使大鼠深睡平均时间延长、发生频率增加，对慢波睡眠中的浅睡阶段和快波睡眠无影响。其有效成分主要是酸枣仁皂苷 A（JuA）。JuA 可明显抑制青霉素钠对神经元细

尼可刹米惊厥模型的制备

胞的兴奋作用，降低谷氨酸水平，是其抗惊厥、抗癫痫的重要途径。

（2）抗焦虑、抗抑郁　酸枣仁总皂苷和总黄酮具有抗焦虑和抗抑郁作用，对高架十字迷宫诱发的动物焦虑状态、慢性应激抑郁模型大鼠具有显著的拮抗作用。其作用机制与提高相关脑区单胺类神经递质如5-羟色胺（5-HT）、去甲肾上腺素（NE）的含量，增强γ-氨基丁酸（GABA）受体的 mRNA 表达，及脑组织中白细胞介素 1β（IL-1β）、糖皮质激素受体（GR）的表达有关。

（3）抗心肌缺血、抗脑缺血　酸枣仁总皂苷可显著缩小结扎冠状动脉左前降支（LAD）所致大鼠心肌梗死面积，对抗大鼠注射垂体后叶素引起 T 波抬高，减少缺氧缺糖、氯丙嗪和丝裂霉素 C 所致心肌细胞释放乳酸脱氢酶（LDH），对实验性心肌缺血有一定的保护作用。酸枣仁总皂苷能减少缺血脑组织含水量及丙二醛含量，使脑组织中 SOD、肌酸激酶（CK）及 LDH 活性增高，乳酸含量下降，脑神经细胞损害减轻，对缺血性脑损伤具有保护作用。

（4）抗心律失常、降血压　酸枣仁总皂苷对氯化钡、乌头碱诱发的实验动物心律失常有对抗作用。目前认为酸枣仁抗心律失常与兴奋迷走神经或阻断β1受体无关，可能是其对心脏的直接作用。麻醉大鼠、猫、犬静脉注射酸枣仁的醇提物可产生显著的降压效果，并能抑制大鼠肾性高血压的形成。其降压作用可能是直接扩张血管所致。

2. 其他药理作用

（1）降血脂、抗动脉粥样硬化　酸枣仁总皂苷、酸枣仁脂肪油均能降低正常、高脂血症动物血清总胆固醇、甘油三酯、低密度脂蛋白胆固醇含量，提高高密度脂蛋白胆固醇的含量，具有显著调节实验性高脂血症大鼠血脂的作用，能有效预防高脂血症的发生及动脉粥样硬化的形成和发展。

（2）增强免疫作用　酸枣仁多糖能增强小鼠的体液免疫和细胞免疫功能，提高小鼠淋巴细胞转化值，促进抗体生成，对放射线引起的白细胞降低有明显的保护作用，同时能增强单核巨噬细胞系统的吞噬功能，延长受 ^{60}Co 照射小鼠的存活时间。

（3）抗缺氧　酸枣仁总皂苷可显著延长常压缺氧等缺氧模型动物存活时间。

（4）抗脂质过氧化　酸枣仁总皂苷能剂量依赖性的减少家兔肝组织匀浆和红细胞膜 MDA 的含量，升高肝组织匀浆 SOD 的活性，具有抗肝匀浆脂质过氧化作用。

综上所述，酸枣仁补肝、宁心的功效主要与其镇静、催眠、抗惊厥、抗心律失常、抗心肌缺血等多种药理作用有关，是临床治疗虚烦不眠、惊悸多梦等症的药理学基础。临床用于治疗各种病因引起的失眠、神经衰弱及室性早搏。

【现代应用】

（1）神经衰弱、失眠　酸枣仁粉及以酸枣仁为主的复方，如酸枣仁汤、天王补心丹、枣仁安神胶囊等，常用于治疗失眠、神经衰弱、心脏神经症、更年期综合征等。

（2）室性早搏　酸枣仁汤或加味用于治疗植物神经功能失调、室性早搏，具有较好疗效。

【不良反应】常规剂量下酸枣仁及其提取物未见明显毒性。有过量口服酸枣仁（90g）出现冷汗淋漓、面白肢冷、心烦不宁病例报道。

【注意事项】内服剂量过大易引起中毒。酸枣仁对子宫有兴奋作用，孕妇慎用。

学习小结

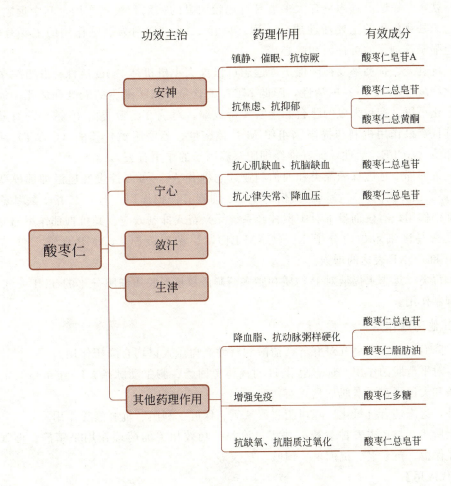

远 志

【来源采集】本品为远志科植物远志 *Polygala tenuifolia* Willd. 或卵叶远志 *Polygala sibirica* L. 的干燥根。春、秋二季采挖,除去须根及泥沙,晒干。主产于河北、山西、陕西、吉林、河南等地。

【主要成分】远志所含成分主要为三萜皂苷类,如远志皂苷 A、B、C、D、E、F、G 等 20 余种;糖和糖酯苷类,如远志寡糖酯 A、C 等 20 多种。另外,还有呫山酮类及少量生物碱、香豆素等。

【性味归经】味苦、辛,性微温。归心、肾、肺经。

【功效主治】安神益智,祛痰,消肿。用于心肾不交引起的失眠多梦,健忘惊悸,神志恍惚,咳痰不爽,疮疡肿毒,乳房肿痛等。

【药理作用】

1. 与功效主治相关的药理作用

(1) 镇静、催眠、抗惊厥　远志寡糖酯 A、C 可减少小鼠自主活动;远志皂苷 E、F、

G可显著延长环己烯巴比妥钠给药小鼠的睡眠时间；醇提物对戊四唑所致惊厥具有明显对抗作用。

(2) 祛痰、镇咳　远志皂苷大多数具有比较明显的祛痰和镇咳作用，其中远志皂苷 3D 可能是远志祛痰作用的主要活性成分，远志皂苷 2D 和 3D 则为镇咳作用的主要有效成分，作用甚至强于等剂量的可待因和咳必清。

(3) 抗衰老、抗痴呆及神经保护　远志可以提高小鼠机体 SOD 活性、肝组织中谷胱甘肽过氧化物酶（GSH-Px）的活性，降低 MDA 的含量，减缓细胞的衰老和坏死；远志皂苷可提高老化小鼠、痴呆大鼠的跳台和迷宫实验成绩，对抗β淀粉蛋白 40 诱导的海马神经元凋亡。其抗痴呆作用机制与提高脑组织 M 受体密度、乙酰胆碱转移酶（ChAT）活性、抑制胆碱酯酶（AChE）活性及促进神经细胞营养因子的作用有关。

(4) 抗抑郁　远志寡糖酯类和西伯利亚远志糖苷 A5，可调控慢性应激抑郁模型大鼠海马区 BCL-2/Bax 比例，对谷氨酸损伤的 PC12 细胞有保护作用。3,6′-二芥子酰基蔗糖酯有快速抗抑郁作用，有效剂量下对中枢神经系统无兴奋或抑制效应。其抗抑郁作用的分子机制可能涉及海马区细胞黏附分子 L1（CAM-L1）、层粘连蛋白、cAMP 效应元件结合蛋白（CREB）和 BDNF 表达的增强。

(5) 抗炎　远志水提液对 P 物质和脂多糖刺激鼠星形胶质细胞分泌的 TNF-α 和 IL-1 有明显的抑制作用。

2. 其他药理作用

(1) 降血压　远志皂苷对麻醉、清醒和肾性高血压大鼠均有降压作用。

(2) 对平滑肌的作用　远志皂苷 H 对离体兔回肠、胸主动脉条、Langendorff 心脏、豚鼠气管条和大鼠子宫平滑肌均具兴奋作用。

此外，远志还有抗氧化、降血脂、耐缺氧、保肝、利胆、抗肿瘤等作用。

综上所述，与远志安神益智、祛痰、消肿的功效相关的药理作用是镇静、催眠、抗惊厥、神经保护、抗衰老、抗痴呆、镇咳、祛痰等。

【现代应用】

(1) 神经衰弱、失眠　与茯神、龙齿、朱砂等药同用（如远志丸），主治心肾不交之心神不宁、失眠、惊悸等症；与人参、茯苓、菖蒲同用（如开心散）治健忘证。

(2) 癫痫惊狂　与半夏、天麻、全蝎等化痰药、息风药配伍，用于癫痫昏仆、痉挛抽搐者；与菖蒲、郁金、白矾等祛痰药、开窍药同用，治疗惊风狂证发作。

(3) 咳嗽痰多，咳痰不爽　远志蜜炙后能增强其化痰止咳作用，用于治疗咳嗽痰多、黏稠不爽，可单用远志酊或与浙贝母、陈皮、桔梗、苦杏仁、瓜蒌等配伍。

【不良反应】大量口服可引起恶心呕吐反应；因含皂苷，注射可有溶血作用；偶有过敏等症状。

【注意事项】阴虚火旺、脾胃虚弱者慎服。用量不宜过大，以免引起恶心呕吐。

学习小结

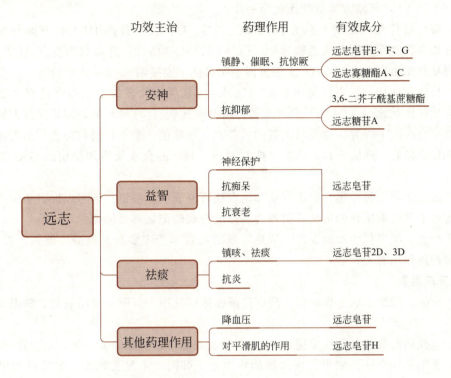

第三节 常用方剂

酸枣仁汤

【出处与组成】 本方出自《金匮要略》。由酸枣仁（炒）15g，茯苓 6g，知母 6g，川芎 6g，甘草 3g 组成。

【功效主治】 养血安神，清热除烦。主治虚烦不眠，心悸盗汗，头目眩晕，咽干口燥，舌红少苔，脉弦细而数等证。主治肝血不足、虚热内扰所致之"虚劳虚烦不得眠"。

【用法】 上五味，以水八升，煮酸枣仁得六升，内诸药，煮取三升，分温三服（现代用法：水煎，分 3 次温服）。

【药理作用】

（1）镇静、催眠作用 酸枣仁汤能显著减少小鼠自主活动次数，增加阈下剂量戊巴比妥钠所致小鼠睡眠只数，延长阈上剂量戊巴比妥钠所致小鼠睡眠时间，并呈现一定的剂量依赖性。酸枣仁汤的镇静、催眠作用可能与 β-EP 及强啡肽 A1-13（Dyn A1-13）的升高有关。拆方研究结果表明,除酸枣仁外,对小鼠自发活动次数影响大小依次为:茯苓＞知母≈川芎＞甘草;本方抑制小鼠自发活动的最优化配方比为:酸枣仁、甘草、知母、茯苓与川芎之比为12∶1∶2∶10∶2,与原方剂量配比较为一致。

(2) 降血脂作用　酸枣仁汤在降低 TC、TG、LDL-C,升高 HDL-C 方面与安妥明相当;而在提高卵磷脂胆固醇酰基转移酶(LCAT)、SOD 活性,升高载脂蛋白 AI(APOAI)水平及降低载脂蛋白 B(APOB)水平方面则明显优于安妥明。

(3) 抗焦虑作用　酸枣仁汤在 7.5～15g/kg 可显著增加高架十字迷宫模型(EPM)大鼠进入开放臂次数比例(OE%)和开放臂停留时间比例(OT%)值,明显提高大鼠在开放臂和中央平台区向下探究次数及封闭臂的后腿直立次数值。酸枣仁汤抗焦虑作用可能与降低海马中 NE 的释放、降低 5-HT 功能、抑制海马 5-HT 的合成及增加脑组织 GABA 受体量有关。

(4) 改善学习记忆作用　水迷宫法和跳台法研究表明,酸枣仁汤可以促进正常小鼠的记忆,改善由东莨菪碱所致的记忆获得障碍及乙酸造成的记忆再现障碍。

综上所述,酸枣仁汤养血安神、清热除烦的功效主治主要与其镇静、催眠、改善记忆、抗焦虑等药理作用有关。

【临床应用】

(1) 失眠、神经衰弱、焦虑症　酸枣仁汤临床广泛用于失眠、神经衰弱、焦虑及精神分裂症等。

(2) 室性期前收缩(室性早搏)　酸枣仁汤及加味可以有效降低心律,减少发作频率。

(3) 更年期综合征　酸枣仁汤加减治疗以心、肝阴血不足失眠为主要特征的更年期综合征。

【使用注意】有头晕、恶心、厌食等症状报道,程度较轻,一周后逐渐消失。

朱砂安神丸

【出处与组成】本方出自《医学发明》。由朱砂 15g,黄连 18g,炙甘草 16g,生地黄 8g,当归 8g 组成。

【功效主治】镇定安神,清热养血。临床常用于心火上炎,热伤阴血所致的心神不宁、烦乱怔忡、胸中烦闷、热入心血、失眠多梦、精神抑郁、神志恍惚等症。

【用法】水蜜丸一次 6g,小蜜丸一次 9g,大蜜丸一次 1 丸;一日 1～2 次,临睡前温开水送服。亦可作汤剂,按原方比例酌减,朱砂研细末水飞,以药汤送服。

【药理作用】

(1) 镇静、催眠　朱砂安神丸能明显缩短清醒期(W)、延长慢波睡眠 I 期(SWS I)及总睡眠时间,且能缩短 SWS I、SWS II 及异相睡眠(PS)的潜伏期,翻转对氯苯丙氨酸的睡眠剥夺效应。其作用机制与抑制腹外侧视前区(VLPO)5-HT 和 NE 单胺类神经递质的含量有关。朱砂安神丸还能拮抗由条件性恐惧引起的睡眠障碍,缩短清醒时间,延长睡眠总时间、快动眼睡眠(REMS)及非快动眼睡眠(NREM)时间。

(2) 促进恐惧消退　朱砂安神丸可以拮抗条件性恐惧,在消退训练期间同时给药,能降低基底外侧杏仁核(BLA)单胺类神经递质 DA、NE 的含量,升高 5-HT 的含量,降低该区域 c-Fos 蛋白表达水平。

(3) 抗心律失常　朱砂安神丸对氯仿-肾上腺素和草乌诱发心律失常家兔，能明显缩短其心律失常持续时间，减少异常搏动次数。

【临床应用】

(1) 失眠　用于心火炽盛灼伤阴血，而致阴血不足，心失所养之失眠，为虚实夹杂之候而偏于实证者。

(2) 惊悸　用于心火亢盛，灼伤阴血，心神不宁所致之惊悸，常伴有胸中烦热、心中烦乱不安、健忘等症。

(3) 郁证　用于阴虚火旺，心火亢盛之郁证，症见精神抑郁、烦躁易怒、目赤头眩、心悸少寐或口舌生疮、舌红、脉弦细数。

【使用注意】

1. 汞中毒　方中朱砂含硫化汞（HgS），与蛋白质中的巯基有特别的亲合力，高浓度时可抑制多种酶活性，不宜多服、久服。进入体内的汞主要分布在肝、肾，引起肝、肾损害。

2. 不宜与碘化物、溴化物合用　硫化汞在胃肠道遇到碘化物、溴化物产生有刺激性的碘化汞、溴化汞，引起赤痢样大便，从而发生严重的医源性肠炎。

3. 不宜多服久服，儿童尤不宜久用；孕妇忌服。

知识链接

安神药与安眠药的区别

1. 概念区别

安神药属于中医范畴，安眠药属于西医范畴。

2. 功效区别

中医认为失眠与心、肝等脏腑功能失调有关，通过滋肝、养心、养血等达到安神定志作用，进而治疗失眠、多梦、怔忡等。安眠药适用于急性心理应激和躯体疾病等引起的暂时性失眠，或用于重症精神病的睡眠障碍。

3. 各自优缺点

安神药起效慢，但副作用较少，无成瘾性，能随症加减辨证用药，标本兼治。安眠药作用快，对于入睡困难者作用较好，直接作用于神经中枢，副作用较大（如头晕、口干、胃不适等），长期服用有药物依赖性及停药反跳现象，应该在医生指导下应用。

4. 合理用药提示

短暂的失眠、多梦常与精神因素、工作压力大等有关。除了必要的药物治疗外，患者还应树立乐观的精神，加强体育锻炼，注意劳逸结合和饮食调理。对于影响睡眠的原发疾病也要积极治疗，不能单纯依赖安眠（神）药物。

思考与练习

一、单项选择题

1. 下列何药为养心安神药？（　　）

A. 酸枣仁　　　　B. 磁石　　　　C. 朱砂　　　　D. 琥珀

E. 龙骨

2. 酸枣仁不具备下列哪项药理作用？（　　）
   A. 镇静催眠　　　　B. 抗惊厥　　　　C. 降血压　　　　D. 降血脂
   E. 镇吐
3. 远志祛痰作用的主要活性成分是（　　）。
   A. 远志皂苷 A　　　B. 远志皂苷 B　　　C. 远志皂苷 3D　　　D. 远志素
   E. 远志皂苷元 H
4. 远志降血压作用的环节是（　　）。
   A. 兴奋迷走神经　　B. 阻断神经节　　　C. 阻断 α 受体　　　D. 兴奋 H1 受体
   E. 以上均非
5. 酸枣仁临床主要用于治疗（　　）。
   A. 失眠
   B. 冠心病
   C. 肝癌
   D. 白细胞减少症
   E. 贫血
6. 酸枣仁降血脂作用的有效成分是（　　）。
   A. 酸枣仁总皂苷
   B. 白桦脂酸
   C. 当药素
   D. 黄酮苷
   E. 阿魏酸
7. 酸枣仁对心肌的保护作用主要体现在（　　）。
   A. 增加冠脉流量
   B. 抗脂质过氧化
   C. 减少 LDH 释放
   D. 钙通道阻滞作用
   E. 保护线粒体
8. 酸枣仁降血压作用的环节是（　　）。
   A. 直接扩张血管
   B. 中枢降压作用
   C. 神经节阻断作用
   D. 阻断血管壁 α 受体
   E. 钙通道阻滞作用
9. 酸枣仁可以增强机体免疫功能的有效成分是（　　）。
   A. 酸枣仁总皂苷
   B. 白桦脂酸
   C. 当药素
   D. 黄酮苷
   E. 酸枣仁多糖
10. 远志具有脑保护作用的成分是（　　）。
    A. 远志皂苷
    B. 远志皂苷元 A
    C. 远志多糖
    D. 远志醇提物
    E. 远志皂苷 3C
11. 酸枣仁催眠作用特点主要是（　　）。
    A. 延长慢波睡眠的深睡阶段
    B. 延长慢波睡眠的浅睡阶段
    C. 延长快波睡眠
    D. 缩短慢波睡眠的深睡阶段
    E. 缩短慢波睡眠的浅睡阶段
12. 酸枣仁镇静、催眠、抗惊厥的有效成分主要是（　　）。
    A. 皂苷 C　　　　B. 皂苷 A　　　　C. 皂苷 H　　　　D. 皂苷 B
    E. 皂苷 D

二、问答题

1. 简述安神药的主要药理作用。
2. 简述重镇安神药与养心安神药的区别。
3. 简述酸枣仁镇静催眠作用的有效成分及作用机理。
4. 酸枣仁汤的主要药理作用是什么？

第十九章
平肝息风药

电子课件

> **导学** ▶▶▶
>
> 本章重点介绍平肝息风药的现代药理作用，常用单味中药天麻、钩藤、地龙、羚羊角及常用复方天麻钩藤饮的主要药理作用和现代临床应用。
>
> **学习要求** ▶▶▶
>
> 1. 掌握平肝息风药的现代药理作用；天麻、钩藤的主要药理作用、有效成分、作用机理及现代临床应用。
> 2. 熟悉地龙、羚羊角的主要药理作用、有效成分及现代临床应用。

第一节 概述

一、平肝息风药的概念与应用

凡以平肝潜阳、息风止痉为主要功效，主治肝阳上亢或肝风内动证的药物，称为平肝息风药。

本类药物皆归肝经，多为介类、虫类等动物药及矿物药，还有部分植物药。具有平肝潜阳、息风止痉、清肝、镇静安神等功效，主治肝阳上亢或肝风内动证。依据功效侧重不同，平肝息风药可分为息风止痉药和平抑肝阳药，前者单味中药有天麻、钩藤、地龙、全蝎、蜈蚣、僵蚕、羚羊角、牛黄等，常用复方有镇肝息风汤等；后者单味中药有石决明、珍珠母、代赭石、罗布麻、牡蛎、白蒺藜等，常用复方有天麻钩藤饮等。

肝阳上亢通常是由于肝肾阴液不足，阴不制阳，致肝阳过于亢进；另外，肝热亦可引动肝阳。患者主要表现有头痛、头晕目眩、耳鸣和肝火上攻之面红目赤、烦躁易怒等症。肝风内动，通常由肝之阴血不足，筋脉失于濡养，或温病热邪亢盛引动肝风之热极生风，或肝阳化风所致。患者主要表现有眩晕欲仆、痉挛抽搐、项强肢颤等症。在中医药理论中，眩晕、肢颤、痉挛抽搐等动摇不定的症状都归于风，肝五行属风，故责之于肝。"肝风"与"肝阳"的"肝"非现代医学的肝脏，从中医"肝风"与"肝阳"的病理表现来看，主要与高血压、脑栓塞、炎症、出血、感染等因素造成中枢神经系统的功能障碍有关，因此，表现为眩晕、头痛、耳鸣、肢体麻木、偏瘫等。所以平肝息风药的现代研究应首先抓住"阳、风、热"的中医内涵，其次考察部分平肝息风药兼具的祛风通络、凉血、安神、清肝明目等功效，以中枢神经系统的病理改变为核心，兼顾高血压、脑血管病变、炎症、感染等相关影响因素，结合平肝息风药的其他临床主治来开展研究。

二、平肝息风药的现代药理研究

（1）镇静、抗惊厥　本类药物大多具有不同程度的镇静、抗惊厥作用。如天麻、钩藤、羚羊角、地龙、僵蚕、全蝎、牛黄、天麻钩藤饮，能减少动物的自主活动，增强戊巴比妥钠、硫喷妥钠、水合氯醛等药物的中枢抑制作用，对抗戊四氮、咖啡因、士的宁或电刺激所引起的惊厥。另外，天麻、钩藤、全蝎等还有抗癫痫作用。

（2）降血压　天麻、钩藤、羚羊角、地龙、蜈蚣、全蝎、白蒺藜、天麻钩藤饮等均有不同程度的降压作用。其降压作用与中枢抑制、钙离子拮抗、扩张血管、抑制血管运动中枢有关。部分平肝息风药之间有降压协同作用，如天麻、钩藤药对，两药在时效关系上有协同作用。

（3）抗血栓　天麻、钩藤、地龙、天麻钩藤饮等均有不同程度抗血小板聚集、抗血栓形成的作用，其中地龙作用最为显著。

（4）解热、镇痛、抗炎　羚羊角、地龙等具有较好的解热作用，羚羊角、天麻、蜈蚣、全蝎、天麻钩藤饮等具有不同程度的镇痛、抗炎作用。

综上所述，平肝息风药平肝潜阳、息风止痉、镇静安神的功效主要与其镇静、抗惊厥、抗炎、降血压等调节中枢神经系统和心血管系统的药理作用有关。清肝热也与其解热、镇痛、镇静、抗惊厥等中枢神经系统的药理作用相关。

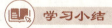
学习小结

1. 平肝息风药的分类与应用

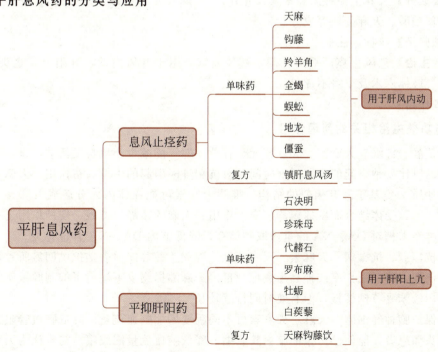

2. 平肝息风药的功效主治与药理作用

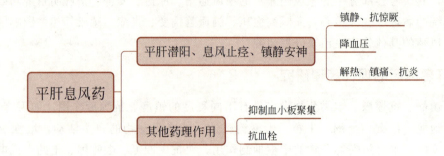

第二节
常用中药

天 麻

揭开天麻生长奥秘,为药农铺开致富道路

【来源采集】本品为兰科植物天麻 *Gastrodia elata* Bl. 的干燥块茎。立冬后至次年清明前采挖,立即洗净,蒸透,敞开低温干燥。主产于四川、云南、贵州等地。

【主要成分】天麻主要有天麻素(天麻苷)、天麻苷元(对羟基苯甲醇)、香荚兰醇、香荚兰醛、琥珀酸、天麻多糖等成分。

【性味归经】味甘,性平。归肝经。

【功效主治】息风止痉,平抑肝阳,祛风通络。用于肝风内动,肝阳上亢之头痛眩晕、惊痫抽搐、肢体麻木及半身不遂等。

【药理作用】

1. 与功效主治相关的药理作用

(1) 镇静、催眠　天麻素、天麻苷元、香荚兰醇等能减少小鼠自发活动,显著延长巴比妥钠或环己巴比妥钠引起的小鼠睡眠时间,对抗咖啡因引起的中枢兴奋作用。天麻苷元与脑内抑制性递质 γ-氨基丁酸有相似的结构,推测天麻素可能在体内先分解成天麻苷元,后者与脑内苯二氮䓬受体结合而发挥镇静、安神作用。天麻的镇静、催眠、安神作用还可能与其抑制中枢神经末梢对 DA、NA 的重摄取和储存,降低脑内 DA、NA 含量有关。

(2) 抗惊厥、抗癫痫　天麻素、天麻苷元、香荚兰醇等能显著拮抗戊四氮所致惊厥,延长惊厥潜伏期,降低死亡率或提高半数惊厥量。天麻醇提物皮下注射可抑制豚鼠实验性癫痫发作,作用较苯妥英钠缓慢,但有效时间持续较长。

(3) 保护脑神经细胞　天麻、天麻素可不同程度增加脑血流量,降低脑血管阻力;对血管神经性头痛患者,能使已扩张的脑血管收缩,降低脑血流量图波幅。初步认为天麻有调整血管功能作用。天麻素能明显降低谷氨酸引起的 LDH 的漏出及神经细胞死亡率，减少缺血再灌注损伤脑神经细胞内 LDH 的漏出，维持细胞膜的流动性，并降低 LPO 的生成，明显减轻神经元损伤程度。

（4）抗眩晕　口服天麻醇提取物能改善旋转诱发的小鼠厌食症状，提高小鼠在水迷宫中空间辨别能力和达到安全区小鼠的百分率，能显著对抗旋转后小鼠自主活动的降低。

（5）降血压　天麻、天麻素对多种动物均有降血压作用。其降压作用与扩张血管有关，天麻素在增强中央动脉顺应性方面优于其他扩血管药，其降低收缩压比降低舒张压和平均压更明显。

（6）改善微循环、抗血小板聚集、抗血栓　天麻体内外实验均显示能降低花生四烯酸诱发的急性肺血栓致小鼠死亡率。天麻素与天麻苷元也有相同的作用。颈外静脉注射天麻注射液可扩张大鼠肠系膜动脉管径，使血流加快。

（7）抗炎、镇痛　天麻、天麻苷元有抗炎作用，对炎症早期渗出、肿胀有抑制作用，能降低毛细血管通透性，可对抗 5-羟色胺和前列腺素 E2 所致的炎症反应。天麻对多种实验性疼痛有抑制作用。

2. 其他药理作用

（1）对心脏的作用　天麻能明显降低麻醉犬冠脉阻力，增加冠脉流量，增加心肌营养性血流量，提高心肌耐缺氧能力，减轻家兔冠脉结扎后心电图的变化，降低血清丙二醛水平，缩小心肌梗死面积。

（2）改善记忆、延缓衰老　天麻提取物能明显改善小鼠记忆损伤，可明显使大鼠大脑胶质细胞数量增多。天麻素及其苷元是改善记忆的主要有效成分。天麻有提高清除自由基的作用，提高 SOD 活力，增加皮肤羟脯氨酸含量，降低心肌脂褐质，降低老龄大鼠血清 LPO 含量，从而延缓衰老。天麻多糖能促进机体 DNA 和蛋白质的合成。天麻中所含的微量元素和天麻多糖为延缓衰老的有效成分。

（3）增强免疫功能　天麻多糖可增强机体非特异性免疫及特异性免疫功能，天麻多糖还能促进病毒诱生干扰素。

（4）抗肝损伤　天麻素和微量元素对大鼠肝损伤具有保护作用，作用机制与其提高肝 GSH 含量和抗氧化作用有关。

（5）促进造血功能　天麻注射液可有效地诱导骨髓间充质干细胞（MSCs）分化神经元，并仍具有造血分化潜能。

综上所述，与天麻平肝、息风、止痉功效相关的药理作用为镇静、抗惊厥、抗眩晕、降血压、保护脑神经细胞等，其主要有效成分是天麻素及其苷元等。抑制血小板聚集、抗血栓和改善微循环是其活血通络的药理学基础。

【现代应用】

（1）神经衰弱　天麻制剂用于治疗多种神经衰弱。

（2）眩晕　天麻制剂可作为脑保健药物，能增强视神经的分辨能力，治疗眩晕综合征。

（3）癫痫、惊厥　治疗癫痫小发作、大发作，轻型破伤风、流脑、乙脑等所致惊厥。

（4）血管神经性头痛　天麻素片可用于治疗偏头痛、三叉神经痛、坐骨神经痛等。

（5）老年性痴呆　天麻促智冲剂用于治疗老年性血管性痴呆。

（6）高血压　天麻单用降压效果不明显，但能改善症状。用天麻钩藤饮有一定疗效。

【不良反应】天麻注射液可使患者出现口鼻干燥、头昏、胃不适等症状，偶有致过敏反应甚至休克的报道。

【注意事项】 凡病人见津液亏损、血虚、阴虚等,慎用天麻。

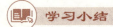

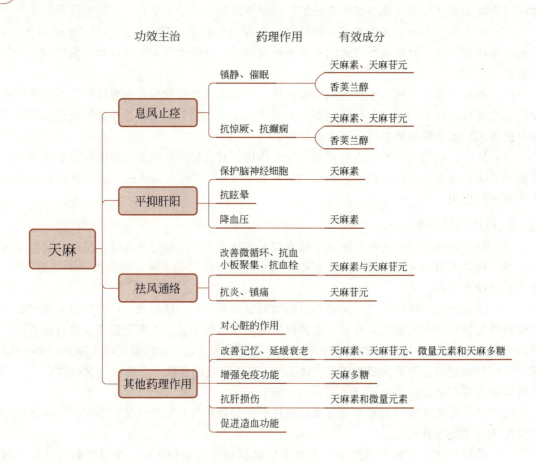

钩　藤

【来源采集】 本品为茜草科植物钩藤 Uncaria rhynchophylla（Miq.）Miq. ex Havil.、大叶钩藤 Uncaria macrophylla Wall.、毛钩藤 Uncaria hirsuta Havil.、华钩藤 Uncaria sinensis（Oliv.）Havil. 或无柄果钩藤 Uncaria sessilifructus Roxb. 的干燥带钩茎枝。秋冬二季采收,去叶,切段,晒干。主产于广西、广东、湖南、江西、四川。

【主要成分】 钩藤主要含有钩藤碱、异钩藤碱等吲哚类生物碱,多种钩藤苷元等三萜类成分及金丝桃苷、儿茶素等少量酚性化合物。

【性味归经】 味甘,性凉。归肝、心包经。

【功效主治】 清热平肝,息风定惊。用于头痛眩晕,惊痫抽搐,妊娠子痫等。

【药理作用】

1. 与功效主治相关的药理作用

（1）降血压　钩藤煎剂、钩藤总碱对正常或高血压大鼠,静脉注射和灌胃给药均有明显的降压作用，但起效温和而缓慢。静脉注射钩藤总碱或钩藤碱，血压呈三相变化，先降压，继而升，而后又持续下降，重复给药无快速耐受现象。钩藤总碱盐酸盐或钩藤碱盐酸盐给麻醉猫静脉注射，可降低血压，重复给药无快速耐受。钩藤降压的主要成分是异钩藤碱和钩藤碱等，异钩藤碱降压强度大于钩藤碱，降压的同时不减少肾血流量。其降压机制与以下三个因素有关：①抑制血管运动中枢，阻滞交感神经和神经节，抑制神经末梢递质的释放；②通过钙离子拮抗作用，直接扩张血管，降低外周阻力；③抑制心脏，减慢心率，降低心排出量。

（2）镇静　钩藤水提物或其所含的吲哚类生物碱能显著抑制小鼠的自主活动，随着剂量增加抑制作用增强，并能对抗咖啡因兴奋中枢引起的活动增加。其镇静机制与调节不同脑区单胺类递质如 DA、NA、5-HT 释放有关。

（3）抗惊厥、抗癫痫　钩藤醇提物能降低癫痫的发生率及大脑皮质中过氧化脂质的水平，与天麻配伍有明显的协同效应。钩藤醇提液能抑制癫痫发作，缩短发作持续时间，延长发作间隔时间。钩藤抑制中枢神经系统突触传递过程，与其钙拮抗作用及抑制 NO 的生成有关。

（4）对脑的保护作用　钩藤总碱对脑缺血再灌注损伤大鼠，能降低脑梗死范围及改善神经系统的症状，此作用与减少自由基及过量 NO 的生成、增强 SOD 抗氧化损伤、钙拮抗舒张血管、抗血小板聚集和改善血液流变学有关。

（5）抑制血小板聚集和抗血栓形成　静脉注射钩藤碱能明显抑制花生四烯酸、胶原及 ADP 诱导的大鼠血小板聚集，抑制胶原诱导的血栓素 TXA_2 的生成。钩藤碱还能抑制血小板生成丙二醛，抑制血小板因子Ⅳ的释放，对正常血小板内 cAMP 浓度无影响，但可阻止受血小板聚集剂（凝血酶及 ADP）作用后血小板内 cAMP 浓度的下降。

2. 其他药理作用

（1）对心脏的影响　钩藤总碱及钩藤碱对乌头碱、氧化钡等诱发的心律失常均有对抗作用，可减慢心率、抑制心肌收缩力、降低心肌耗氧量。钩藤碱能剂量依赖性地延长 P-R、P-P、Q-T 间期，增宽 QRS 波群。

（2）解痉　钩藤碱、异钩藤碱、去氢钩藤碱能不同程度地抑制乙酰胆碱引起的小鼠离体肠管收缩。钩藤碱能兴奋大鼠离体子宫，对催产素和高钾去极化后，Ca^{2+} 引起的大鼠离体子宫收缩有抑制作用。钩藤总碱能舒张支气管平滑肌。

综上所述，钩藤清热平肝、息风定惊之功效主治主要与其降血压、镇静、抗惊厥、抗癫痫、保护脑组织等多种药理作用有关，为其治疗惊痫抽搐、头痛眩晕等提供了药理学依据；而抗血小板聚集、抗血栓形成以及对心脏等作用则是钩藤药理作用的现代研究发展。

【现代应用】

1. 高血压、眩晕　天麻钩藤颗粒用于治疗高血压等所引起的头痛、眩晕、耳鸣、眼花及梅尼埃综合征、神经官能症所致的眩晕。

2. 惊痫　常与羚羊角、天麻合用，如羚角钩藤汤。

【不良反应】不良反应少见，个别患者可出现心动过缓、头晕、皮疹、月经量减少等，但停药后可自行消除。

【注意事项】钩藤的有效成分钩藤碱加热以后容易遭到破坏，所以不宜久煎，一般不超过 20min。

学习小结

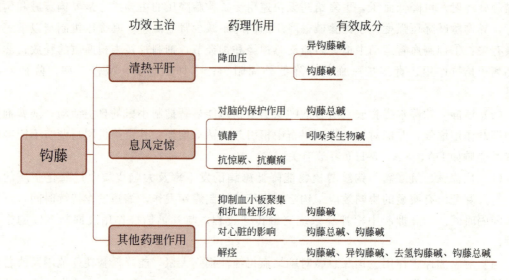

地 龙

【来源采集】本品为钜蚓科动物参环毛蚓 *Pheretima aspergillum* (E. Perrier)、通俗环毛蚓 *Pheretima vulgaris* Chen、威廉环毛蚓 *Pheretima guillelmi* (Michaelsen) 或栉盲环毛蚓 *Pheretima pectinifera* Michaelsen 的干燥体。前一种习称"广地龙",后三种习称"沪地龙"。广地龙春季至秋季捕捉,沪地龙夏季捕捉,及时剖开腹部,除去内脏及泥沙,洗净,切段,晒干或低温干燥。主产于广东、广西、上海等地。

【主要成分】地龙主要有蚯蚓解热碱、蚯蚓素、蚯蚓毒素。地龙含18种氨基酸,其中以亮氨酸和谷氨酸的含量最高;另外,含有丰富的蛋白质和镁、铁、钙、锌等微量元素。

【性味归经】味咸,性寒。归肝、脾、膀胱经。

【功效主治】清热定惊,通络,平喘,利尿。用于高热惊痫,癫狂,痹证,气虚血滞之半身不遂,肺热哮喘,热结膀胱之小便不利等。

【药理作用】

1. 与功效主治相关的药理作用

(1) 镇静、抗惊厥 地龙的热浸液、醇提液对小鼠及兔均有镇静作用,对戊四氮及咖啡因引起的惊厥有对抗作用,但不能拮抗士的宁引起的惊厥。其抗惊厥有效成分为琥珀酸,作用部位在脊髓以上的中枢神经。

(2) 抗血栓 地龙提取液可以显著降低血液黏度和血小板聚集性,缩短血栓长度、降低血栓干重,抗血栓作用与蚓激酶降低纤维蛋白原含量、增强纤溶酶活性、促进血管内皮细胞释放纤溶酶原激活剂及改善血液流变性有关。

(3) 降血压 地龙热浸液、乙醇浸出液对正常或肾性高血压大鼠均有降压作用,作用慢而持久。其降压主要作用部位在脊髓以上的中枢神经,地龙中的类血小板活化因子(PAF)是重要的降压成分。

（4）平喘　地龙中的多种氨基酸如琥珀酸、黄嘌呤和次黄嘌呤有解痉、平喘作用，可对抗组胺和毛果芸香碱引起的支气管收缩，提高豚鼠对组胺的耐受力。其作用机理与阻滞组胺受体有关。

（5）解热　地龙中的蚯蚓解热碱、琥珀酸及某些氨基酸有解热作用，强度比氨基比林弱。其作用机制主要是通过调节体温中枢，使散热增加，因散热大于产热，故使体温下降。

2. 其他药理作用

（1）促进创伤愈合　地龙可促使肉芽组织中肌纤维母细胞增生，分泌较多肌动蛋白，促使伤口愈合。

（2）增强免疫、抗肿瘤　地龙富含多种氨基酸、矿物质和微量元素，可以增强机体免疫功能，促进淋巴细胞的转化和自然杀伤细胞的细胞毒作用；地龙提取物对胃癌、肺癌、食管癌、咽喉癌等多种肿瘤有明显的抑制作用。

（3）抗心律失常　地龙注射液可对抗氯仿-肾上腺素、乌头碱、氯化钡及哇巴因等多种实验性心律失常，并能抑制房室传导。

综上所述，地龙清热息风、通络、平喘、利尿功效主治主要与其解热、镇静、抗惊厥、降血压、抗血栓、平喘等多种药理作用有关，为其治疗高热惊痫、癫狂、痹证、肺热哮喘等提供了药理学依据。

【现代应用】

（1）高热、惊厥　可用于流行性感冒、上呼吸道感染、支气管炎、肺炎等引起的高热。

（2）血栓性疾病　地龙治疗脑血管栓塞、心肌梗死、静脉血栓形成、高血黏度综合征、缺血性中风有效。

（3）慢性支气管炎及支气管哮喘　地龙粉单服或与其他药合用，有较好平喘效果。

【不良反应】 地龙注射液肌内注射有引起过敏性休克的病例报道，蚯蚓素有溶血作用。

【注意事项】 地龙有兴奋子宫作用，能引起子宫痉挛性收缩，孕妇慎用。

学习小结

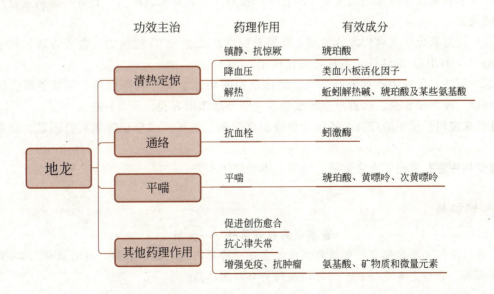

第三节
常用方剂

天麻钩藤饮

【出处与组成】 本方出自《杂病证治新义》。由天麻9g，钩藤（后下）12g，石决明（先煎）18g，栀子9g，黄芩9g，川牛膝12g，杜仲9g，益母草9g，桑寄生9g，夜交藤9g，朱茯神9g组成。

【功效主治】 平肝息风，清热活血，补益肝肾。主治肝阳上亢、肝风上扰之头痛，眩晕，失眠，舌红苔黄，脉弦者。

【用　　法】 水煎，分2～3次服。

【药理作用】

（1）降血压　天麻钩藤饮对肾性、原发性、神经性高血压，丙酸睾酮所致的高血压均有明显的降压作用。其降压机制为：促进NO的合成及降钙素基因相关肽的释放，抑制血浆内皮素，从而使血管扩张，血压下降。

（2）镇静、催眠、抗惊厥　天麻钩藤饮能够明显减少小鼠自主活动次数，延长戊巴比妥钠致小鼠睡眠时间，对抗小鼠电惊厥。

（3）镇痛　天麻钩藤饮对醋酸所致小鼠扭体反应具有一定的抑制作用，并呈现量效关系。

（4）改善血液流变学和脑血流　天麻钩藤饮加减方可以明显降低SD大鼠全血黏度、血浆黏度、血细胞比容、红细胞沉降率，延长血浆复钙时间和凝血酶原时间，从而改善血液流变学。天麻钩藤饮能增加左侧大脑中动脉平均血液流速并降低其阻力，且在一定剂量范围内呈量效关系。

（5）抗过氧化　天麻钩藤饮加减方能显著提高红细胞SOD的活力、血清谷胱甘肽过氧化物酶（GSH-Px）的活性，发挥抗氧化作用。

综上所述，天麻钩藤饮平肝熄风、清热活血的功效主要与其降血压、镇静催眠、抗惊厥、镇痛、改善脑血流、改善血液流变学等主要药理作用有关。

【临床应用】 用于治疗高血压病、急性脑血管病、更年期综合征等属肝肾不足、肝阳上亢者。

【使用注意】 肝经实火之头痛、眩晕，不宜使用本方。

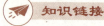 知识链接

唐玄宗的益寿珍品——天麻

苏州评弹《唐宫惊变》中提到，唐玄宗每日清晨调服一盅赤箭粉，作为滋补上品，然后再临朝。赤箭究竟是何物？又何以能作为补益之珍品？

宋代科学家沈括在《梦溪笔谈·卷二十六·药议》中指出："赤箭，即今之天麻也。"至于天麻的功用，一般都认为是"治风之神药"，对于它的补益作用，虽然在《神农本草经》中已提及"久服益气力，长阴肥健，轻身增年"。宋《开宝本草》亦云："利腰膝，强精力，久服益气，轻身长年。"《大明本草》还说："助阳气，补五劳七伤。"但长期以来，绝大多数中医药书中，均只提及祛风镇痉、平肝息风之用，忽略了它的补益强身之效。明代李时珍也提到："补益上药，天麻第一，世人止用之治风，良可惜也。"清代著名医家张志聪更为赞叹："天麻功同五芝，力倍五参，为仙家服食上品。"足见前人对天麻延年益寿之功的充分肯定。

近代研究表明，天麻含有天麻素、天麻多糖等成分，天麻多糖可增强机体免疫功能，改善心肌和脑的营养血液量，提高实验动物的耐缺氧能力，天麻中的微量元素和天麻多糖具有延缓衰老、增强记忆等作用。这为古人关于天麻"久服益气，轻身长年"之说，找到了一定的理论依据。

 思考与练习

一、单项选择题

1. 下列哪味中药不属于息风止痉药？（　　）
   A. 天麻　　　　　B. 钩藤　　　　　C. 罗布麻　　　　D. 地龙
   E. 全蝎
2. 从中医"肝风"与"肝阳"的病理表现来看，与以下哪个系统关系最为密切？（　　）
   A. 生殖系统　　　B. 神经系统　　　C. 运动系统　　　D. 呼吸系统
   E. 泌尿系统
3. 天麻、钩藤等均有不同程度抗血小板聚集作用，说明天麻、钩藤具有（　　）。
   A. 抗寄生虫　　　B. 抗血栓　　　　C. 抗惊厥　　　　D. 降血压
   E. 解热
4. 天麻哪种成分抑制豚鼠实验性癫痫发作？（　　）
   A. 天麻苷元　　　B. 天麻醇提物　　C. 天麻素　　　　D. 天麻多糖
   E. 天麻注射液
5. 能减少体外模拟缺血再灌注损伤脑神经细胞内 LDH 的漏出，维持细胞膜的流动性，并降低 LPO 生成的主要成分是（　　）。
   A. 天麻素　　　　　　　　　　　　B. 天麻多糖
   C. 天麻注射液　　　　　　　　　　D. 天麻醇提物
   E. 天麻苷元
6. 天麻中何种成分是改善记忆的主要有效成分？（　　）
   A. 黄酮　　　　　　　　　　　　　B. 生物碱
   C. 天麻素及天麻苷元　　　　　　　D. 香荚兰醛
   E. 挥发油
7. 钩藤阻滞交感神经和神经节，抑制神经末梢递质的释放，通过钙离子拮抗作用，直接扩张血管,说明钩藤具有（　　）作用。

  A. 对脑的保护   B. 抗惊厥、抗癫痫
  C. 抗氧化   D. 解痉
  E. 降血压

8. 钩藤碱、异钩藤碱具有明显的神经阻滞、浸润麻醉和椎管内麻醉作用,这与钩藤的何种药理作用有关?（　　）

  A. 解毒   B. 抗寄生虫   C. 解热   D. 延缓衰老
  E. 镇静

9. 钩藤对催产素和高钾去极化后,Ca^{2+}引起的大鼠离体子宫收缩有抑制作用说明钩藤具有（　　）作用。

  A. 抗惊厥   B. 降血压   C. 镇静   D. 脑保护
  E. 解痉

10. 地龙抗惊厥作用可能与所含具有中枢抑制作用的何种物质有关?（　　）

  A. 蚯蚓素   B. 蚯蚓毒素   C. 微量元素   D. 琥珀酸
  E. 解热碱

11. 腹腔注射地龙注射液对沙土鼠一侧颈总动脉结扎造成的缺血性脑卒中有一定的预防作用,能减轻症状,提示地龙具有（　　）作用。

  A. 降血压   B. 抗血栓   C. 镇静、抗惊厥   D. 平喘
  E. 促进创伤愈合

12. 地龙提高红细胞变形能力作用,是其何种作用的机制之一?（　　）

  A. 抗炎   B. 抗血栓   C. 镇痛   D. 解热
  E. 导泻

13. 地龙平喘与下列哪个因素无关?（　　）

  A. 通过纤溶酶抑制重建纤维化   B. 与次黄嘌呤有关
  C. 拮抗士的宁   D. 舒张支气管
  E. 阻滞组胺受体

14. 用羚羊角醇提取液给麻醉猫静脉注射,切断两侧迷走神经后,降压作用有所下降,说明（　　）。

  A. 降压作用可能与中枢神经有关   B. 降压作用可能与肾血流量有关
  C. 降压作用可能与儿茶酚胺有关   D. 降压作用可能与抗利尿激素有关
  E. 降压作用可能与ACE有关

15. 羚羊角含药血清可显著降低活化的T淋巴细胞活性,明显抑制细胞表面活化分子CD69的表达,并有效下调干扰素-1、白介素-2、肿瘤坏死因子-α的分泌,说明羚羊角具有（　　）作用。

  A. 镇静催眠   B. 调节免疫   C. 抗惊厥   D. 解痉
  E. 治疗偏头痛

16. 与天麻钩藤饮降血压的机理无关的是（　　）。

  A. 促进NO的合成   B. 促进降钙素基因相关肽的释放
  C. 血管扩张   D. 抑制血浆内皮素
  E. 减少儿茶酚胺作用

二、问答题
1. 平肝息风药分哪几类？代表中药有哪些？
2. 天麻的现代应用有哪些？
3. 钩藤的主要药理作用有哪些？
4. 天麻钩藤饮如何抗心肌纤维化及心肌肥厚？

第二十章
开窍药

电子课件

> **导学**
> 本章重点介绍开窍药的现代药理作用,常用单味中药麝香、冰片、石菖蒲及常用复方安宫牛黄丸的主要药理作用和现代临床应用。
>
> **学习要求**
> 1. 掌握开窍药的现代药理作用;麝香、冰片的主要药理作用、有效成分、作用机理及现代临床应用。
> 2. 熟悉石菖蒲的主要药理作用、有效成分及现代临床应用。

第一节 概述

一、开窍药的概念与应用

凡以开窍醒神为主要功效,主治窍闭神昏证,能使昏迷患者神志苏醒的药物,称为开窍药。

本类药物多归心经,为芳香类动植物药,具有开窍醒神的功效,主要用于治疗神志昏迷、惊风、癫痫、中风等病出现的昏厥症状。根据功效侧重不同,常用温开单味中药有麝香、苏合香、石菖蒲、蟾酥、安息香,常用温开复方有苏合香丸、菖蒲郁金汤、人马平安散等;常用凉开单味中药冰片、樟脑、牛黄等,常用凉开复方有安宫牛黄丸、紫雪丹、至宝丹等。

神志昏迷有虚实之分,实证即闭证,虚证即脱证。闭证由邪阻心窍所致,主要表现为牙关紧闭、握拳、脉实有力等症。闭证又有热闭和寒闭之分,热闭证见面赤身热、抽搐、谵语、苔黄脉数等症状,宜用开窍药配伍清热解毒药。寒闭证见面青、肢冷、身凉、苔白脉迟等症状,宜用开窍药配伍温里散寒药。脱证由正气不足,邪毒内侵,或亡血亡精所致,主要表现为冷汗、肢凉、脉微欲绝等,治宜回阳救逆、益气固脱,不宜用开窍药。从闭证的病理表现来看,主要与现代各种脑炎、脑栓塞、冠心病、心肌梗死、中暑、癫痫等因素造成的中枢神经系统功能障碍有关。

所以,开窍药的现代研究应首先抓住"窍闭"的中医内涵,其次考察部分开窍药兼具的芳香辟秽、清心化痰等功效,以中枢神经系统的功能改变为核心,兼顾化湿和中、消肿止痛、清热解毒等相关影响因素，结合开窍药的其他主治来开展研究。

目前，开窍药的药理研究主要集中在对中枢神经系统的调节作用、脑保护、扩张冠脉、抗炎等方面，归纳起来，具有如下药理作用。

二、开窍药的现代药理研究

（1）**对中枢神经系统的调节** 本类药物对中枢神经系统（CNS）的作用与现代药理学中苏醒药的作用不尽相同。开窍药对中枢神经系统的作用普遍具有双向性，如石菖蒲、冰片、苏合香，既能缩短戊巴比妥持续睡眠时间，又能对抗印防己毒素兴奋中枢神经系统，降低惊厥死亡率，起镇静、抗惊厥作用。总体来说，其作用特点为小剂量兴奋中枢，大剂量抑制中枢。

（2）**脑保护** 麝香、冰片、石菖蒲等对大鼠脑缺氧再灌注损伤和脑冷冻伤均有明显的保护作用，可减少缺血再灌注后脑梗死面积，降低脑含水量，改善脑组织超微结构及神经功能。

（3）**抗心肌缺血、扩张冠脉** 开窍药以及由开窍药为主组成的复方制剂如苏冰滴丸等，可扩张冠脉，增加冠脉血流量，增加心肌血流量，降低心肌耗氧量，从而对抗心肌缺血。

（4）**抗炎** 如麝香、冰片等对早、中期炎症及变态反应性炎症具有强烈的抑制作用，可抑制炎症毛细血管通透性增加和白细胞游走，减轻局部水肿；对于炎症后期的肉芽增生亦可抑制，但作用相对较弱。

此外，部分药还有解痉、利胆、兴奋子宫、抗血小板聚集、增强免疫与抗肿瘤等作用。

综上所述，开窍药通关开窍、醒神回苏的功效主要与其兴奋中枢神经系统、调节中枢神经功能、脑神经保护、扩张冠脉的药理作用有关。

学习小结

1. 开窍药的分类与应用

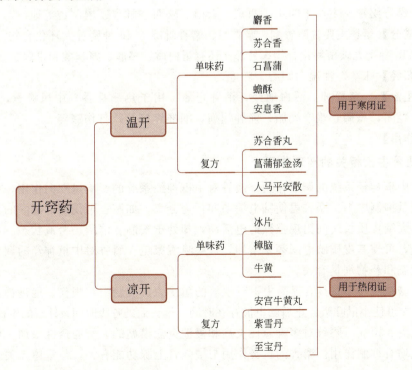

2. 开窍药的功效主治与药理作用

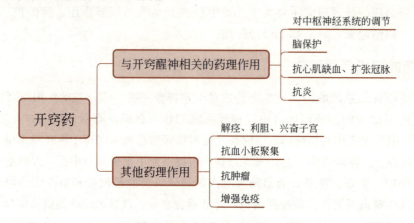

第二节
常用中药

麝 香

"奇香"和"奇臭"的中药

【来源采集】本品为鹿科动物林麝 *Moschus berezovskii* Flerov、马麝 *Moschus sifanicus* Przewalski 或原麝 *Moschus moschiferus* Linnaeus 成熟雄麝香囊的干燥分泌物。主产于四川、西藏、云南、陕西、甘肃、内蒙古等地。

【主要成分】麝香主要含麝香酮、麝香醇、麝香吡啶等 16 种麝香大环化合物，雄性激素、胆甾醇酯等 15 种十九碳甾醇化合物；另外，还有蛋白质、多肽、氨基酸和蛋白激活剂等成分。

【性味归经】味辛，性温。归心、脾经。

【功效主治】开窍醒神，活血通经，消肿止痛。用于热病神昏，中风痰厥，气郁暴厥，中恶昏迷，经闭，癥瘕，难产死胎，痈肿瘰疬，咽喉疼痛及跌打伤痛等。

【药理作用】

1. 与功效主治相关的药理作用

（1）对中枢神经系统的调节作用　麝香对中枢神经系统的影响呈双向作用，小剂量兴奋中枢，大剂量抑制中枢。麝香可使脑电活动和行为分离，如麝香可使安静清醒的家禽表现兴奋现象，其大脑皮质长时间出现强烈的电活动，却处于安静、清醒、警戒状态。对巴比妥类麻醉的家兔，可使其皮质脑电图频率增加，最终唤醒家兔。麝香对中枢神经的调节作用与机体的机能状态和药物剂量有关。

（2）抗脑缺氧　麝香具有提高中枢对缺氧的耐受力、抗脑组织损伤、促进神经功能恢复等保护作用。可使小鼠呼吸停止后脑电波存在时间、断头后的呼吸时间及缺氧的生存时间延长。

（3）抗炎、镇痛　麝香对多种急性炎症和慢性炎症模型的血管通透性增加、白细胞游走和肉芽形成均有抑制作用。麝香的抗炎作用与增强肾上腺功能有关，与垂体无关。麝香中的水溶性肽类和氨基酸是抗炎的主要成分，该成分经胰蛋白酶水解后会失去活性。麝香具有明显的镇痛作用。

（4）抗血小板聚集　麝香甲醇提取物对内毒素诱发的弥漫性血管内凝血、ADP 诱导的血小板聚集有明显的抑制作用。

（5）强心　麝香具有明显的强心作用，可使蟾蜍离体心脏搏动振幅加大，收缩力加强及心排血量增加，但对心率无影响。

（6）兴奋呼吸　麝香酮可使动物呼吸频率和深度增加。

2. 其他药理作用

（1）兴奋子宫　麝香和人工合成麝香酮对离体和在体子宫均有兴奋性作用，使子宫的收缩力逐渐增强，节律增强。其对妊娠子宫的兴奋性大于未孕子宫；对晚期妊娠子宫的兴奋性又大于早期妊娠子宫，并有抗早孕和抗着床作用。

（2）抗肿瘤　麝香对多种移植性肿瘤有抑制作用，并可以提高荷瘤小鼠免疫功能。

综上所述，麝香的开窍醒神之功效主要与调节中枢神经系统功能、抗脑损伤、增加冠脉血流、提高心脑耐缺氧能力密切相关，与活血通经功效相关的药理作用为抗血小板聚集及抗凝血酶作用。

【现代应用】

（1）冠心病、心绞痛　麝香制剂含于舌下 2~5min 即可发挥作用，但比硝酸甘油起效慢。

（2）中枢性昏迷　麝香、人工牛黄等组成的牛麝散用于治疗肝性脑病。含有麝香的醒脑静脉注射液、安宫牛黄丸、至宝丹等用于治疗流脑、乙脑等多种原因引起的高热神昏、惊厥。

（3）咽喉肿痛、外伤　含麝香制剂如六神丸，用于治疗咽喉肿痛；麝香正骨水涂擦用于外伤。

【不良反应】超量或使用不当可致恶心、呕吐、咽部糜烂、鼻出血、腹痛、呕血、便血、血压升高等，严重者可致呼吸麻痹、心力衰竭等，甚至死亡。

【注意事项】麝香有抗早孕及兴奋子宫等作用，孕妇忌用。

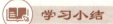学习小结

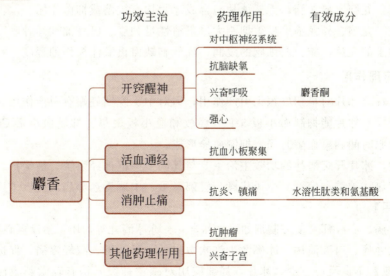

冰 片

【来源采集】 本品为龙脑香科植物龙脑香树 *Dryobalanops aromatica* Gaertn. f. 树脂的加工品（龙脑冰片、梅片）或菊科植物艾纳香 *Blumea balsamifera* DC. 叶提取的结晶（艾片）。又称龙脑。目前临床应用的冰片大部分是以松节油和樟脑等为原料的人工合成品。

【主要成分】 龙脑冰片主要含右旋龙脑，艾片主要为左旋龙脑。

【性味归经】 味辛、苦，性微寒。归心、脾、肺经。

【功效主治】 开窍醒神，清热止痛。用于热病神昏，惊厥，中风痰厥，气郁暴厥，中恶昏迷，目赤，口疮咽喉肿痛，耳道流脓等。

【药理作用】

1. 与功效主治相关的药理作用

（1）促渗作用　冰片是小分子脂溶性单萜类物质，易透过血脑屏障，可以促进某些亲水性物质如庆大霉素、顺铂等和亲脂性物质川芎嗪等透过血脑屏障；冰片可明显促进双氯灭痛、甲硝唑、水杨酸、盐酸川芎嗪、醋酸曲安奈德等在完整皮肤的透皮吸收；合用冰片后，能明显促进四甲基吡嗪和利福平的肠道吸收，提高其血药浓度和生物利用度。

（2）心肌保护作用　冰片能使急性心肌梗死犬冠状窦血流量回升，心率减慢，心肌耗氧量降低。由冰片等组成的复方丹参滴丸能明显改善垂体后叶素引起的急性心肌缺血的心电图 ST 段，降低血清磷酸肌酸激酶（CPK）活性和 MDA 含量，增加 SOD 活性。

（3）调节中枢神经系统　天然冰片对中枢神经系统具有先兴奋后抑制的双向作用，对长时间连续作业的大鼠具有增加活动量、提高觉醒功能和认知能力的作用；对印防己毒素引起的中枢兴奋有对抗作用。冰片可使脑内天门冬氨酸和谷氨酸含量先增加后降低，γ-氨基丁酸含量显著增加。

（4）脑保护作用　冰片注射液可降低不完全脑缺血小鼠的脑指数及脑梗死面积，延长双侧颈总动脉及迷走神经结扎、氰化钾致小鼠急性脑缺血后的存活时间，降低脑中动脉闭塞大鼠脑组织内 MDA 含量、提高 SOD 及 LDH 的活力。

（5）抑菌　龙脑、异龙脑、天然冰片与合成冰片均有抗菌或抑菌作用。

（6）抗炎　龙脑、异龙脑可显著抑制大鼠蛋清性足肿胀、巴豆油性耳肿胀。冰片可以抑制炎症细胞因子的表达，减少白细胞的浸润，降低脑缺血再灌注损伤的程度。

2. 其他药理作用

（1）抗生育　冰片对早期妊娠无引产作用，但对中、晚期妊娠有引产作用。

（2）抗血栓　冰片能抑制血小板 5-HT 释放和血小板聚集，抑制血小板 Ca^{2+} 升高，从而延长凝血酶原时间和凝血酶时间，抑制血栓形成。

综上所述，冰片开窍醒神的功效主治主要与其调节中枢神经系统、脑保护、促渗作用相关，为其治疗热病神昏、惊厥、中风痰厥、气郁暴厥、中恶昏迷等病证提供了药理学依据。

【现代应用】

（1）冠心病、心绞痛　复方制剂如冠心苏合丸、苏冰滴丸等，用于治疗冠心病、心绞痛。

（2）咽喉肿痛、口腔溃疡　冰硼散少许吹敷患处，可消炎、减轻疼痛、促进溃疡愈合。

【不良反应】 不良反应较少。冰片，局部应用对感觉神经末梢有轻微刺激性，偶致过敏反应。

【注意事项】阴虚阳亢、小儿慢惊、脾虚腹泻、肝肾虚亏、目疾者忌服；孕妇慎服。

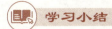

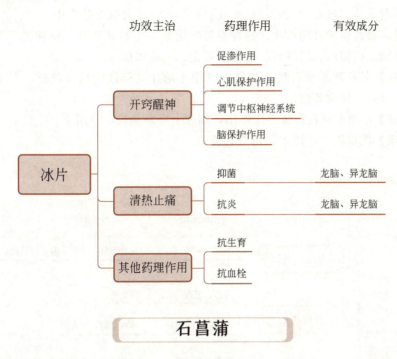

石菖蒲

【来源采集】本品为天南星科植物石菖蒲 *Acorus tatarinowii* Schott 的干燥根茎。秋、冬二季采挖，除去杂质，洗净润透，切厚片，晒干。主产于四川、浙江、江苏等地。

【主要成分】石菖蒲主要成分为挥发油类，包括 α-细辛醚、β-细辛醚、石竹烯、欧细辛醚。

【性味归经】味辛、苦，性温。归心、胃经。

【功效主治】芳香化湿，开窍豁痰，醒神益智。主治脘痞不饥，噤口下痢，神昏癫痫，健忘耳聋。

【药理作用】

1. 与功效主治相关的药理作用

（1）镇静、催眠　石菖蒲挥发油具有镇静、催眠作用，对中枢的抑制程度与剂量相关，起效快，持续时间长，能对抗麻黄碱的中枢兴奋作用。细辛醚是其镇静作用的有效成分。

（2）抗惊厥、抗癫痫　石菖蒲煎剂及 α-细辛醚可对抗戊四氮、电刺激等引起的惊厥发作，可提高惊厥阈值、减少惊厥次数及延长惊厥的潜伏期。石菖蒲挥发油可调节癫痫大鼠脑内兴奋性氨基酸与抑制性氨基酸的平衡，从而抑制癫痫发作。

（3）改善学习记忆　总挥发油、α-细辛醚、β-细辛醚对小鼠的正常学习有促进作用，对记忆获得、记忆巩固及记忆再现障碍也有不同程度的改善作用。

（4）抗抑郁　石菖蒲水提液对行为绝望型动物有明显抗抑郁作用，有效成分为 β-细辛醚。抑郁症与脑内 5-羟色胺及单胺类神经递质含量减少有关，石菖蒲对上述递质的影响有不同的报道。

（5）解痉、平喘　石菖蒲总挥发油、α-细辛醚、β-细辛醚对离体胃肠肌自发性收缩有一定抑制作用，可对抗乙酰胆碱等致肠管平滑肌痉挛，也有明显的对抗离体气管平滑肌痉挛的作用。

2. 其他药理作用

此外，石菖蒲还有抗心律失常、抗血栓、抗动脉硬化及抗癌等作用。

综上所述，石菖蒲的开窍豁痰、醒神益智之功效主要与其调节中枢神经系统功能有关，包括镇静、催眠、抗惊厥、抗癫痫、改善学习记忆、抗抑郁等。

【现代应用】石菖蒲及含石菖蒲的复方可用于治疗老年性痴呆及健忘、卒中合并痴呆、脑血管意外综合征、癫痫等症。

【不良反应】α-细辛醚具有致突变作用，临床上应避免长期使用。

【注意事项】阴虚阳亢、汗多、精滑者慎服。

学习小结

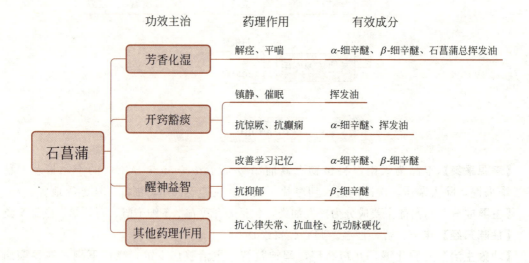

第三节
常用方剂

安宫牛黄丸

【出处与组成】本方出自《温病条辨》。由牛黄 30g，麝香 7.5g，朱砂 30g，黄连 30g，栀子 30g，冰片 7.5g，犀角 30g（以水牛角浓缩粉 200g 代），珍珠 15g，雄黄 30g，黄芩 30g，郁金 30g 组成。

【功效主治】清热开窍，镇惊解毒。主治温病高热，神昏，中风，口眼歪斜，痰涎壅盛等。

【用法】口服，一次1丸，一日1次；小儿三岁以内一次1/4丸，四岁至六岁一次1/2丸，一日1次；或遵医嘱。

【药理作用】

（1）解热　安宫牛黄丸对多种实验性发热均有明显的解热作用，去掉朱砂和雄黄后在作用强度和持续时间上均弱于全方。

（2）镇静　安宫牛黄丸可减少小鼠的自主活动，增强戊巴比妥钠或硫喷妥钠对中枢神经系统的抑制作用，明显延长小鼠的睡眠时间。

（3）脑保护　安宫牛黄丸对各种原因引起的昏迷均具有较好的复苏作用，对亚硝酸钠诱导的小鼠缺氧死亡潜伏期有明显的延长作用，对氨昏迷动物能减轻或抑制其精神症状和皮质脑电图的恶化，并降低动物的死亡率。

（4）抗惊厥　安宫牛黄丸能对抗苯丙胺的兴奋作用，并能显著对抗小鼠戊四氮性阵挛发作，降低死亡率。

（5）抗炎　安宫牛黄丸对大鼠蛋清性关节炎肿胀、二甲苯所致小鼠耳部炎症、血管通透性增加期的炎症均有明显的抑制作用。

综上所述，安宫牛黄丸镇静开窍的功效主治主要与其镇静、抗惊厥、脑保护等作用有关；清热解毒功效与解热、抗炎作用有关。

【临床应用】小儿高热惊厥、流行性乙型脑炎、流行性脑脊髓膜炎、脑血管意外。

【使用注意】本品为热闭神昏所设，寒闭神昏不得用。

 知识链接

诸香之冠——麝香

麝香被誉为"诸香之冠"，居四大动物香料（麝香、灵猫香、海狸香、龙涎香）之首。刚从香囊中取出的麝香颗粒，不但毫无香气，反而有一股难闻的恶臭，是因它的香气太浓烈的缘故。如果将其高倍稀释，就会释放出馥郁的芳香。香气的主要成分为麝香酮，也是麝香芳香开窍、活血通络功效的主要成分。麝香之"香"，古今中外多有运用，我国东汉名医华佗，曾将麝香与丁香、檀香等置于香袋中，悬于屋内，据说可以治疗肺痨吐血；唐代有人将麝香掺到制墨的原料中做成香墨；宋代洪刍在《香谱》中记载了用麝香配合其他芳香植物制成各种香料，用来熏衣、刷墙，或者作为名酒食品的添加剂。国外也有用麝香之"香"来刷墙的：在非洲西北部的摩洛哥古城马拉喀什，矗立着一座高达67米的清真寺尖塔，公元1195年建造时，在粘合石块的浆液中搅拌了九百六十多袋包括麝香在内的各种名贵香料，使该高塔至今香气缭绕。

 思考与练习

一、单项选择题

1. 下列不属于辛温开窍药的中药是（　　）。

A. 牛黄　　　　　B. 麝香　　　　　C. 苏合香　　　　　D. 石菖蒲

E. 蟾酥

2. 开窍药作用特点为小剂量兴奋中枢，大剂量抑制中枢，说明（   ）。
   A. 具有矛盾性　　　　　　　　　　B. 具有不确定性
   C. 具有双向性　　　　　　　　　　D. 具有剂量依赖性
   E. 具有兼容性

3. 石菖蒲和冰片合剂鼻黏膜给药，具有抗睡眠剥夺的作用，可以用来治疗（   ）。
   A. 焦虑　　　　　　　　　　　　　B. 抑郁
   C. 躁狂症　　　　　　　　　　　　D. 抢救昏迷、中风
   E. 多动症

4. 开窍药治疗热闭证达到醒神功效与下列哪项药理作用有关？（   ）。
   A. 抗炎　　　　　　　　　　　　　B. 兴奋 CNS
   C. 抗血栓　　　　　　　　　　　　D. 抗内毒素作用
   E. 扩张血管

5. 麝香可避免小量氰化钾中毒所致死亡，并缩短其昏睡时间、延长其断头后的呼吸时间，说明麝香具有（   ）作用。
   A. 抗脑缺氧　　　B. 镇痛抗炎　　　C. 兴奋中枢　　　D. 抑制中枢
   E. 抗血小板聚集

6. 麝香对子宫的兴奋特点是（   ）。
   A. 对早期妊娠子宫的兴奋性＞对晚期妊娠子宫的兴奋性＞未孕子宫的兴奋性
   B. 对晚期妊娠子宫的兴奋性＞对早期妊娠子宫的兴奋性＞对未孕子宫的兴奋性
   C. 对未孕子宫的兴奋性＞对晚期妊娠子宫的兴奋性＞对早期妊娠子宫的兴奋性
   D. 对未孕子宫的兴奋性＞对早期妊娠子宫的兴奋性＞对晚期妊娠子宫的兴奋性
   E. 对早期妊娠子宫的兴奋性＞对未孕子宫的兴奋性＞对晚期妊娠子宫的兴奋性

7. 冰片化学结构是（   ）。
   A. 脂类物质　　　　　　　　　　　B. 黄酮类物质
   C. 蛋白质分子　　　　　　　　　　D. 环烯醚萜类
   E. 小分子脂溶性单萜类物质

8. 眼科外用药中使用冰片，主要利用其（   ）作用。
   A. 抗菌　　　　　　　　　　　　　B. 抗炎
   C. 平衡渗透压　　　　　　　　　　D. 促进药物透过角膜
   E. 收缩血管

9. 冰片对中枢神经系统的作用机制与何有关？（   ）
   A. 影响受体　　　　　　　　　　　B. 影响离子通道
   C. 影响转运蛋白　　　　　　　　　D. 影响递质合成
   E. 氨基酸类神经递质释放的调控作用

10. 石菖蒲何种成分增强戊巴比妥钠的催眠作用最强？（   ）
    A. 去油水煎剂　　B. 水煎醇沉液　　C. 黄酮类　　　　D. 生物碱
    E. 挥发油

11. 石菖蒲镇静作用的有效成分是（   ）。
    A. 去油水煎剂　　B. 细辛醚　　　　C. 水煎醇沉液　　D. 挥发油
    E. 生物碱

12. 石菖蒲何种成分改善学习记忆最明显？（　　）
   A. α-细辛醚　　　　　B. β-细辛醚　　　　C. 去油煎剂　　　　D. 水提液
   E. 流浸膏

二、问答题

1. 开窍药可分哪几类？代表药物有哪些？
2. 麝香的现代应用有哪些？
3. 冰片的药理作用有哪些？
4. 安宫牛黄丸抗惊厥的作用机制？

第二十一章
补虚药

电子课件

> **导学** ▶▶▶
> 本章重点介绍补虚药的现代药理作用，常用单味中药人参、党参、黄芪、甘草、何首乌、枸杞子、冬虫夏草、当归及常用复方六味地黄丸、补中益气汤的主要药理作用和现代临床应用。
>
> **学习要求** ▶▶▶
> 1. 掌握补虚药的现代药理作用；常用单味药人参、黄芪、甘草、当归的主要药理作用、有效成分、作用机理及现代临床应用。
> 2. 熟悉补中益气汤、六味地黄丸的主要作用和现代应用。

第一节 概述

一、补虚药的概念与应用

凡能补充人体气血阴阳、改善脏腑功能、提高机体抗病能力、消除虚弱证候的药物，称为补虚药，又称补益药。

中医学把人体物质组成及功能高度概括为气、血、阴、阳，虚证是机体功能低下或物质缺乏时的表现。虚证分气虚、血虚、阴虚和阳虚四种，相应的补虚药也分为补气药、补血药、补阴药和补阳药四类。补气药主要有人参、黄芪、甘草等，其主要功效是益气健脾、敛肺止咳平喘，主治脾虚、肺气虚等证，常用复方有四君子汤等。补血药主要有当归、何首乌、熟地黄等，其主要功效是促进血液的化生，主治血虚证，常用复方有四物汤等。补阴药主要有枸杞子、石斛、麦冬等，其主要功效是滋养阴液、生津润燥，多用于热病后期及某些慢性病中出现的肺阴虚、胃阴虚及肝肾阴虚等证，常用复方有六味地黄丸等。补阳药主要有冬虫夏草、鹿茸、淫羊藿等，其主要功效是补益肾阳，主治阳虚证，常用复方有肾气丸等。

气虚是指人体元气耗损、功能失调、脏腑功能减退、抗病能力下降，主要分脾气虚和肺气虚。脾气虚主要表现为神疲乏力、食欲不振、脘腹虚胀、大便溏薄、脱肛等，常见于西医学消化系统多种慢性病、脏器下垂。肺气虚主要表现为少气懒言、语音低微，甚至喘促、易出虚汗等，常见于西医学呼吸系统多种慢性疾病如慢性支气管炎等。血虚指血液不足或血液濡养功能减退，主要表现为面色萎黄、指甲苍白、眩晕耳鸣、心悸、失眠、健忘，或月经量少色淡，甚至闭经，常见于西医学的贫血、白细胞减少症、血小板减少性紫癜、再生障碍性贫血等。阴虚是指机体精、血、津液等物质亏耗，以致阴不制阳，阳相对亢盛，功能虚性亢奋，常见症状如咽干口燥、舌红少苔、目干涩昏花、眩晕以及腰膝酸痛、五心烦热、骨蒸潮热、失眠、脉细数无力等，多见于西医学热病后期及多种慢性消耗性疾病。阳虚是指机体阳气虚损，功能减退或衰弱，热量不足，主要包括肾阳虚和脾阳虚。肾阳虚主要表现为畏寒肢冷、腰膝酸软、性欲低下、阳痿早泄、宫冷不孕、尿频遗尿、肾虚喘促等，常见于西医学的性功能障碍、阳痿、慢性支气管哮喘等。脾阳虚主要表现为食欲减退、腹胀、胃痛而喜温喜按、四肢不温、大便稀溏或四肢浮肿、畏寒喜暖、小便清长或不利、妇女白带清稀而多等，常见于西医学泄泻、痢疾、水肿、鼓胀、慢性肠胃炎等疾病。

气血阴阳的不足，主要与西医学机体免疫功能、造血功能、心血管系统功能的低下，内分泌系统功能及物质代谢紊乱等多方面因素有关，而补虚药则表现出调节上述系统或器官功能的作用。

二、补虚药的现代药理研究

（1）调节机体免疫功能　当机体免疫功能低下时，补虚药能增强机体免疫功能；反之，当机体免疫功能病理性亢进时，补虚药则可降低机体免疫功能。补虚药可以增加免疫器官胸腺或脾脏重量（如人参、麦冬、鹿茸等）；增强巨噬细胞的吞噬功能（如人参、党参、黄芪、当归、枸杞子等）；增加外周血 T 淋巴细胞数，促进 T 淋巴细胞转化增殖（如人参、山药、淫羊藿等）；促进抗体生成（如人参、黄精、菟丝子、肉桂、冬虫夏草等）。有些补虚药具有免疫增强和抑制的双相作用，如六味地黄汤可明显提高老龄小鼠 T、B 淋巴细胞转化功能和巨噬细胞活性，但能预防烫伤大鼠过度炎症反应，拮抗巨噬细胞吞噬活性及脾脏淋巴细胞转化增殖，显示免疫抑制作用。

（2）调节机体内分泌功能　补虚药具有改善内分泌功能的作用。补虚药可以增强下丘脑-垂体-肾上腺皮质轴功能（如补气药人参、黄芪、白术、甘草，补血药熟地黄、当归、何首乌，补阴药玄参、生地黄、知母，补阳药巴戟天、淫羊藿、鹿茸等）；增强下丘脑-垂体-性腺轴功能（如鹿茸、紫河车、补骨脂、冬虫夏草、淫羊藿、人参等）；调节下丘脑-垂体-甲状腺轴功能（如紫河车、人参等）。

（3）对中枢神经系统的影响　如人参、黄芪、党参、何首乌、枸杞子等可显著提高正常小鼠的学习记忆的能力，改善记忆获得、记忆巩固和记忆再现障碍。补虚药改善学习记忆功能的作用环节主要涉及：调节大脑兴奋与抑制过程；影响神经递质的释放及功能；提高脑组织抗氧化酶活性，抗氧自由基损伤；改善大脑能量供应；增加脑内蛋白质合成。

（4）对物质代谢的影响　补虚药可影响物质代谢过程。例如：补虚药可促进蛋白质和核酸合成（如人参、四君子汤加黄芪等），调节糖代谢（如枸杞子、麦冬、六味地黄汤等），调节脂质代谢（如人参、当归、枸杞子、淫羊藿以及六味地黄汤等）。

（5）对心血管系统的影响　补虚药对心血管功能的影响比较广泛而且复杂。补气药在一定剂量范围内可产生正性肌力作用，如人参、黄芪、参附汤等均具有强心、升压、抗休克的作用；人参、党参、当归、淫羊藿等有抗心肌缺血作用，能扩张冠脉、增加冠脉血流量、改善心肌血氧供应、提高心肌抗缺氧能力；甘草、淫羊藿、冬虫夏草、当归、麦冬、生脉散具有抗心律失常作用。

（6）对造血系统的影响　补血药、补气药、补阴药促进造血功能作用显著。例如：人参、党参、黄芪、何首乌、当归、四物汤等对失血性贫血、缺铁性贫血、溶血性贫血有一定的补血作用，不仅能明显升高红细胞数和血红蛋白含量，还能促进骨髓造血干细胞的增殖。

（7）对消化系统的影响　多数补气药能调节胃肠运动功能。例如：人参、党参、黄芪、四君子汤等均有促进小肠吸收、调节胃肠道平滑肌运动、抗溃疡、保护胃黏膜的作用。

（8）抗氧化、延缓衰老　许多补虚药具有抗氧化、延缓衰老作用，如人参、党参、黄芪、何首乌等。人参二醇皂苷抗脑缺血损伤与降低脑组织中 MDA 有关；甘草黄酮对抗多种实验性肝损伤的作用机理之一是降低肝脏 MDA 含量，减少肝组织还原性谷胱甘肽的消耗；鹿茸提取物可明显降低老化小鼠脑组织和肝组织中的 MDA 含量。

综上所述，补虚药功效主治与其增强免疫系统和心血管系统功能、调节内分泌系统和消化系统功能、调节物质代谢、改善学习记忆能力、延缓衰老、促进骨髓造血功能等药理作用有关。此外，某些补虚药还有抗病原微生物、保肝利胆、抗肿瘤及利尿等作用。补虚药通过对多器官、多系统功能的调节，达到补偿人体气血阴阳之不足、增强机体抗病能力的目的。

学习小结

1. 补虚药的分类与应用

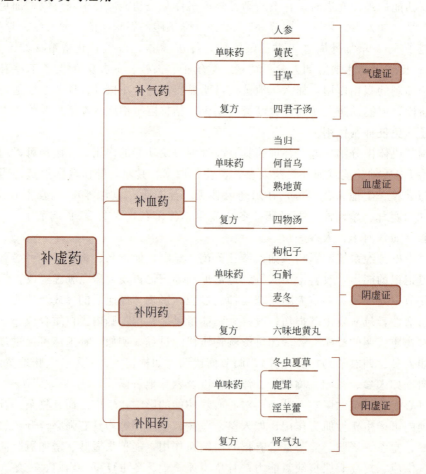

2. 补虚药的功效主治与药理作用

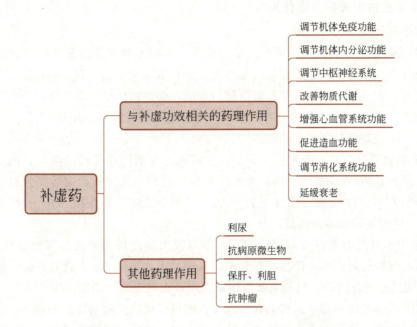

第二节
常用中药

人 参

【来源采集】本品为五加科植物人参 *Panax ginseng* C. A. Mey. 的干燥根和根茎。生于深山阴湿林下，生晒、蒸制用。主要产于吉林、黑龙江、辽宁等地，多栽培。栽种5~6年后，于秋季采挖（园参），洗净晒干称生晒参；鲜根以针扎孔，用糖水浸后晒干，称糖参；鲜根蒸透后烘干或晒干，称红参。野生人参根经晒干，称生晒山参。

【主要成分】人参主要成分为人参皂苷，按其苷元结构可分为人参二醇类、人参三醇类和齐墩果酸类。人参二醇类主要有人参皂苷 $Ra_{1~3}$、$Rb_{1~3}$、Rc、Rd、Rg_3；人参三醇类主要有人参皂苷 Re、Rf、Rg_1、Rg_2、Rh_1；齐墩果酸类皂苷主要有人参皂苷 Ro。此外，人参中还含有21种多糖、11种单糖与寡糖、多肽类化合物、氨基酸、蛋白质、有机酸、生物碱及微量元素等。

【性味归经】味甘、微苦，性平。归脾、肺、心经。

【功效主治】大补元气，复脉固脱，补脾益肺，生津养血、安神益智。用于体虚欲脱，肢冷脉微，脾虚食少，肺虚喘咳，津伤口渴，内热消渴，久病虚羸，惊悸失眠，阳痿宫冷等。

【药理作用】

1. 与功效主治相关的药理作用

(1) 对中枢神经系统的作用

① 改善学习记忆能力。人参可提高学习能力，改善多种化学因素造成的实验动物记忆获得、巩固及再现障碍，其主要有效成分为人参皂苷 Rb_1 和 Rg_1。其主要作用环节有：促进脑内物质代谢，促进 RNA、DNA 和蛋白质的合成；促进脑内单胺类递质的合成，提高中枢 M 受体的密度；促进脑神经细胞发育，增加动物脑重及皮层厚度，增加海马 CA3 区锥体细胞的突触数目，提高海马神经元功能。

② 增加脑血流量、改善脑能量代谢。人参可增加兔脑对葡萄糖的摄取，减少乳酸、丙酮酸含量，降低乳酸/丙酮酸的比值，并可使葡萄糖的利用从无氧代谢转变为有氧代谢。人参皂苷能抑制大鼠脑缺血和再灌注过程中脑组织细胞 LDH 升高和 SOD 活性下降，降低 MDA 含量，同时能增加脑血流量。

③ 调节中枢神经的兴奋与抑制过程。人参可使大脑皮层的兴奋与抑制过程得到平衡，改善神经活动过程的灵活性，提高工作效率。其中，人参皂苷 Rg 类具有兴奋作用，而人参皂苷 Rb 类则呈抑制作用；小剂量主要为兴奋作用，大剂量则为抑制作用。

(2) 增强机体免疫功能　人参皂苷和人参多糖可以提高免疫功能，表现在：①增强机体非特异性免疫功能，增加正常小鼠脾脏、胸腺的重量，提高大鼠脾淋巴细胞和巨噬细胞的增殖和吞噬能力；②增强机体特异性免疫功能，促进抗体的产生，提高小鼠血清 IgG、IgA、IgM 的水平，人参皂苷 Rd 和人参皂苷 Re 可促进 T、B 淋巴细胞致分裂原刀豆蛋白 A（ConA）、脂多糖（LPS）诱导的淋巴细胞转化；③对抗免疫抑制剂引起的免疫功能低下，可提高免疫功能低下小鼠白细胞数，恢复受抑制的巨噬细胞及体液免疫和细胞免疫功能。

(3) 增强内分泌功能

① 增强下丘脑-垂体-肾上腺皮质功能。人参皂苷可促进肾上腺皮质激素的合成与分泌，降低肾上腺内维生素 C 含量，增加尿中 17-羟皮质类固醇含量，该作用主要是通过促进垂体前叶分泌 ACTH 而实现的。

② 增强下丘脑-垂体-性腺功能。人参及人参皂苷具有兴奋垂体分泌促性腺激素作用，能加速大鼠、小鼠的性成熟过程，增加性腺重量，增加雄性动物的精子数目，提高精子活动力。

③ 增强甲状腺功能。人参醇提物可使家兔垂体前叶促甲状腺激素释放增加，提高血液中甲状腺激素的水平。

④ 促进胰岛素的释放。人参总皂苷可提高小鼠血中胰岛素水平，刺激大鼠离体胰腺释放胰岛素。

(4) 改善物质代谢

① 促进核酸和蛋白质合成。人参皂苷 Rb_1、Rb_2 和 Rd 能激活 RNA 聚合酶，从而使 RNA 合成速率明显增加；提高 ^{3}H-亮氨酸的掺入率，增加蛋白质合成。

② 降血脂。人参多糖及人参皂苷 Rb_2 可明显降低高脂血症大鼠血清 TC、TG 和非酯化脂肪酸含量，升高血清 HDL-C 和磷脂（PL）含量，减轻肝细胞脂肪性病变，并降低动脉硬化指数。其降血脂作用机制主要与其激活脂蛋白酯酶和脂质代谢酶，促进脂质代谢，影响胆固醇及血中脂蛋白的合成、分解、转化和排泄有关。

③ 调节血糖。人参皂苷和人参多糖可降低肝糖原、加快糖的氧化利用，从而降低血糖。

另外，人参对糖代谢有双向调节作用，对注射胰岛素诱发的血糖降低有回升作用。但其调节血糖作用温和、有限。

（5）促进造血功能　人参及其提取物可增强骨髓造血功能，增加正常及贫血动物红细胞、白细胞和血红蛋白含量，当骨髓造血功能受到抑制时此作用更为明显。对骨髓细胞DNA、RNA、蛋白质及脂质的合成有促进作用。促进骨髓细胞的有丝分裂是其发挥促进造血功能的主要机制。

（6）对心血管系统的作用

① 强心、抗休克。人参可增强心肌收缩力、减慢心率、增加心输出量和冠脉流量，延长心源性休克、烫伤性休克和过敏性休克动物的存活时间。其作用与强心苷相似，可抑制心肌细胞膜 Na^+，K^+-ATP 酶活性，促进儿茶酚胺类物质释放。人参皂苷是其强心作用的主要成分，三醇类皂苷作用最强。

② 扩张血管、调节血压。人参皂苷 Re、Rb_1、Rg_1、Rc 可扩张冠状动脉、脑血管、椎动脉、肺动脉等，其作用机制与诱导 NO 产生、调节血管平滑肌细胞功能有关。人参对血压有双向调节作用，与机体的功能状态和使用剂量等因素有关。

③ 改善心肌缺血。人参总皂苷能降低小鼠严重缺氧心肌的乳酸含量，增加心肌营养血流量，减轻心肌缺氧和缺血再灌注损伤的心电图 ST 段抬高，降低病理性 Q 波出现率，缩小梗死范围。

④ 抗血小板聚集及抗血栓形成。人参皂苷可抑制 ADP、凝血酶、花生四烯酸（AA）诱导的血小板聚集和凝血酶诱导的纤维蛋白原转化为纤维蛋白，从而抑制血栓形成。人参抑制血小板聚集作用机制是通过其激活腺苷酸环化酶和抑制磷酸二酯酶活性，使血小板内 cAMP 含量升高；也与抑制血小板内环氧化酶和血栓素 A_2 合成酶、拮抗 Ca^{2+} 作用等有关。

（7）延缓衰老　人参皂苷具有延长动物寿命、促进培养细胞增殖和延长其存活时间等作用。人参延缓衰老作用有多种途径：①抑制单胺氧化酶 B（MAO-B）活性。人参对老龄动物脑干中 MAO-B 活性有抑制作用。②抗氧化。人参可提高 SOD 和过氧化氢酶的活性，保护生物细胞膜免受自由基的损害，以人参皂苷 Rb_1 和 Rg_1 的作用最好。③降低细胞膜流动性。人参皂苷 Rg_1 对神经细胞衰老伴随细胞膜流动性增高有抑制作用。④调控免疫炎性细胞因子和增强免疫功能。人参皂苷可降低老龄大鼠外周血单核细胞分泌免疫炎性细胞因子 IL-1、IL-6 水平。人参皂苷 Rg_1 可增强老龄大鼠的免疫功能，增强 T 细胞的增殖能力。

（8）抗应激　人参能增强机体对物理、化学和生物等各种有害刺激或损伤的非特异性抵抗力，增强机体的适应性，使紊乱的功能恢复正常，这一作用称之为"适应原样作用"。人参可降低小鼠在低温或高温条件下的死亡率，提高放射线照射小鼠及急性感染性中毒大鼠的存活率，对应激状态下大鼠肾上腺皮质功能有保护作用。人参抗应激作用是通过其对神经系统、内分泌系统、免疫系统功能及物质代谢等多方面的调节和影响而发挥的，与兴奋动物下丘脑-垂体-肾上腺皮质系统的作用尤其密切。

（9）抗肿瘤　人参皂苷、人参多糖及其挥发油均有抗肿瘤作用，以人参皂苷作用最强。人参皂苷 Rg_3 作用于细胞增殖周期 G2/M 期，可抑制新生血管形成，诱导肿瘤细胞凋亡，抑制肿瘤细胞黏附和浸润。人参多糖主要通过调整机体免疫功能、增强荷瘤宿主的抗肿瘤能力而发挥作用。人参挥发油则可抑制癌细胞的核酸、糖和能量代谢。

2. 其他药理作用

（1）保护肝肾功能　人参皂苷 Ro 及齐墩果酸对诱发的大鼠肝细胞损伤有抑制作用；人

参皂苷 Rb_1 可缩小急性缺血再灌注肾损伤模型大鼠肾小管坏死面积，减轻肾功能损害；人参皂苷 Rg_1 可抑制肾小管上皮细胞凋亡和促进其增殖，抑制间质纤维化和肾小球硬化。

（2）抗溃疡　人参甲醇提取物、人参多糖可改善胃黏膜血流障碍，抑制实验性胃溃疡及胃黏膜损伤。

综上所述，人参增强机体免疫功能、增强内分泌功能、改善物质代谢、促进造血功能等作用是其大补元气功效的药理学基础；强心、抗休克、扩张血管及调节血压、抗应激作用是其复脉固脱功效的药理学基础；改善学习记忆能力、调节中枢神经系统、延缓衰老等作用是其安神益智功效的药理学基础。

【现代应用】

（1）心血管系统疾病　人参注射液、生脉注射液等常用于治疗冠心病、急性心肌梗死等；人参皂苷制剂、独参注射液常用于治疗房性早搏、室性早搏；红参片常用于治疗病态窦房结综合征。

（2）多种休克　参附青注射液、人参注射液可用于治疗心源性休克、感染性休克等多种休克。

（3）贫血　人参总皂苷常用于治疗贫血，可改善患者全身相关症状。

（4）糖尿病　人参常用于糖尿病辅助治疗，调节血糖的同时可减轻并发症。

（5）慢性阻塞性肺病　人参蛤蚧散、人参蛤蚧丸等常用于治疗慢性阻塞性肺病。

（6）肿瘤　以人参为主的复方制剂如参一胶囊等，用于治疗胃癌、肠癌、肺癌等。

【不良反应】过量服用可出现体温升高、出血、全身瘙痒、头痛、眩晕、欣快、失眠等；人参急性中毒的特征是出血，如鼻出血。使用人参可引起性早熟，儿童慎用。

【注意事项】不能与藜芦、五灵脂同用。

 学习小结

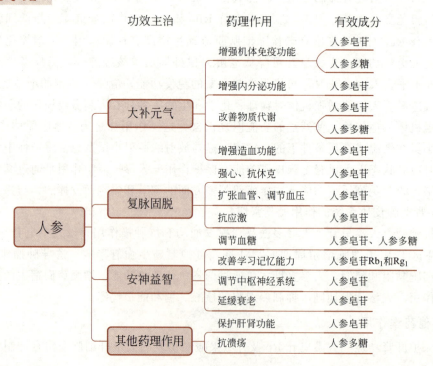

党　参

【来源采集】 本品为桔梗科植物党参 Codonopsis pilosula (Franch.) Nannf.、素花党参 Codonopsis pilosula Nannf. var. modesta (Nannf.) L. T. Shen 或川党参 Codonopsis tangshen Oliv. 的干燥根。秋季采挖 3 年生以上的根，除去杂质，洗净，润透，切厚片，干燥。多产于山西。

【主要成分】 党参主要含党参苷、葡萄糖、菊糖、多糖、党参碱、挥发油、黄酮类等成分。

【性味归经】 味甘，性平。归脾、肺经。

【功效主治】 补中益气，养血生津，健脾益肺。用于脾肺气虚，食少倦怠，咳嗽虚喘，气血不足，面色萎黄，心悸气短，津伤口渴，内热消渴等。

【药理作用】

1. 与功效主治相关的药理作用

（1）对胃肠道的调节作用　党参能纠正病理状态的胃肠运动功能紊乱，可能与选择性作用于胆碱能 M 受体或肾上腺素能 α 受体有关。党参对各种因素所致实验性胃溃疡均有预防和治疗作用，抗溃疡的作用环节包括：①抑制胃酸分泌，降低胃液酸度；②促进胃黏液的分泌，增强胃黏液-碳酸氢盐屏障作用；③促进胃肠上皮细胞增殖，保护和修复胃肠黏膜；④调节胃肠激素水平，调整胃肠功能紊乱。

（2）对肺功能的影响　党参改善肺呼吸功能可能与改善肺泡细胞相关物质结构和功能以及降低炎症反应有关。党参水提物通过提高肺泡细胞表面活性物质含量，保护肺泡细胞结构，改善油酸所致呼吸窘迫综合征大鼠通换气功能。党参多糖能逆转肺泡吞噬细胞能力缺陷和血浆炎症因子 IL-6、IL-8、TNF-α 水平升高。

（3）增强机体免疫功能　党参可增强抗体形成细胞的功能，提高抗体滴度；能增强动物腹腔巨噬细胞数量和吞噬活性。党参多糖是增强免疫功能的主要有效成分。

（4）增强造血功能　党参多糖可增加红细胞和血红蛋白含量，对脾脏代偿造血功能有促进作用，对骨髓造血功能无明显增强作用，能升高溶血性血虚模型小鼠外周血的血红蛋白含量。

（5）对心血管系统的作用　① 抗心肌缺血。党参有抗心肌缺血作用，作用环节包括：改善心肌能量代谢，增加心肌糖原、琥珀酸脱氢酶（SDH）和 LDH 含量；改善心肌的舒张功能，提高心肌的顺应性；提高 SOD 和 GSH-Px 的活性，清除自由基。

② 强心、抗休克。党参有增强心肌收缩力、增加心输出量、抗休克的作用。

③ 降血压。党参可促进血管内皮细胞释放 NO，舒张血管平滑肌，降低血压。

④ 抗血小板聚集、抗血栓。党参可降低动物全血比黏度、血浆比黏度，提高纤维蛋白溶解酶活性，降低血小板聚集率和 TXB_2 水平，抑制体内外血栓形成。

（6）对中枢神经系统的影响

① 镇静、催眠、抗惊厥。党参能明显减少小鼠的自主活动，增加异戊巴比妥钠引起的睡眠小鼠数，并延长其睡眠时间；党参能明显延长硝酸士的宁和戊四氮所致小鼠惊厥潜伏期。

② 抗脑损伤。党参总皂苷对缺血再灌注损伤后神经细胞的坏死和凋亡过程均具有抑制作用，改善 D-半乳糖模型动物神经退行性病变及神经元丢失。

③ 增强学习记忆功能。党参能改善记忆巩固障碍及记忆再现障碍，可能与加强乙酰胆碱与 M 受体的结合有关。党参总碱能对抗东莨菪碱引起小鼠脑内乙酰胆碱含量及胆碱乙酰

化酶活性的下降。

2. 其他药理作用

（1）**降血脂** 党参总皂苷可降低高脂血症家兔血清的 LDL-C、TG 和 TC 的含量，提高 NO 和 HDL-C 含量，升高 HDL-C/TC 比值。

（2）**保护肝肾** 党参多糖 SCPPA1 及党参总皂苷能逆转缺血再灌注肾损伤大鼠血清 BUN、Scr 及 TNF-α 的升高，改善肾组织病理状态。党参硫酸酯化多糖 sCP 能显著逆转 BCG/LPS 肝损伤小鼠血清 ALT、AST 含量的升高，提高 SOD 和 GSH-Px 的活性。抑制炎症反应、降低脂质过氧化、抑制细胞凋亡等是其发挥保护肝肾的作用基础。

（3）**抗应激** 党参多糖能兴奋垂体-肾上腺皮质轴的功能，增强机体对有害刺激的抵抗能力。

综上所述，党参增强机体免疫功能、增强造血功能、增强心血管系统和中枢神经系统功能等作用是其发挥补中益气、养血生津功效的药理学基础；党参调节胃肠功能和改善肺功能的作用是其发挥健脾益肺功效的药理学基础。

【现代应用】

（1）**脾虚证** 党参常与白术、茯苓、甘草同用，用于治疗倦怠乏力、食少便溏等脾虚证。

（2）**血液系统疾病** 党参单用或与当归、熟地、白芍等同用，对贫血、白血病、血小板减少症均有一定疗效。

（3）**预防急性高山反应** 口服党参乙醇提取物糖衣片能减轻高山反应急性期症状，改善血液循环，加快对高原低氧环境的早期适应过程。

【不良反应】党参毒性很低，但用量过大（每剂超过 60g），可以引起病人心前区不适，脉律不齐，停药后自动恢复。

【注意事项】

1. 有实邪者忌服。
2. 不宜与藜芦同用。

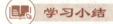

学习小结

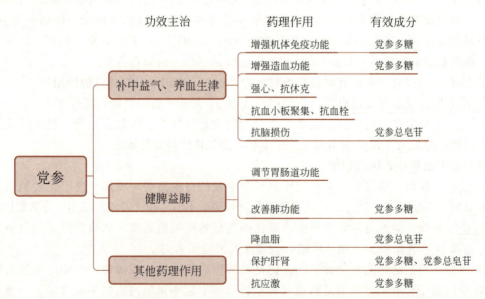

黄 芪

【来源采集】 本品为豆科植物蒙古黄芪 *Astragalus membranaceus* (Fisch.) Bge. var. *mongholicus* (Bge.) Hsiao 或膜荚黄芪 *Astragalus membranaceus* (Fisch.) Bge. 的干燥根。春、秋二季采挖，除去泥土、须根及根头，晒至六七成干，理直扎捆后晒干。主产于内蒙古、山西及黑龙江等地，现广为栽培。

【主要成分】 黄芪主要含多糖和皂苷类成分。多糖成分主要为葡聚糖和杂多糖；皂苷类成分主要为黄芪皂苷Ⅰ～Ⅳ，其中黄芪皂苷Ⅳ（黄芪甲苷）是黄芪的主要有效成分，为黄芪药材的定性定量指标。另含有多种黄酮类、生物碱、葡萄糖醛酸及多种微量元素等。

【性味归经】 味甘，性微温。归脾、肺经。

【功效主治】 补气升阳，益卫固表，利尿托毒，敛疮生肌。用于气虚乏力，食少便溏，中气下陷，久泻脱肛，便血崩漏，表虚自汗，气虚，痈疽难溃，久溃不敛，血虚萎黄，内热消渴等。

【药理作用】

1. 与功效主治相关的药理作用

（1）增强机体免疫功能　黄芪多糖和黄芪甲苷具有增强机体免疫功能的作用，包括：①增强非特异性免疫功能。增加外周血中白细胞数目，提高网状内皮系统功能，增强巨噬细胞的吞噬能力。②增强细胞免疫。促进小鼠淋巴细胞对羊红细胞的免疫特异玫瑰花环的形成，促进B细胞增殖。③提高体液免疫。可增加 IgA、IgM、IgE、IgG 及补体水平。

（2）促进造血功能　黄芪多糖可升高外周血细胞，防治辐射致小鼠外周血白细胞、骨髓有核细胞数的减少，促进造血干细胞的分化和增殖。其作用机制是：①保护和改善骨髓造血微环境。②促进外周造血干细胞的增殖和动员。③促进内源性造血因子的分泌。

（3）对物质代谢影响

① 调节血糖。黄芪多糖可降低葡萄糖负荷后的小鼠血糖水平，可对抗肾上腺素引起的小鼠血糖升高和苯乙双胍致小鼠实验性低血糖。

② 降血脂。黄芪多糖能降低高脂血症大鼠的血脂，减少肝脏脂质沉积。

③ 促进蛋白质和核酸代谢。黄芪多糖能明显增加小鼠脾脏 RNA、DNA 和蛋白质含量。

（4）抗氧化、延缓衰老　黄芪多糖能增强高脂血症大鼠肝脏和血液的抗氧化能力，提高 SOD 水平，降低血浆脂质过氧化物含量，减少并清除脂褐素，减少多种老年疾病的发生。黄芪能延长家蚕、果蝇及体外培养人胚肺二倍体细胞的寿命。

（5）对心血管系统的影响

① 强心。黄芪可使心脏收缩振幅增大，心输出量增多，并能增强腹主动脉结扎性慢性心衰动物的心脏收缩功能。黄芪总皂苷可改善急性心肌梗死犬的心肌收缩、舒张功能，增加冠脉流量。

② 保护心肌。黄芪总提取物、黄芪多糖能减轻缺氧、复氧对体外培养心肌细胞的损伤。黄芪皂苷和黄芪多糖可以抗病毒性心肌炎，其作用机制可能是：抑制氧自由基，抗心肌脂质过氧化损伤；降低细胞内游离钙浓度，减轻钙超载；调控凋亡基因转录，减少心肌细胞凋亡和损伤；减轻病毒性心肌炎中心肌穿孔素介导的细胞毒性作用和炎症反应。

③ 调节血压。γ-氨基丁酸和黄芪甲苷对多种动物均有降压作用，当血压降至休克水平

时,黄芪又可使血压上升且保持稳定。

(6) 对消化系统的作用

① 抗溃疡。黄芪对多种实验性胃溃疡动物模型有保护作用,可减小溃疡面积,降低损伤指数。

② 保肝。黄芪注射液、黄芪总黄酮对扑热息痛、CCl_4等药物所致的肝损伤有一定的保护作用,可降低肝损伤小鼠血清 ALT 和 AST 的含量,减少胶原纤维在肝脏内的沉积和肝纤维化程度。

(7) 利尿及肾脏保护 黄芪有中等利尿作用,可增加尿量,促进氯化物的排泄,但大剂量反而减少尿量。黄芪可减轻肾炎大鼠的肾脏病变,改善肾功能;能抑制糖尿病大鼠肾脏肥大,预防蛋白尿的发生。

2. 其他药理作用

抗肿瘤 黄芪对放疗引起的骨髓抑制具有治疗作用,能增强树突细胞的抗肿瘤转移、促进荷瘤宿主的免疫应答、抑制肺癌转移。黄芪可作为抗肿瘤药或化疗药物的增效减毒剂,用于肺癌、胃癌、乳腺癌等。黄芪多糖是抗肿瘤的有效成分之一。

此外,黄芪还有一定的抗病原微生物、抗病毒性心肌炎、抗骨质疏松等作用。

综上所述,黄芪增强机体免疫功能、促进骨髓造血功能、影响物质代谢、对心血管系统的影响、抗氧化及延缓衰老是其补气升阳、益卫固表功效的药理学基础;利尿及肾脏保护、保肝及抗溃疡等作用是其利尿托毒、敛疮生肌功效的药理学基础。

【现代应用】

(1) 心血管系统疾病 黄芪及其复方制剂如黄芪注射液等常用于治疗冠心病、心衰。

(2) 病毒性疾病 黄芪水煎液常用于预防感冒;以黄芪为主的复方制剂如黄芪注射液、黄芪冲剂,常用于治疗病毒性心肌炎、病毒性肠炎等。

(3) 消化系统疾病 黄芪口服液常用于治疗消化性溃疡、慢性胃炎、慢性结肠炎等;黄芪注射液常用于治疗慢性乙型病毒肝炎、迁延性肝炎等。

【不良反应】长期过量食用或者食用不当,患者可能出现疲倦、面红、心烦、睡眠差或失眠、咽痛、身体发热、口干舌燥等症状。

【注意事项】黄芪助热,阴虚火旺、湿热者不宜食用,以免加重病情。

学习小结

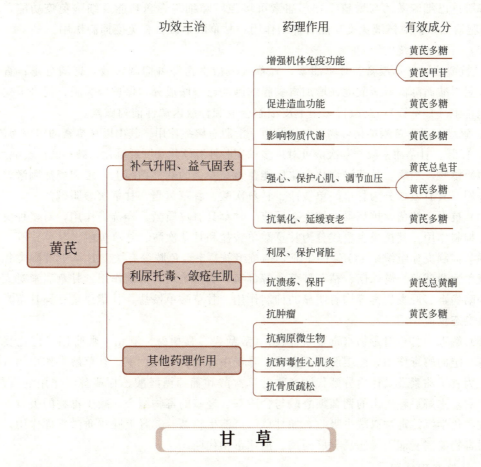

甘 草

【**来源采集**】本品为豆科植物甘草 *Glycyrrhiza uralensis* Fisch.、胀果甘草 *Glycyrrhiza inflata* Bat. 或光果甘草 *Glycyrrhiza glabra* L. 的干燥根及根茎。春、秋二季采挖,除去须根,晒干。主产于新疆、内蒙古、甘肃等地。

【**主要成分**】甘草主要成分有三萜皂苷类和黄酮类。三萜皂苷类主要包括甘草甜素(又名甘草酸)、甘草次酸;黄酮类包括甘草苷、异甘草苷、新甘草苷、甘草素和异甘草素等。

【**性味归经**】味甘,性平。归心、肺、脾、胃经。

【**功效主治**】补脾益气,清热解毒,祛痰止咳,缓急止痛,调和诸药。用于脾胃虚弱,倦怠乏力,心悸气短,咳嗽痰多,脘腹及四肢挛急疼痛,痈肿疮毒等。

【**药理作用**】

1. 与功效主治相关的药理作用

(1)肾上腺皮质激素样作用 甘草具有兴奋垂体-肾上腺皮质功能的作用。甘草浸膏、甘草甜素、甘草次酸能促进钠、水潴留,排钾增加,显示盐皮质激素样作用;甘草浸膏、甘草甜素使大鼠胸腺萎缩、肾上腺重量增加、血中嗜酸性白细胞和淋巴细胞减少、尿中游离型 17-羟皮质酮增加,显示糖皮质激素样作用。其作用机制主要为:①促进皮质激素的合成;②甘草次酸结构上与皮质激素相似,能

肾上腺皮质激素的分泌与调节

竞争性地抑制皮质激素在肝内的代谢失活,从而间接提高皮质激素的血药浓度。

(2) 调节机体免疫功能　甘草具有增强和抑制机体免疫功能的作用。甘草葡聚糖可促进小鼠脾脏淋巴细胞激活与增殖;甘草甜素可增强巨噬细胞吞噬功能及细胞免疫功能,增加NK细胞活性,但对体液免疫功能有抑制作用;甘草酸单铵盐有免疫抑制作用。

(3) 对消化系统的影响

① 抗溃疡。甘草浸膏、甘草甜素、甘草次酸衍生物等可抑制胃液、胃酸分泌;直接在胃内吸附胃酸而降低胃液酸度;增加胃黏膜细胞的己糖胺成分,保护胃黏膜;促进消化道上皮细胞再生(甘草锌);刺激胃黏膜上皮细胞合成和释放内源性前列腺素。

② 解痉。甘草黄酮类化合物,对胃肠道平滑肌有解痉作用。其中以甘草素的作用为最强。

③ 保肝。甘草甜素或甘草次酸可对抗多种实验性肝硬化和肝纤维化,减轻间质炎症反应。

(4) 镇咳、祛痰　甘草浸膏片含化后能覆盖在发炎的咽部黏膜上,缓和炎症刺激,达到镇咳作用。其有效成分为甘草酸单铵盐、甘草次酸、甘草黄酮、甘草次酸胆碱盐。

(5) 抗炎、抗菌、抗病毒、抗变态反应　甘草具有皮质激素样抗炎作用,对多种炎症模型都有抑制作用。其抗炎主要成分为甘草酸单铵盐和甘草次酸、甘草黄酮、甘草锌等。其抗炎机制与抑制炎症组织中 PGE_2 的生成,拮抗组胺、5-羟色胺等有关。甘草中黄酮类化合物对金黄色葡萄球菌、链球菌、枯草杆菌、酵母菌、真菌等均有抑制作用。甘草甜素对人体免疫性缺陷病毒、肝炎病毒等均有明显的抑制作用。甘草酸单铵盐、甘草甜素、异甘草素等成分有抗变态反应作用。

(6) 解毒　甘草对毒物(毒蕈)、药物(敌敌畏、喜树碱、顺铂、咖啡因、巴比妥)中毒均有一定的解毒作用,能缓解中毒症状,降低中毒动物的死亡率。甘草解毒作用的有效成分主要为甘草甜素及其体内分解代谢产物甘草次酸和葡萄糖醛酸。甘草解毒作用的机制为:①甘草甜素水解后释放出的葡萄糖醛酸与含羧基、羟基的毒物结合,减少毒物的吸收。②通过物理、化学沉淀毒物以减少吸收,如甘草可沉淀生物碱。③肾上腺皮质激素样作用,提高机体对毒物的耐受能力。④诱导肝药酶,加速毒物代谢。

2. 其他药理作用

(1) 抗心律失常　甘草提取液、甘草总黄酮对多种实验性心律失常均有抑制作用。

(2) 降血脂、抗动脉粥样硬化　甘草次酸、甘草酸可降低血清 TC、TG 及 β-脂蛋白的水平。

(3) 抗肿瘤　甘草酸、甘草次酸及甘草甜素对小鼠艾氏腹水癌及肉瘤、大鼠肝癌等均有抑制作用。

综上所述,甘草增强机体免疫功能、抗溃疡、保肝等作用是其补脾益气功效的药理学基础;镇咳、祛痰、抗炎及抗菌、抗病毒等作用是其祛痰止咳功效的药理血基础;解痉、抗炎等药理作用是其缓急止痛功效的药理学基础;肾上腺皮质激素样作用及解毒作用是其解毒、缓和药性功效的药理学基础。

【现代应用】

(1) 咳嗽痰多　甘草流浸膏、复方甘草片等常用于治疗急慢性支气管炎、咽喉炎。

(2) 消化性溃疡　甘草流浸膏常用于治疗胃及十二指肠溃疡等。

(3) 肝炎　甘草煎剂、甘草甜素片或胶囊常用于治疗急性肝炎、慢性肝炎。

(4) 心律失常　以炙甘草为主的复方制剂如复方炙甘草汤,常用于治疗心律失常。

(5) 食物中毒　甘草浓煎灌服常用于饮食不洁、误食毒蕈等中毒及皮肤过敏的治疗。

(6) 肾上腺皮质功能低下症　甘草流浸膏、甘草粉常用于肾上腺皮质功能低下症患者轻症和初期的治疗。

【不良反应】长期较大剂量服用可出现类肾上腺皮质功能亢进症状：血压增高、浮肿、血容量增多、血钾降低等，还可出现头痛、眩晕、心悸等。停药后或给予螺内酯则症状改善或消失。

【注意事项】

1. 孕妇、高血压、糖尿病、肾病、心脏病、性功能障碍、肥胖亦或是肝脏功能和月经异常等人群不宜使用甘草。

2. 因甘草能引起高血压及低血钾，故不宜与利血平、降压灵、复方降压片等降压药并用。

学习小结

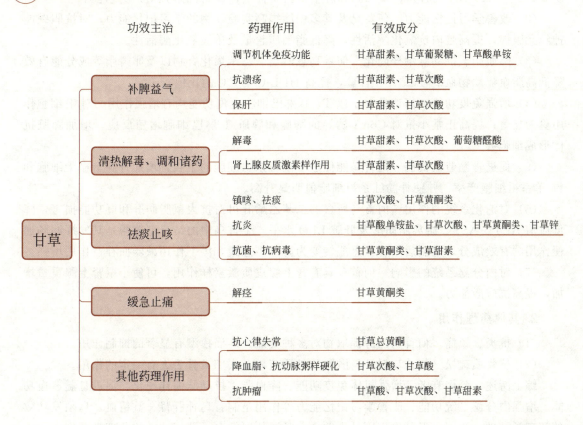

何首乌

何首乌致肝毒性案例

【来源采集】本品为蓼科植物何首乌 *Polygonum multiforum* Thunb. 的干燥块根。秋后茎叶枯萎时或次年未萌芽前掘取其块根。削去两端，洗净，切片，晒干或微烘，称生首乌；若以黑豆煮汁拌蒸，晒后变为黑色，称制首乌。主要产于陕西南部、甘肃南部、华东、华中、华南等地。

【主要成分】何首乌主要含有磷脂、蒽醌类及葡萄糖苷类等成分。磷脂中以卵磷脂为主；蒽醌类主要有大黄酚、大黄素、大黄素甲醚、大黄酸等，其中大黄酚和大黄素含量最多；葡萄糖苷类主要为二苯乙烯苷。何首乌中还含有β-谷甾醇、胡萝卜素、没食子酸及多种微量元素等。

【性味归经】味苦、甘、涩，性温。归肝、心、肾经。

【功效主治】生首乌具有解毒、消痈、润肠通便的功效，用于瘰疬疮痈、风疹瘙痒、肠燥便秘等。制首乌具有补肝肾、益精血、乌须发的功效，用于血虚萎黄、眩晕耳鸣、须发早白、腰膝酸软、肢体麻木、崩漏带下、久疟体虚等。

【药理作用】

1. 与功效主治相关的药理作用

（1）延缓衰老　何首乌能延长实验动物寿命和培养细胞生长周期，改善老年动物中枢神经系统功能；增强脑组织和肝组织中 SOD 活性，降低 MDA 含量；增加脑内单胺类神经递质 5-HT、NA、DA 的含量；增加脑和肝中蛋白质含量，提高机体 DNA 修复能力。

（2）改善学习记忆能力　何首乌及其多糖能提高实验动物的学习记忆能力，对抗胆碱能神经元毁损，提高脑内抗氧化酶活性，降低脂褐质含量及单胺氧化酶活性。

（3）降血脂、抗动脉粥样硬化　何首乌蒽醌类、二苯烯化合物以及卵磷脂等成分能有效降低高脂血症动物血清 TC、TG 含量，提高 HDL-C 与 TC 的比值。

（4）增强免疫功能　何首乌对小鼠 T、B 淋巴细胞免疫功能均有增强作用，对 T 细胞作用更为显著；提高正常小鼠对 ConA 诱导的胸腺和脾脏 T 淋巴细胞增殖反应，增加脾脏抗体形成细胞数。

（5）促进骨髓造血机能　何首乌能促进小鼠粒系祖细胞的生长，增加骨髓造血干细胞和粒-单系祖细胞产率，并使骨髓红系祖细胞值明显升高。

（6）对消化系统的作用　何首乌所含的二苯乙烯苷可对抗大鼠脂肪肝和肝功能损害，降低血清 ALT、AST、游离脂肪酸及肝脏 LPO 水平。生首乌中的结合型蒽醌是其发挥润肠通便作用的有效成分，炮制后结合型蒽醌转变为游离型蒽醌，泻下作用减弱而补益作用增强。

（7）对内分泌系统的影响　何首乌具有肾上腺皮质激素样作用，可使小鼠肾上腺重量增加，提高抗应激能力。

2. 其他药理作用

（1）抗炎、镇痛　何首乌乙醇提取物对多种炎症、疼痛模型有显著的抑制作用。

（2）抗骨质疏松　何首乌对环磷酰胺致骨质疏松及去卵巢骨丢失有一定的作用。

综上所述，延缓衰老、增强机体免疫功能、降血脂、抗动脉粥样硬化、促进骨髓造血功能、增强内分泌系统功能、改善学习记忆能力等作用是制首乌补肝肾、益精血、乌须发功效的药理学基础；泻下、保肝作用则是生首乌润肠通便、解毒、消痈功效的药理学基础。

【现代应用】

（1）高脂血症　口服首乌片治疗高胆固醇血症效果较好。

（2）失眠　何首乌注射液肌内注射治疗失眠疗效可靠。

（3）白发　制首乌与熟地黄、当归配伍治疗发白效果较好。

（4）皮肤疾病　何首乌可治疗皮肤赘疣、女性白斑病变；生首乌与生黄精合用治疗手足癣。

【不良反应】主要表现为消化道症状，如大便稀薄或伴有腹痛、恶心呕吐等。个别患者服用大量何首乌后出现肢体麻木感、皮疹等。有患者每日服用何首乌粉约 10g，连续 3 个月，致急性肝炎伴黄疸症状报道。

【注意事项】何首乌内含有致泻作用的蒽醌衍生物，故大便溏泄者不宜服用。

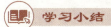学习小结

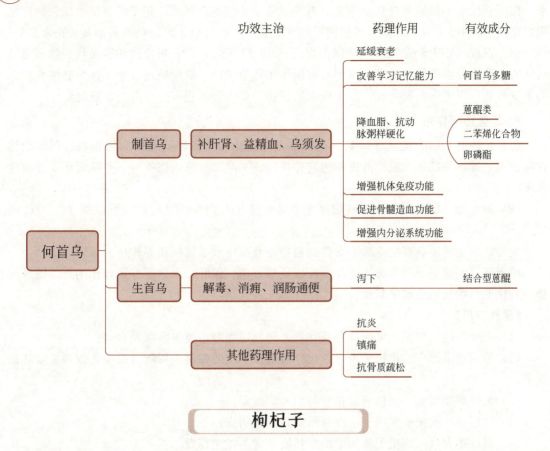

枸杞子

【来源采集】本品为茄科植物宁夏枸杞 Lycium barbarum L. 的干燥成熟果实。夏、秋二季果实成熟时采摘，除去果柄，置阴凉处晾至果皮起皱纹后，再暴晒至外皮干硬、果肉柔软即得。主产于内蒙古、甘肃、宁夏等地。

【主要成分】枸杞子主要含甜菜碱、枸杞多糖、莨菪亭、氨基酸、维生素和胡萝卜素及多种微量元素等。

【性味归经】味甘，性平。归肝、肾经。

【功效主治】滋补肝肾，益精明目，润肺。用于虚劳精亏，腰膝酸痛，眩晕耳鸣，内热消渴，血虚萎黄，目昏不明等。

【药理作用】

1. 与功效主治相关的药理作用

（1）调节机体免疫功能　枸杞多糖（LBP）可作用于 T 细胞、B 细胞、巨噬细胞等主要免疫活性细胞，调节机体的免疫功能；对环磷酰胺及 ^{60}Co 照射致白细胞数量减少有对抗作用；可拮抗环磷酰胺对小鼠脾脏 T 细胞、NK 细胞的抑制作用；可促进 B 细胞分化增殖，提高血清 IgG、IgM 及补体 C_4 含量。

（2）延缓衰老　LBP 能提高 D-半乳糖致衰老小鼠的学习记忆能力，减少心、肝、脑组

织脂褐质含量，增强 SOD 和 GSH-Px 活性。其延缓衰老作用主要通过抗氧化、提高机体免疫功能、提高 DNA 修复能力、抑制细胞凋亡等多种途径实现。

（3）降血糖、防治糖尿病视网膜病变　LBP 可降低正常和实验性糖尿病小鼠的血糖水平，促进糖尿病小鼠的免疫功能恢复，减少饮水量，缓解症状。枸杞子具有抗大鼠视网膜组织氧化损伤作用，可使糖尿病大鼠视网膜组织中维生素 C、SOD 及 LPO 恢复至接近正常水平。

（4）保肝　LBP 和甜菜碱均可降低血清 ALT 和 AST，促进粗面内质网及线粒体形态结构恢复，减少肝细胞脂滴形成。保护肝脏的作用环节包括：抗脂质过氧化；保护肝细胞膜结构不受破坏；促进蛋白质合成；减少肝细胞损伤，促进肝细胞再生和肝功能恢复。

2. 其他药理作用

（1）抗肿瘤　LBP 能显著抑制多种肿瘤细胞的生长，提高荷瘤鼠胸腺指数、巨噬细胞吞噬功能、脾细胞抗体形成、淋巴细胞转化反应、T 淋巴细胞杀伤能力，并降低脂质过氧化水平。

（2）降血脂　LBP 具有降低高脂血症小鼠血清 TC、TG、LDL-C 及肝组织 TC、TG 的作用。

此外，枸杞子还具有抗应激、促进造血功能及抗生殖系统损伤等作用。

综上所述，枸杞子调节机体免疫功能、延缓衰老、保肝、降血糖等药理作用是其滋补肝肾、益精明目功效的药理学基础。

【现代应用】
（1）老年保健　枸杞子可提高免疫功能，降低胆固醇，改善睡眠及食欲。
（2）肿瘤辅助治疗　枸杞子可减少化疗对造血系统的抑制、胃肠道反应，改善免疫功能低下。
（3）老年高脂血症　枸杞液常用于防治高脂血症。
（4）糖尿病　枸杞子常用于治疗糖尿病视网膜病变。
（5）男性不育症　枸杞子常用于治疗精液异常不能生育者。

【不良反应】过量服用可致眼睛红胀、视力模糊、流鼻血等症状。
【注意事项】患有高血压、感冒发热、身体有炎症、腹泻者慎用。

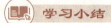学习小结

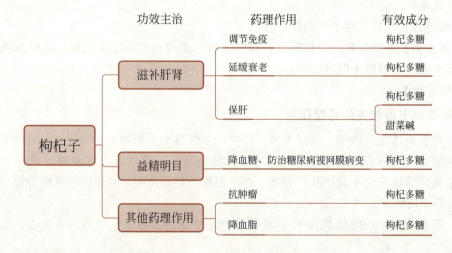

石 斛

【来源采集】 本品为兰科植物金钗石斛 Dendrobium nobile Lindl.、鼓槌石斛 Dendrobium chrysotoxum Lindl. 或流苏石斛 Dendrobium fimbriatum Hook. 的栽培品及其同属植物近似种的新鲜或干燥茎。铁皮石斛 Dendrobium officinale Kimura et Migo 的干燥茎。主产于广西、贵州、云南等地。

【主要成分】 石斛主要含有多种生物碱,包括石斛碱、石斛副碱、石斛胺碱、石斛星碱、6-羟基石斛星碱等;此外,还含有多糖、菲类和联苄类化合物、氨基酸及多种微量元素等。

【性味归经】 味甘,性微寒。归胃、肾经。

【功效主治】 益胃生津,滋阴清热。用于热病津伤,口干烦渴,胃阴不足,食少干呕,病后虚热不退,阴虚火旺,骨蒸劳热,目暗不明,筋骨痿软等。

【药理作用】

1. 与功效主治相关的药理作用

(1) 对消化系统的影响　石斛可促进胃液分泌、促进消化。石斛煎剂低浓度兴奋离体肠管运动,高浓度则抑制其运动。石斛对正常人血浆胃泌素水平及胃基本电节律均无明显影响,但可使慢性浅表性胃炎患者胃酸和血清胃泌素浓度均明显升高。

(2) 增强机体免疫功能　铁皮石斛多糖能够对抗环磷酰胺所致的外周白细胞数下降,促进淋巴细胞产生移动抑制因子,抵消环磷酰胺所引起的提升移动抑制指数的作用。金钗石斛多糖能促进脾淋巴细胞的增殖,并与 ConA、LPS 对淋巴细胞的增殖有协同刺激作用。

(3) 降血糖　铁皮石斛可降低糖尿病大鼠的血糖,升高血清胰岛素水平,降低胰高血糖素水平。铁皮石斛能够增加糖尿病大鼠 β 细胞的数量,而使 α 细胞数量则显著降低。

(4) 抗氧化、抗衰老　石斛能显著提高 SOD 水平,降低 LPO 含量,作为单胺氧化酶抑制剂发挥抗衰老作用。可提高 LPS 诱导的大鼠学习记忆减退和转基因阿尔茨海默病(AD)小鼠的记忆能力。

(5) 降血脂　金钗石斛多糖能明显降低高脂血症大鼠血清 TC、TG、LDL 的含量,升高 HDL 水平。石斛能够抑制低密度脂蛋白的氧化,减轻早期动脉粥样硬化,改善高脂血症大鼠肝脏脂肪变性。

(6) 解热、抗炎　石斛碱具有一定的解热作用,其作用与非那西汀相似。

2. 其他药理作用

抗肿瘤　金钗石斛对多种癌细胞有显著的细胞毒作用,抗肿瘤的主要成分是菲类和联苄类化合物。

综上所述,石斛的影响消化系统功能、增强机体免疫功能、降血糖、降血脂、抗衰老、解热、抗炎等药理作用是其发挥益胃生津、滋阴清热功效的药理学基础。

【现代应用】

(1) 慢性胃炎　以石斛为主的复方清胃养阴汤,常用于治疗慢性胃炎。

(2) 糖尿病　以石斛为主的复方消渴方,可用于治疗糖尿病,疗效较好。

【不良反应】石斛对血压和呼吸有抑制作用,中毒剂量可引起惊厥。
【注意事项】温热病早期阴未伤者、湿温病未化燥者、脾胃虚寒者均禁服。

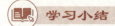

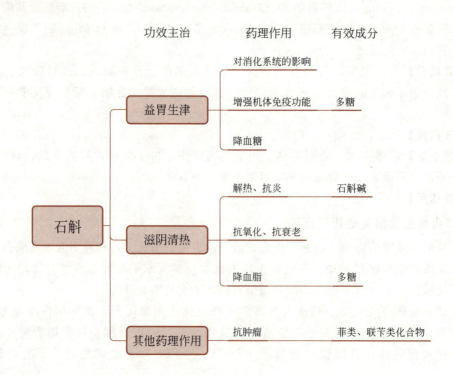

冬虫夏草

【来源采集】本品为麦角菌科真菌冬虫夏草 *Cordyceps sinensis* (Berk.) Sacc. 寄生在蝙蝠蛾科昆虫幼虫上的子座及幼虫尸体的复合体。每年4～7月,冬虫夏草子座开始出土生长,是为采挖季节,应在冬虫夏草孢子尚未发散时挖取。主产于西藏、青海、四川、甘肃等地,以青海玉树和西藏那曲所产虫草的品质最为上乘和驰名。

【主要成分】冬虫夏草主要含有虫草酸、冬虫草素、虫草多糖等,还含有蛋白蛋、脂肪酸、D-甘露醇、碳水化合物及多种氨基酸和维生素。

【性味归经】味甘,性平。归肺、肾经。

【功效主治】补肺益肾,止血化痰。用于久咳虚喘,劳嗽咯血,阳痿遗精,腰膝酸痛。

【药理作用】

1. 与功效主治相关的药理作用

(1) 对内分泌系统的作用 冬虫夏草多糖成分可增加家兔睾丸重量指数及精子数,增加雄性大鼠血浆睾酮含量及包皮腺、精囊腺及前列腺的重量;使肾上腺重量、血浆皮质醇、醛固酮及肾上腺内胆固醇含量等增加,呈增强肾上腺皮质功能作用。

(2) 调节机体免疫功能 冬虫夏草、虫草菌浸液可明显增加小鼠脾脏重量,并能拮抗强的松龙或环磷酰胺引起的小鼠脾脏重量减轻，提高单核-巨噬细胞系统吞噬功能。冬虫夏草可显著提高小鼠的抗体形成细胞数和血清溶血素水平；对 T 细胞受抑制的动物，有保护或提升 T 细胞的作用。

（3）增强骨髓造血功能　冬虫夏草乙醇提取结晶制剂对造血干细胞、骨髓红系祖细胞、成纤维祖细胞和粒-单系祖细胞的增殖有促进作用，可对抗三尖杉对造血功能的损害。

（4）保护肾脏功能　冬虫夏草能降低肾脏大部分切除大鼠的死亡率，降低血清尿素氮和肌酐水平，延缓肾功能不全的进展。稳定肾小管上皮细胞溶酶体膜，防止溶酶体破裂；促进肾小管内皮细胞生长因子的合成释放，加速肾小管组织修复；降低 LDH 活性，保护细胞膜 Na^+，K^+-ATP 酶功能等是冬虫夏草保护肾脏的主要作用环节。麦角甾醇、虫草多糖等均有肾脏的保护作用。

（5）延缓衰老　虫草多糖能增强衰老小鼠的学习记忆能力，提高肝、脑、红细胞 SOD 及全血 GSH-Px 和 CAT 活性，降低肝、脑 MDA 含量。

（6）平喘、祛痰　冬虫夏草可明显扩张支气管、增强肾上腺素的作用，并能对抗乙酰胆碱引起的豚鼠哮喘，与氨茶碱有协同作用；较大剂量能增加小鼠气管酚红分泌量。冬虫夏草能抑制阻塞性肺气肿肺功能的进行性恶化，改善肺的通气功能。

2. 其他药理作用

（1）抗肿瘤　冬虫夏草可抑制多种肿瘤细胞，与抗肿瘤药环磷酰胺、长春新碱、6 巯基嘌呤等联合应用可提高其抗肿瘤活性并降低毒副作用。虫草酸和虫草多糖是冬虫夏草抗肿瘤作用的有效成分。

（2）降血糖　虫草多糖、人工虫草菌可降低正常及糖尿病小鼠的血糖，腹腔注射效果更显著。

（3）保肝　虫草多糖可有效防止 CCl_4 诱导的大鼠肝纤维化，抑制肝内储脂细胞的增殖和转化，减轻狄氏间隙胶原纤维沉积。

综上所述，冬虫夏草的性激素样作用、增强肾上腺皮质功能、调节机体免疫功能、延缓衰老、平喘祛痰、保护肾脏功能、增强骨髓造血功能等药理作用是其发挥补肺益肾、止血化痰功效的药理学基础。

【现代应用】

（1）性功能低下症　冬虫夏草常用于性功能低下的治疗。

（2）肾功能衰竭　冬虫夏草常用于慢性肾功能衰竭的治疗。

（3）慢性乙型病毒性肝炎　以冬虫夏草为主的制剂如心肝宝胶囊，常用于慢性迁延性肝炎和慢性活动性肝炎等的治疗。

（4）心律失常　以冬虫夏草为主的制剂如心肝宝胶囊，常用于室性早搏和房性早搏的治疗。

【不良反应】 冬虫夏草毒性低，因含蛋白可能导致过敏反应，表现为全身瘙痒、皮肤红斑、口唇发绀、四肢浮肿、尿少、咽痒、流涕喷嚏、心慌气急等。

【注意事项】 本品不宜大剂量使用，一般不超过 10g，有表邪者慎用。

学习小结

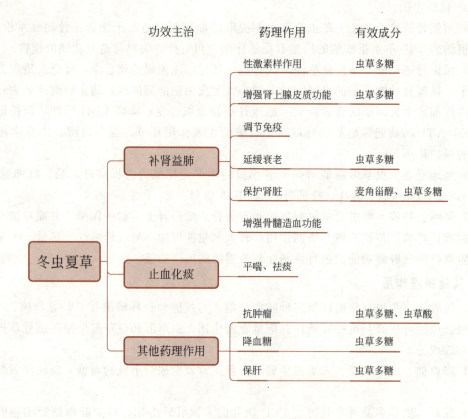

当 归

【来源采集】本品为伞形科植物当归 *Angelica sinensis*（Oliv.）Diels 的干燥根。秋末采挖。主产于甘肃、云南、四川等地。

【主要成分】当归含挥发油及水溶性成分。挥发油中含藁本内酯、正丁烯酰内酯、当归酮、月桂烯等 30 余种成分；水溶性成分中含有阿魏酸、琥珀酸等，另含多糖、多种氨基酸、维生素及无机元素等。

【性味归经】味甘、辛，性温。归肝、心、脾经。

【功效主治】补血活血，调经止痛，润肠通便。用于血虚萎黄，眩晕心悸，月经不调，经闭痛经，虚寒腹痛，肠燥便秘，风湿痹痛，跌扑损伤，痈疽疮疡等症。

【药理作用】

1. 与功效主治相关的药理作用

（1）对血液系统的作用

① 促进骨髓造血功能。当归多糖能升高外周血红细胞、白细胞、血红蛋白含量，对抗化疗药物、放射线照射引起的骨髓造血功能抑制。当外周血细胞减少和骨髓受到抑制时此作用尤为明显。

② 抑制血小板聚集、抗血栓。阿魏酸钠能抑制血小板聚集、抗血栓形成，作用与其抑

制血小板释放，升高血小板内 cAMP/cGMP 比值，抑制血小板膜磷酯酰肌醇磷酸化过程等环节有关。

③ 降血脂、抗动脉粥样硬化。阿魏酸可降低高脂饲养家兔血脂，减小主动脉斑块面积和降低血清 MDA 含量。其作用机制为抑制 TC 的限速酶甲羟戊酸-5-焦磷酸脱羧酶。

(2) 对心血管系统的作用

① 抗心肌缺血、抗脑缺血。当归水提物和阿魏酸能对抗垂体后叶素引起的急性心肌缺血，增加心肌营养性血流量，缩小结扎冠状动脉左前降支引起的急性心肌梗死面积，改善缺血性心电图。

② 抗心律失常。当归乙醇提取液对多种实验性心律失常模型有不同程度的对抗作用。当归抗心律失常作用可能是减慢传导、延长有效不应期、消除折返、延长平台期、抑制异位节律点、提高致颤阈等多方面作用的结果。

③ 扩张血管、降血压。当归注射液和挥发油对冠状血管、脑血管、肺血管及外周血管均有扩张作用，可降低冠脉、脑、股动脉及外周血管阻力，增加血流量。

(3) 对子宫平滑肌的作用　当归中挥发油类成分可抑制离体子宫平滑肌收缩，而当归水溶性或醇溶性成分则对多种动物的在体子宫平滑肌产生兴奋作用。此外，当归对子宫平滑肌的作用与子宫所处状态有关。

(4) 增强免疫功能　当归多糖能提高单核巨噬细胞的吞噬功能，对抗皮质激素所致的小鼠免疫抑制，增加胸腺和脾脏重量，对抗外周血中白细胞数量下降，显著增加 IgM，激活 T 淋巴细胞。

2. 其他药理作用

(1) 保肝　当归多糖对 D-半乳糖、CCl_4 造成的小鼠及大鼠肝损伤有保护作用，可降低血清转氨酶水平，减轻炎症反应，改善肝细胞超微结构，保护肝细胞。

(2) 抗损伤、抗辐射　当归通过改善肌肉血液循环，促进软骨细胞 DNA、蛋白多糖及胶原的合成等途径对神经损伤、肌肉萎缩及关节软骨损伤等产生保护作用。当归多糖可对抗 ^{60}Co 照射引起的骨髓造血功能损伤和免疫功能降低。

综上所述，当归促进骨髓造血功能、抑制血小板聚集及抗血栓、降血脂及抗动脉粥样硬化、抗心肌缺血、抗脑缺血、抗心律失常、扩张血管、降血压等作用是其补血活血功效的药理学基础；调节子宫平滑肌功能是其调经止痛功效的药理学基础。

【现代应用】

(1) 贫血　当归及其复方制剂如当归补血丸、四物汤等，常用于多种病因引起的血红蛋白、红细胞、白细胞减少等的治疗。

(2) 血栓闭塞性脉管炎　当归注射液常用于血栓闭塞性脉管炎的治疗。

(3) 妇科疾病　以当归为主的复方制剂如当归片、复方当归注射液等，常用于痛经、月经不调、慢性盆腔炎等的治疗。

【不良反应】当归口服不良反应少，注射液静脉滴注可引起过敏反应。

【注意事项】月经过多、有出血倾向、阴虚内热者不宜服用。用药不当会加重出血、腹泻等症状。

学习小结

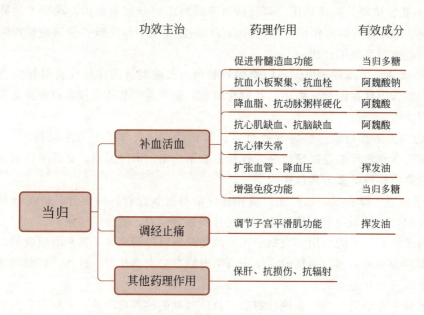

第三节 常用方剂

六味地黄丸

【出处与组成】本方出自《小儿药证直诀》。由熟地黄 240g，山茱萸 120g，山药 120g，泽泻 90g，牡丹皮 90g，茯苓 90g 组成。为棕黄色大蜜丸或水蜜丸。

【功效主治】本方为治疗肾阴虚证的基本方，具有滋阴补肾之功效，主治肝肾阴虚引起的腰膝酸软、头晕目眩、耳鸣耳聋、遗精、消渴等症。

【用法】口服。大蜜丸一次 1 丸，一日 2 次。

【药理作用】

（1）调节免疫功能　六味地黄丸对正常小鼠抗体生成无明显影响，但对免疫力低下小鼠有改善作用，可对抗环磷酰胺所致动物胸腺、脾脏重量减轻，使淋巴细胞转化功能恢复正常；增强巨噬细胞吞噬功能，增加巨噬细胞 C_3b 受体活性，促进扁桃体细胞诱生干扰素的能力，提高淋巴细胞转化率。

（2）改善学习记忆能力　六味地黄丸可改善记忆障碍小鼠学习记忆功能，其机制与调节中枢单胺类神经递质介导的生理反应，调节或恢复下丘脑-垂体-肾上腺轴的平衡，改善海马能量代谢状态，调节与学习记忆功能相关的基因表达、促进海马长时程增强效应等作用有关。

(3) 影响内分泌功能　六味地黄丸可对抗氢化可的松所致的动物肾上腺萎缩,降低"甲亢"阴虚模型血清 T_3、T_4 水平,降低血浆皮质酮水平。女性更年期综合征及男性不育症患者连续服用,可分别升高血浆雌二醇或 TS,增加精子数量和改善精子活动率。

(4) 影响物质代谢　六味地黄丸可降低正常及阴虚动物的血糖,增加肝糖原含量;降低高脂模型动物血清 TC、TG,升高 HDL-C 水平,减少心脏胶原沉着及主动脉壁脂质沉着。

(5) 对心血管系统的影响　六味地黄丸可明显缩小冠状动脉结扎所致的心肌梗死面积,对抗心脏缺血再灌注所致的心律失常,降低室颤发生率。本方对高血压动物具有一定降血压作用,但对心肌收缩力、心率无明显影响,作用环节主要为扩张外周血管,升高下丘脑、脑干的脑啡肽含量,抑制交感神经活性。

(6) 抗肿瘤、抗突变　六味地黄丸可明显抑制 N-亚硝基氨酸乙酯诱发小鼠前胃鳞癌,降低胃癌的发生率,降低自发肿瘤的发生率和自发突变率,延长移植性宫颈癌小鼠的半数死亡时间。

【临床应用】 对糖尿病、甲状腺功能亢进有辅助治疗作用;也用于治疗慢性肾炎、慢性前列腺炎、老年性前列腺肥大、遗尿症;对功能性子宫出血、子宫内膜增殖症、外阴白斑、更年期综合征、男性乳房发育、男性性功能障碍等亦有治疗作用。

【不良反应】 有腹泻、腹痛、腹胀、恶心、呕吐、胃肠不适、食欲不振、便秘、瘙痒、皮疹、头痛、心悸、过敏等不良反应报告。

补中益气汤

【出处与组成】 本方出自金元名医李东垣的《脾胃论·饮食劳倦所伤始为热中论》。由黄芪 15g,人参(党参)15g,白术 10g,炙甘草 15g,当归 10g,陈皮 6g,升麻 6g,柴胡 12g,生姜 9 片,大枣 6 枚组成。

【功效主治】 补中益气,升阳举陷。主治脾胃虚弱、中气下陷证,症见体倦乏力、食少腹胀、便溏久泻、脱肛、阴挺等。

【用法】 上药哎咀,都作一服(现代用法:用水 300mL,煎至 150mL,去滓,空腹时稍热服)。

【药理作用】

(1) 调节免疫功能　补中益气汤能提高对胸腺嘧啶脱氧核苷酸(dTMP)的摄取,对抗可的松所致的胸腺萎缩,促进脾虚小鼠脾脏、胸腺指数的恢复,调节脾虚小鼠红细胞免疫功能,提高 T 淋巴细胞、NK 细胞及腹腔巨噬细胞分泌 TNF 的能力。

(2) 对消化系统的作用

① 调节胃肠运动。本方可抑制正常小鼠的小肠运动,并可对抗新斯的明引起的小肠推进亢进及吗啡引起的小肠推进抑制作用。

② 调节消化液分泌。本方可对抗乙酰胆碱、胃泌素及组胺对胃酸分泌的促进作用,同时促进胰液、胰蛋白酶的分泌。

③ 保护胃黏膜、抗胃溃疡。本方对多种溃疡模型均有对抗作用,可降低溃疡发生率及溃疡指数。其作用机制主要是降低基础胃酸分泌量,增加胃壁胃黏液分泌,维持胃黏膜有效血流量以及促进胃组织蛋白质合成。

（3）影响物质代谢　补中益气汤可促进小鼠肝组织、胃组织中的 RNA、DNA 及蛋白质合成，提高阳虚小鼠肝脏中谷氨酸脱氢酶、葡萄糖-6-磷酸脱氢酶、MAO、LDH 等活性，增强脾虚大鼠饥饿时的血糖调节能力，改善能量代谢调节的适应能力，减少动物运动后血液乳酸、尿素氮的积聚，有利于运动后体力恢复。

（4）兴奋子宫平滑肌　补中益气汤对家兔在体及离体子宫均具有直接兴奋作用，可促进子宫平滑肌节律性收缩，阿托品不能对抗该作用。

（5）抗肿瘤　补中益气汤可延长荷瘤小鼠的生存期，缩小瘤体，同时增加脾脏、胸腺的重量和淋巴细胞、巨噬细胞的数量，还可提高环磷酰胺的抗癌活性，可作为抗肿瘤化疗的辅助用药。

【临床应用】主要用于胃下垂、小儿腹泻、脱肛、消化性溃疡、子宫脱垂、崩漏、前置胎盘、男性不育、白细胞减少症、再生障碍性贫血、失眠、头痛、癫痫（大发作）、神经衰弱、耳鸣、坐骨神经痛、眩晕症、低血压、脑动脉硬化、心律失常、心绞痛等。

【注意事项】阴虚发热及内热炽盛者忌用。

 知识链接

为什么儿童不宜服用人参制品？

人参被人们称为"百草之王"，是闻名遐迩的"东北三宝"之一，是驰名中外、老幼皆知的名贵药材，广泛应用于各大系统疾病中。古书上有人参"多服、久服不伤人"的说法。现代科学研究表明，除非有危急病症或慢性虚亏证，在一般情况下用人参作为调补药是不妥当的，超量服用人参带来的副作用相当大，尤其儿童不宜长时间服用人参制品。

随着人们生活水平的提高，不少爱子心切的家长会购买人参、西洋参等营养滋补品给孩子食用，以期增加营养，促进生长发育。但很多孩子在长期服用含有人参的营养滋补品后，不仅妨碍了机体各内脏器官功能的平衡，对健康造成不利影响，还出现了身体发育异常、早发育等现象。因人参具有促进性激素分泌的作用，儿童服用大量的人参后，可以发生性早熟，严重影响儿童的正常发育。因此，购买含人参的食品给孩子食用应慎重。

 思考与练习

一、单项选择题

1. 对病毒性心肌炎疗效最好的药物是（　　）。
   A. 人参　　　　B. 党参　　　　C. 黄芪　　　　D. 白术
   E. 甘草

2. 甘草"缓急止痛"的主要有效成分是（　　）。
   A. 阿魏酸　　　　　　　　　　B. 甘草酸单铵盐
   C. 甘草黄酮　　　　　　　　　D. 甘草甜素
   E. 甘草次酸及其衍生物

3. 用于治疗休克的药物是（　　）。
   A. 麦冬　　　　B. 白术　　　　C. 白芍　　　　D. 甘草
   E. 人参

4. 具有糖皮质激素样作用的补虚药为（　　）。
   A. 人参　　　　　　B. 黄芪　　　　　　C. 当归　　　　　　D. 甘草
   E. 白术
5. 黄芪促进机体免疫功能的有效成分主要为（　　）。
   A. 生物碱　　　　　B. 多糖　　　　　　C. 黄酮　　　　　　D. 蛋白质
   E. 微量元素
6. 当归促进造血的主要有效成分是（　　）。
   A. 胡萝卜素　　　　B. 当归多糖　　　　C. 甜菜碱　　　　　D. 黄酮苷
   E. 阿魏酸
7. 具有抑制器官移植排斥反应的药物是（　　）。
   A. 何首乌　　　　　B. 淫羊藿　　　　　C. 鹿茸　　　　　　D. 枸杞子
   E. 冬虫夏草
8. 人参中具有中枢兴奋作用的成分是（　　）。
   A. 人参皂苷 Ra 类　　　　　　　　　　B. 人参皂苷 Rb 类
   C. 人参皂苷 Re 类　　　　　　　　　　D. 人参皂苷 Rf 类
   E. 人参皂苷 Rg 类
9. 甘草治疗胃溃疡的成分是（　　）。
   A. 阿魏酸　　　　　　　　　　　　　　B. 甘草酸单铵盐
   C. 甘草次酸及其衍生物　　　　　　　　D. 甘草甜素
   E. 甘草黄酮
10. 具有抗衰老、强心作用的药物是（　　）。
    A. 枸杞子　　　　　B. 熟地黄　　　　　C. 白术　　　　　　D. 甘草
    E. 人参
11. 用于解毒的药物是（　　）。
    A. 人参　　　　　　B. 黄芪　　　　　　C. 当归　　　　　　D. 甘草
    E. 白术
12. 当归抗血栓作用的主要有效成分是（　　）。
    A. 胡萝卜素　　　　B. 当归多糖　　　　C. 甜菜碱　　　　　D. 黄酮苷
    E. 阿魏酸
13. 人参中具有调节中枢兴奋或抑制过程、强心、影响内分泌系统功能的是（　　）。
    A. 多糖类　　　　　B. 皂苷类　　　　　C. 生物碱类　　　　D. 黄酮类
    E. 挥发油类
14. 下列哪项不是人参对物质代谢的作用？（　　）
    A. 促进核酸合成　　　　　　　　　　　B. 促进蛋白质合成
    C. 降低血脂　　　　　　　　　　　　　D. 抗动脉粥样硬化
    E. 对血糖无影响
15. 下列哪项不是生首乌的不良反应？（　　）
    A. 大便稀溏　　　　B. 腹痛　　　　　　C. 恶心　　　　　　D. 呕吐
    E. 便秘
16. 与人参强心作用机制有关的是（　　）。

A. 增强心肌细胞的能量代谢　　　　　　B. 抑制心肌细胞磷酸二酯酶
C. 扩张血管　　　　　　　　　　　　　D. 减缓心律
E. 促进儿茶酚胺释放和抑制心肌细胞膜 Na^+，K^+-ATP 酶

17. 枸杞子保肝作用的主要成分是（　　）。
    A. 甜菜碱　　　　B. 莨菪碱　　　　C. 氨基酸　　　　D. 枸杞多糖
    E. 维生素

18. 具有"大黄样"作用的补虚药是（　　）。
    A. 党参　　　　　B. 当归　　　　　C. 北沙参　　　　D. 何首乌
    E. 冬虫夏草

19. 下列哪项不是人参的现代应用？（　　）
    A. 感染性休克　　B. 冠心病　　　　C. 感冒　　　　　D. 高脂血症
    E. 白细胞减少症

20. 黄芪治疗感冒的主要药理作用是（　　）。
    A. 增强机体免疫功能　　　　　　　　B. 抑制或杀灭病毒作用
    C. 抑制或杀灭细菌作用　　　　　　　D. 抗炎作用
    E. 解热作用

21. 具有抗骨质疏松作用的药物是（　　）。
    A. 麦冬　　　　　B. 党参　　　　　C. 何首乌　　　　D. 白术
    E. 甘草

22. 下列具有抗动脉粥样硬化作用的药物是（　　）。
    A. 北沙参　　　　B. 鹿茸　　　　　C. 麦冬　　　　　D. 何首乌
    E. 熟地黄

23. 下列哪项不属于何首乌延缓衰老作用？（　　）
    A. 延长老年鹌鹑半数死亡时间　　　　B. 降低脑组织 LPO 含量
    C. 增加培养细胞的传代数　　　　　　D. 降低脑组织 SOD 活性
    E. 抑制脑内 MAO-B 活性

24. 补中益气功效较强的药物是（　　）。
    A. 党参　　　　　B. 黄芪　　　　　C. 白术　　　　　D. 人参
    E. 熟地黄

25. 可治疗病毒性肠炎的药物是（　　）。
    A. 人参　　　　　B. 黄芪　　　　　C. 白术　　　　　D. 甘草
    E. 以上均非

26. 下列哪项不属于甘草的不良反应？（　　）
    A. 血压增高　　　　　　　　　　　　B. 浮肿
    C. 血钾降低　　　　　　　　　　　　D. 假醛固酮增多症
    E. 诱发消化性溃疡

27. 下列哪项不是甘草抗溃疡的作用机理？（　　）
    A. 抑制胃液、胃酸分泌　　　　　　　B. 直接吸附胃酸降低酸度
    C. 增加己糖胺含量保护胃黏膜　　　　D. 抑制胃黏膜合成前列腺素
    E. 促进消化道上皮细胞再生

28. 可治疗肾功能衰竭的药物是（　　）。
A. 冬虫夏草　　　　B. 淫羊藿　　　　C. 鹿茸　　　　D. 熟地黄
E. 白术

29. 党参治疗冠心病、心绞痛的药理基础是（　　）。
A. 增强心肌收缩作用　　　　　　　B. 降低冠状动脉灌注阻力
C. 降低血压　　　　　　　　　　　D. 升高血压
E. 以上均非

30. 冬虫夏草现代用于治疗（　　）。
A. 慢性乙型病毒肝炎　　　　　　　B. 高血压
C. 白细胞减少症　　　　　　　　　D. 糖尿病
E. 失眠

二、问答题

1. 详述补虚药的主要药理作用。
2. 详述人参益智作用的机理。
3. 简述人参的主要药理作用。
4. 简述党参的主要药理作用。
5. 简述黄芪的主要药理作用。
6. 简述甘草的主要药理作用。
7. 简述甘草解毒作用的作用机理。
8. 简述当归的主要药理作用。
9. 简述何首乌的主要药理作用。
10. 简述冬虫夏草的主要药理作用。

第二十二章
收涩药

电子课件

> **导学** ▶▶▶
> 本章重点介绍收涩药的现代药理作用，常用单味中药五味子、山茱萸及常用复方四神丸的主要药理作用和现代临床应用。
>
> **学习要求** ▶▶▶
> 1. 掌握收涩药的现代药理作用；五味子的主要药理作用、有效成分、作用机理及现代临床应用。
> 2. 熟悉山茱萸和四神丸的主要药理作用、有效成分及现代临床应用。

第一节 概述

一、收涩药的概念与应用

凡以收涩固敛为主要功效的药物，称为收涩药，又称固涩药。

收涩药大多味酸涩，性温或平，主入肺、脾、肾、大肠经。收涩药具有敛汗、止泻、固精、缩尿、止血、止带和止咳等功效，可用于气血精液滑脱耗散之证。常用药有五味子、山茱萸、麻黄根、乌梅、诃子、石榴皮、肉豆蔻、赤石脂、禹余粮、覆盆子、桑螵蛸等，常用复方有四神丸等。

滑脱证的根本原因是正气不固、脏腑功能衰退，如自汗、盗汗、久泻、久痢、遗精、滑精、遗尿、尿频、崩漏下血、久咳虚喘。现代医学认为，滑脱证主要与各个系统、器官的功能衰退，如自主神经功能紊乱、各种平滑肌松弛等有关。

二、收涩药的现代药理研究

（1）收敛作用　该类药中植物药物多含鞣质、有机酸，如五倍子、诃子、石榴皮中的鞣质含量分别高达84.3%、35.5%、50.2%；矿物类药物如明矾、赤石脂、禹余粮中含无机盐，这些成分均有收敛作用，与创面、黏膜、溃疡面等部位接触后，可凝固表层蛋白质，形成较为致密的保护层，减轻创面刺激。鞣质还可以使血液中的蛋白质凝固，堵塞小血管，有助于局部止血。鞣质与腺细胞结合，可减少分泌和渗出，有助于创面愈合。鞣质可以凝固汗腺、消化腺、生殖器官等分泌细胞中的蛋白质，使细胞功能改变，减少分泌，使黏膜干燥。

(2) 止泻　诃子、肉豆蔻、金樱子、赤石脂、禹余粮等有明显的止泻作用，该类药具有的收敛作用，可减轻肠内容物对神经丛的刺激，使肠蠕动减弱。赤石脂、禹余粮等口服后能吸附于胃肠黏膜起到保护作用，还能吸附细菌、毒素及其代谢产物，减轻刺激作用。此外，鞣质能凝固细菌体内蛋白质而产生抑菌作用。罂粟壳含吗啡，可提高胃肠平滑肌张力，减少小肠及结肠的蠕动。

(3) 抗菌　该类药中所含的鞣质及有机酸均具有抗菌活性，对金黄色葡萄球菌、链球菌、伤寒杆菌、痢疾杆菌等有抑制作用；还有一定的抗真菌作用。

(4) 止咳　五倍子、五味子、罂粟壳等均具有止咳功效。罂粟壳所含生物碱能抑制咳嗽中枢和咳嗽反射而止咳。五味子还有一定的祛痰作用。

(5) 止血　山茱萸对子宫出血、月经过多，五倍子对便血、痔血，均有较好的止血作用。

(6) 保肝　五味子、乌梅、诃子等具有保肝作用。

综上所述，与收涩药止泻、止血、敛汗、止带功效相关的药理作用为收敛、止泻和抗菌作用，其主要有效成分为鞣质和有机酸。

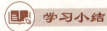

1. 收涩药的分类与应用

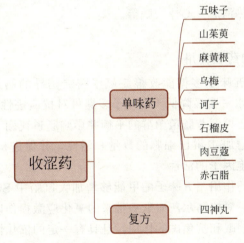

2. 收涩药的功效主治与药理作用

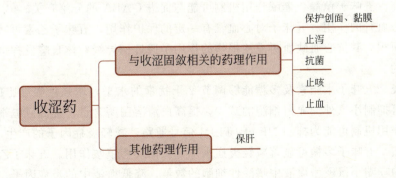

第二节
常用中药

五味子

五味子的妙用

【来源采集】 本品为木兰科植物五味子 *Schisandra chinensis* (Turcz.) Baill. 或华中五味子 *Schisandra sphenanthera* Rehd. et Wils. 的干燥成熟果实。前者习称"北五味子",主产于东北地区;后者习称"南五味子",主产于西南地区及长江流域以南各省。

【主要成分】 五味子含联苯环辛烯型木脂素、挥发油、有机酸、多糖等多种成分。木脂素主要是五味子素,五味子甲素、乙素、丙素,五味子醇甲、醇乙,五味子酯甲、酯乙等;挥发油主要包括单萜类、含氧单萜类、倍半萜类等,其中以倍半萜类为主。

【性味归经】 味酸、甘,性温。归肺、心、肾经。

【功效主治】 收敛固涩,益气生津,补肾宁心。用于久咳虚喘,梦遗滑精,久泻不止,自汗盗汗,津伤口渴,内热消渴,心悸失眠等。

【药理作用】

1. 与功效主治相关的药理作用

(1) 对肠道的作用　五味子多糖能改善5-氟尿嘧啶诱导的肠道黏膜炎症,可使IL-6、IL-1β和TNF等炎症因子水平明显降低。五味子多糖可对抗溃疡性结肠炎引发的肠道炎症,影响多种炎症因子水平,还可调节肠道菌群的平衡并影响肠道代谢。五味子多糖可提高肠道免疫能力,其机制可能是增加T淋巴细胞的数量和活性,并促进机体分泌型免疫球蛋白A的分泌,以及影响多种细胞因子的活性。

(2) 对中枢神经系统的作用　五味子酯甲能够增加大鼠脑中SOD的活性,提升机体抗氧化能力和抗衰老的作用,对抗阿尔茨海默病带来的氧化应激损伤以及细胞衰老等病变。五味子还具有一定的镇静、催眠和抗焦虑的作用,且具有一定的依赖性。醇提取物镇静、催眠效果更好,可能是因为醇提取物当中五味子醇甲、五味子甲素、五味子乙素等有效成分含量较水提取物高。五味子镇静、催眠作用机制可能与促进GABA的分泌有关。

(3) 对心血管的作用　五味子对心血管有一定的保护作用,五味子乙素可减轻心肌缺血再灌注损伤面积。其抗心肌缺血再灌注损伤的作用是通过诱导线粒体自噬发挥抑制细胞凋亡的作用实现的。

(4) 抗炎　五味子木脂素及多糖能够调节γ-干扰素的水平,增强巨噬细胞的吞噬功能。五味子多糖可抑制小鼠外周血白细胞的减少,提高血清溶菌酶含量,提高巨噬细胞的吞噬作用。其抗炎作用机制可能为抑制NF-κB/TLR4信号通路,减轻炎症因子的产生。

(5) 镇咳　五味子多糖可显著减轻炎症水平,从而发挥镇咳作用。五味子乙素可提高卵白蛋白诱导的哮喘小鼠模型血液中嗜酸性细胞的数量,降低血清中的炎症因子。五味子乙素治疗哮喘的机制可能与阻断 HMGB1/TLR4/NF-κB 的信号通路有关，由于此信号通路与炎症相关。

2. 其他药理作用

（1）抗肿瘤　五味子乙素对肿瘤细胞有一定的抑制作用，可抑制癌细胞的增殖及转移，并能促进癌细胞凋亡。

（2）促进性功能　五味子醇提物能增加睾丸重量和睾丸指数，改善性功能。

（3）保肝作用　五味子对糖尿病引发的肝脏功能损坏有显著的保护作用。五味子酯甲可通过影响多种肝脏药物代谢酶，特别是 CYP450 酶系统，产生抗肝纤维化的作用。五味子甲素可显著降低 CCl_4 肝纤维化小鼠血清 ALT 和 AST 水平，使肝纤维化减轻，这可能与五味子抗炎作用有关。

【现代应用】

（1）肝炎　五味子制剂及联苯双酯对各种急性肝炎、慢性肝炎均有显著疗效，降低血清转氨酶的近期疗效较好，但停药太早会有病情的反跳。

（2）神经官能症　五味子汤、五味子酊剂用于治疗失眠。

（3）自汗、盗汗　用五味子配伍五倍子、酸枣仁、麻黄根等，可用于治疗自汗、盗汗。

（4）腹泻　用山药、五味子粉冲服，治疗腹泻疗效显著。

【不良反应】有临床服用五味子生药 13～18g，出现胃部灼烧感、泛酸、困倦、肠鸣、过敏等不良反应报道。

【注意事项】在临床使用中，五味子的剂量不宜过大，服用期限不宜过长。

学习小结

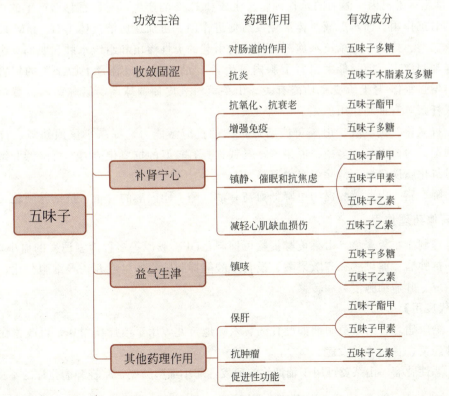

山茱萸

【来源采集】 本品为山茱萸科植物山茱萸 Cornus officinalis Sieb. et Zucc. 成熟后干制、去核后的果肉。主产于浙江、陕西和河南等地。

【主要成分】 山茱萸主要含有山茱萸苷、莫诺苷、马钱苷、熊果酸等，挥发性成分如桂皮酸苄酯，有机酸如没食子酸、苹果酸等。此外，还有鞣质、维生素 A 等。

【性味归经】 味酸、涩，性微温。归肝、肾经。

【功效主治】 补益肝肾，涩精固脱，用于眩晕耳鸣，腰膝酸痛，阳痿遗精，遗尿尿频，崩漏带下，大汗虚脱，内热消渴等。

【药理作用】

1. 与功效主治相关的药理作用

（1）对心血管系统的作用　山茱萸有强心作用，可改善心功能，增加心肌收缩性和心输出量。山茱萸注射液能抗失血性休克，使休克动物血压升高，肾血流量增加，延长动物存活时间。山茱萸能拮抗乌头碱、$CaCl_2$ 诱发的心律失常。

（2）降血糖　山茱萸萃取物对葡萄糖苷酶有抑制作用，尤其是乙酸乙酯萃取物的效果最佳；齐墩果酸能够促进神经末梢分泌乙酰胆碱，激活胰岛 β 细胞，从而增加胰岛素分泌而降血糖；多元酚类可以减轻糖尿病引发的肾脏损伤并发症，总三萜烯酸可以稳定内质网中 Ca^{2+}、ATP 酶蛋白 FKB12.6 及内皮素反应的活性氧等物质的通路，从而达到减少糖尿病心肌病并发症的发生率。

（3）对免疫系统的作用　山茱萸总苷和熊果酸能明显抑制 T 淋巴细胞增殖、转化，抑制 LAK 细胞（淋巴因子激活的杀伤细胞）生成和 IL-2 的产生，对器官移植产生的排斥反应有明显的对抗作用。而水煎液对体液免疫有促进作用，可加速血清抗体 IgG、IgM 形成。

（4）抗炎、抗菌　山茱萸水煎剂对致炎物引起的炎性渗出和组织水肿、肌肉芽组织增生均有明显抑制作用，能降低大鼠肾上腺内维生素 C 的含量，减轻肾上腺细胞的损害。其抗炎机理与增强垂体-肾上腺皮质功能有关。山茱萸对表皮葡萄球菌、肠球菌、金黄色葡萄球菌、痢疾杆菌等有抑制作用。

（5）抗氧化、抗应激　山茱萸能增强机体的抗应激能力，提高小鼠耐缺氧、抗疲劳能力，增强记忆力。山茱萸多糖、熊果酸、马钱素具有较好的抗氧化能力，可降低肝组织、脑组织的过氧化脂质含量，清除氧自由基。

（6）降血脂　山茱萸醇提物可降低血清甘油三酯、胆固醇的含量，抗动脉硬化。

2. 其他药理作用

（1）抑制血小板聚集　山茱萸醇提物可抑制 ADP、胶原等多种因素诱发的血小板聚集。

（2）抗肿瘤　熊果酸、齐墩果酸、没食子酸能抑制肿瘤的生成并诱导细胞分化，抑制肿瘤血管生成、肿瘤细胞侵袭和转移。

【现代应用】

（1）糖尿病　含山茱萸制剂如胜甘汤、六味地黄丸等用于治疗糖尿病，可改善症状，减轻周围神经炎、肾病等并发症。

（2）恶性肿瘤　山茱萸可用于辅助治疗原发性非小细胞肺癌，减轻肿瘤化疗的不良反应。

（3）其他　山茱萸可治疗子宫功能性出血或月经过多、遗尿、遗精、小便频数及虚汗症等。

【不良反应】 山茱萸毒性较低，但生物碱对中枢神经有兴奋作用，大量服用可致神经错觉、视力障碍。

【注意事项】 素有湿热而致小便淋涩者不宜服用。

学习小结

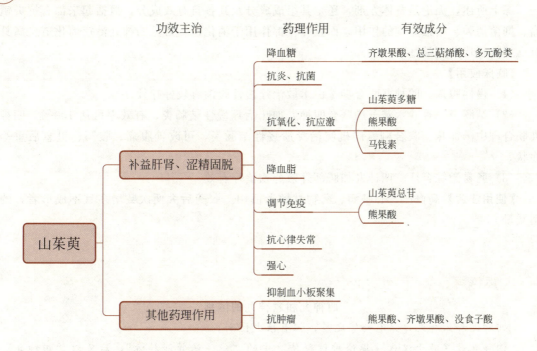

第三节
常用方剂

四神丸

四神丸歌诀

【出处与组成】 本方出自《外台秘要》。由肉豆蔻 6g，补骨脂 12g，五味子 6g，吴茱萸 3g 组成。

【功效主治】 温肾散寒，涩肠止泻。主治肾阳不足所致的泄泻，症见肠鸣腹胀、五更溏泄、食少不化、久泻不止、面黄肢冷。

【用法】 口服，一次 9g，一日 1~2 次。

【药理作用】

（1）调节胃肠运动　四神丸及其拆方二神丸、五味子散，以及单味药五味子、吴茱萸对家兔离体肠管的自发活动有明显的抑制作用,能对抗氯化钡引起的肠道平滑肌痉挛。四神丸加砂仁、白芍、白术等提取液能缓解寒凉药物大黄的致泻作用,减少了泄泻稀粪点数,并能降低小肠推进率,同时减慢小肠对炭乳的排空速度。

(2) 抑菌、增强免疫功能 补骨脂挥发油能抑制金黄色葡萄球菌的生长,喹啉酮生物碱可抑制幽门螺杆菌的生长,五味子粗多糖有升高白细胞及增强免疫功能的作用。四神丸还可升高实验动物的胸腺、脾脏指数,升高 IgA 含量和 IL-2 含量。

(3) 其他 四神丸有镇痛抗炎、促进胆汁分泌、调节糖代谢的作用。

综上所述,无论是整体方剂,还是其组成成分及其各自有效成分,概括起来都有抗炎镇痛、抑菌消肿、增强免疫的作用,而且往往都作用于消化道,可见四神丸治疗消化道疾病具有良好的现代药理学基础。

【临床应用】

(1) 慢性腹泻 四神丸联合参苓白术散治疗慢性腹泻有较好疗效。

(2) 结肠炎 香砂六君子汤联合四神丸加味治疗慢性结肠炎,有效率可达100%。四神丸联合理中汤加味、联合柳氮磺砒啶治疗溃疡性结肠炎,可改善腹痛、腹泻、里急后重等症状。

(3) 肠易激综合征 四神丸加脐部外敷药物治疗有效。

【使用注意】高血压、心脏病、药物过敏者慎用。服药后大便次数增多且不成形者,酌情减量。

知识链接

四神丸和六神丸的区别

四神丸和六神丸,只有一字之差,但有很大区别。

四神丸最早源于汉代《华佗神医秘传》中的"华佗治肾泄神方",后又以"四神丸"为方名,收录于《陈氏小儿痘疹方论》中,为治疗肾阳不足所致腹泻要药。六神丸诞生于清代同治初年,约1862年,《雷允上诵芬堂方》,是目前国内仅存的五个国家级保密处方之一。因它颗粒细小、乌黑发亮、形如芥子、功效显著且起效迅速而得名六神丸。其制作工艺也被列入国家级非物质文化遗产。

四神丸是治疗腹泻特别是五更泻的经典方。临床可用于脾肾阳虚所致的腹泻,症见肠鸣腹胀、五更溏泄、食少不化、久泻不止、面黄肢冷等。现代医学可用于治疗溃疡性结肠炎、肠易激综合征等相关疾病。六神丸是喉科要药,具有清热解毒、消炎止痛之功效。主要用于热毒内盛导致的烂喉丹痧、咽喉肿痛、喉风喉痛、单双乳蛾、小儿热疖、痈疡疔疮、乳痈发背、无名肿毒等。

一、单项选择题

1. 下列哪项不是收涩药的功效?(   )

A. 敛汗 B. 止泻 C. 固精 D. 止吐

E. 止血

2. 下列哪项不是五味子的镇静、催眠作用?（　　）
   A. 延长戊巴比妥钠引起的睡眠时间　　　　B. 促进镇静药阈下催眠剂量致动物睡眠
   C. 减少小鼠自发活动　　　　　　　　　　D. 对抗咖啡因引起的惊厥
   E. 对抗苯丙胺中枢兴奋作用
3. 五味子的主要成分不含（　　）。
   A. 生物碱　　　　B. 有机酸　　　　C. 维生素　　　　D. 挥发油
   E. 木脂素
4. （　　）是五味子的药理作用。
   A. 驱蛔虫　　　　B. 保肝　　　　　C. 抗病毒　　　　D. 解热
   E. 抗动脉粥样硬化
5. 五味子的药理作用是（　　）。
   A. 抗休克　　　　B. 镇痛　　　　　C. 降血糖　　　　D. 抗溃疡
   E. 抑制子宫收缩
6. 下列哪项是五味子的现代应用?（　　）
   A. 肝炎　　　　　B. 心律失常　　　C. 病毒性心肌炎　D. 心力衰竭
   E. 高血压
7. 可用于心悸、失眠、多梦的药物是（　　）。
   A. 山茱萸　　　　B. 五味子　　　　C. 金樱子　　　　D. 覆盆子
   E. 桑螵蛸
8. 既能敛汗，又能补肾宁心安神的药物是（　　）。
   A. 酸枣仁　　　　B. 五味子　　　　C. 浮小麦　　　　D. 牡蛎
   E. 龙骨
9. 山茱萸需（　　）。
   A. 去芦　　　　　B. 去心　　　　　C. 去皮　　　　　D. 去毛
   E. 去核
10. 四神丸的功效（　　）。
    A. 疏肝暖脾，固肠止泻　　　　　　　　　B. 涩肠固脱，温补脾肾
    C. 补虚温中，涩肠固脱　　　　　　　　　D. 温肾散寒、涩肠止泻
    E. 补虚温中，疏肝暖脾

二、问答题

1. 收涩药有哪些共性药理作用？
2. 五味子的药理作用有哪些？

第二十三章
外用药

电子课件

> **导学** ▶▶▶
> 本章重点介绍外用药的现代药理作用，常用单味中药雄黄和马钱子的主要药理作用和现代临床应用。
>
> **学习要求** ▶▶▶
> 1. 掌握外用药的现代药理作用。
> 2. 熟悉雄黄和马钱子的主要药理作用、作用机理及现代临床应用。
> 3. 了解雄黄和马钱子的有效成分及不良反应。

第一节 概述

一、外用药的概念与应用

凡用于体表皮肤、黏膜、创面等部位，具有杀虫止痒、消肿散结、化腐排脓、生肌收口、收敛止血等功效的药物，称为外用药。以外用为主，通过与体表局部直接接触而起治疗作用。

外用药常见剂型有膏、丹、水、酒、散、药线等，经贴、涂、敷、掺、熏、洗、浸、浴、点服、灌耳、吹喉及药线植入等方法对患部直接给药。外用药根据其不同功用，可分为消肿解毒药、排脓祛腐药、止血生肌药、燥湿杀虫止痒药及发泡药5类。消肿解毒药能消散肿毒，用于各种疮疡初起、肿势局限而未溃破者，以及蛇虫咬伤者，常用药有木芙蓉叶、蓖麻籽、露蜂房等。排脓祛腐药能提脓拔毒、化腐蚀疮，用于疮疡脓成未溃，或瘰疬、结核、恶疮溃后脓毒未尽、腐肉不脱等，常用药有升药、降药、铅丹、砒石、硇砂、斑蝥等。止血生肌药能制止出血，促进新肉生长，加速疮口愈合，用于各种外伤出血，疮疡溃后腐肉已脱、脓水将尽之时，常用药有儿茶、血竭、象皮等。燥湿杀虫止痒药能使皮肤溃疡及湿疹局部减少滋水渗出，还有防腐、杀虫、止痒之功，用于湿毒、湿疹浸淫不已，疮面糜烂、滋水渗出较多，常用药有蛇床子、松花粉、炉甘石、硼砂、白矾、硫黄、雄黄、密陀僧等。发泡药能通过敷贴患处或穴位，使局部皮肤灼热疼痛，出现水泡，用于疟疾、哮喘、急性黄疸等，常用药主要为毛茛。

二、外用药的现代药理研究

(1) 抗病原微生物　大部分外用药有抗病原微生物作用，对多种革兰氏阳性菌、革兰氏阴性菌及皮肤真菌有较强的抑制作用。其抑菌机理各有不同，例如：五倍子通过酸及鞣质凝固蛋白质而杀菌；砒石主要成分为三氧化二砷，砷为细胞原浆毒，可直接杀灭活体细胞；汞可与体内多种酶或蛋白质中的羟基、羧基结合，影响细胞代谢，抑制细胞的生长繁殖；土荆皮可使真菌细胞线粒体消失，细胞结构变性而被破坏。

(2) 杀虫　黄连、苦参、蛇床子、雄黄、大蒜、白矾等有抗滴虫作用；轻粉、雄黄、硫黄杀疥虫；百部杀体虱。此外，有些药内服可杀寄生虫（如肠道寄生虫、血吸虫、疟原虫等）。

(3) 收敛止血　儿茶、五倍子、明矾、炉甘石等与创面、黏膜接触时，可使表层细胞蛋白质凝固，形成保护膜，减少出血和渗出，促进创伤愈合。明矾有强大的收敛作用，应用于子宫脱垂、直肠脱出及内痔、痔核脱出等。儿茶含大量儿茶鞣质，五倍子含鞣质60%左右，广泛用于收敛止血。

(4) 保护及润滑皮肤　滑石粉、炉甘石在用药部位不易溶解，但能从组织或炎症部位吸取水分，形成一层薄膜，从而减轻炎症刺激；而一些温和性的动植物油，可软化和润滑皮肤，常用作赋形药以延长其他药的作用，如花生油、蛇油、貂油、蜂蜡等；此外，蜂蜜不但能润护皮肤，治疗烧伤、冻伤、乳头裂，且对黏膜有润滑作用，能治疗便秘、蛔虫性肠梗阻。

(5) 促进伤口及骨折愈合　利用药物对组织的修复与再生的促进作用，是临床外用药治疗跌打损伤的作用基础。例如：消肿膏治疗软组织损伤；扭伤粉治疗扭伤；生肌橡皮膏对感染骨折动物骨的肉芽岛及皮岛生长具有促进作用，且有增强机体抗感染能力、促进细胞增生及分化、增加局部血流量，促进瘢痕组织软化吸收等作用。

(6) 局部麻醉　马钱子、乌头、半夏、胆南星、蟾酥等能麻痹神经末梢，外用可局部止痛。

此外，部分外用药还有抗炎、增强免疫、镇痛等作用。

因多种外用药有剧毒，如水银、轻粉、铅丹、砒石等，此类药使用时须注意：①不可内服；②不可撒布创面或溃疡面；③尽量不用油调涂，以防吸收中毒。

学习小结

外用药的分类与作用

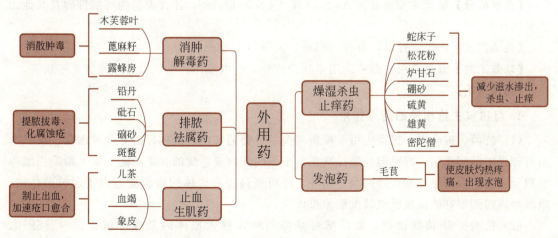

外用药的功效主治与药理作用

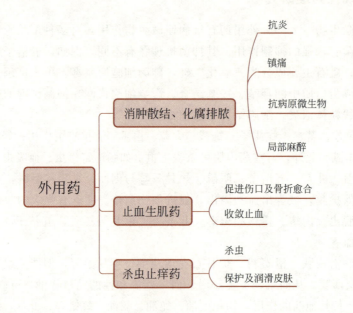

第二节
常用中药

雄　黄

含雄黄中成药的
正确使用

【来源采集】本品为含砷的结晶矿石雄黄 *Realgar*（二硫化二砷 As_2S_2）。主产于湖南、贵州、云南、四川等地。质量最佳者称为"雄精"，次者为"腰黄"。采挖后除去杂质，研细或水飞用。

【主要成分】雄黄主要成分为 As_2S_2（或 As_4S_4）和 AsS，还含少量的可溶性砷及其他无机矿物元素。

【性味归经】味辛、性温，有毒。归肝、大肠经。

【功效主治】解毒杀虫，截疟。用于痈肿疔疮，蛇虫咬伤，虫积腹痛，惊痫，疟疾等。

【药理作用】

1. 与功效主治相关的药理作用

（1）抗菌、抗病毒、抗寄生虫　雄黄对金黄色葡萄球菌、结核杆菌等多种细菌、皮肤真菌有较强的抑制作用；同时能显著提高正常小鼠网状内皮系统的吞噬功能，但不影响白细胞总数及分类，表明雄黄除直接抑菌作用外，还可通过提高机体的防御能力来实现抗菌作用。雄黄可以起到很好的抗血吸虫及抗疟原虫作用。

（2）抗炎　雄黄能诱导、激活酵母悬液所致发热大鼠体内某些应激蛋白（HSP70、

HO-1），并能抑制病理状态下过度释放的炎症介质（IL-1β）。

2. 其他药理作用

抗肿瘤　雄黄及其复方在肿瘤治疗方面作用显著，其作用机制为诱导肿瘤细胞凋亡，抑制肿瘤细胞增殖、分化、迁移，抑制肿瘤血管生成，直接毒杀等。

综上所述，雄黄解毒杀虫、截疟功效主治主要与抗菌、抗病毒、抗寄生虫、抗炎、抗疟原虫、抗肿瘤等药理作用密切相关，为其治疗痈肿疔疮、虫蛇咬伤、虫积腹痛、疟疾等病证提供了药理学依据。

【现代应用】

（1）痈疽疔疮，肿硬疼痛　雄黄常与乳香、没药、麝香等活血破瘀止痛药同用，为丸内服，如醒消丸雄黄。雄黄还可以单用，研末外敷，如《千金方》治疗肿，以针刺疔肿四周及中心，外涂雄黄末。雄黄还可与其他解毒消肿药配伍外用，增强消肿止痛功效，如《经验广集》雄吴散治对口肿痛，即以本品与吴茱萸同用，研末麻油调搽患处。

（2）疥癣、湿疮、痔瘘等　雄黄常单用，为末醋调搽或以动植物油调搽。雄黄也可与其他清热燥湿药配伍外用，如二味拔毒散治风湿诸疮、红肿痛痒及疥疮等，即以本品与白矾同用，研末茶水调敷患处；或与白矾、硼砂等同用，如枯痔散。

（3）毒蛇咬伤　雄黄具有良好的解蛇毒作用，治疗效果显著。

（4）虫积腹痛　雄黄常与槟榔、牵牛子等驱虫药同用，如牵牛丸。

【不良反应】雄黄中含有硫化砷，长期或大量服用可引起慢性砷中毒，造成皮肤及其附件和呼吸、消化、肾脏、中枢等多系统功能损害，表现为皮疹、药疹、荨麻疹、贫血、砷角化病，严重可致畸、致癌和致突变。

【注意事项】孕妇忌服。不可久服，宜中病即止。切忌火煅，煅烧后即氧化分解为三氧化二砷（As_2O_3），即砒霜，有剧毒。本品能经皮肤、黏膜吸收，故不能大面积外用或长期持续外用。

学习小结

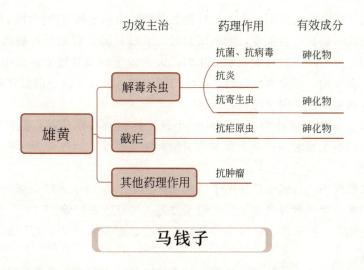

马钱子

【来源采集】本品为马钱子科植物马钱 *Strychnos nux-vomica* L. 的干燥成熟种子。冬季采收成熟果实,取出种子,晒干。主产于印度、越南、缅甸,现我国云南、广东、海南亦产。

【主要成分】马钱子含总生物碱2%~5%,主要为番木鳖碱(士的宁)、马钱子碱,还有微量的番木鳖次碱、伪番木鳖碱、伪马钱子碱等。此外,尚含番木鳖苷、脂肪油、蛋白质等。

【性味归经】味苦,性温,有大毒。归肝、脾经。

【功效主治】散结消肿,通络止痛。用于跌打损伤,骨折肿痛,风湿顽痹,麻木瘫痪,痈疽疮毒,咽喉肿痛等。

【药理作用】

1. 与功效主治相关的药理作用

(1) 镇痛 生马钱子及马钱子炮制品、马钱子碱均有明显的镇痛作用。马钱子碱及其氮氧化物(加热后转化而成的化合物,毒性远低于马钱子碱)能抑制PGE、5-HT等致痛物质的释放,对感觉神经末梢可能有麻痹作用。

(2) 抗炎 马钱子及马钱子炮制品、马钱子总生物碱及马钱子碱均有较强的抗炎作用,对多种实验性炎症有抑制作用;总生物碱和马钱子粉对大鼠棉球肉芽肿均有明显的抑制作用。其机制可能为抑制PGE的释放,降低血中炎性介质的含量,促进炎症渗出物的吸收。

(3) 抗菌 0.1%马钱子碱溶液对链球菌、肺炎双球菌等有抑制作用,还可抗皮肤真菌。

(4) 对心血管系统作用 低浓度马钱子碱能阻断心肌细胞膜上的K^+通道,高浓度抑制Na^+、Ca^{2+}通道。异马钱子碱能激动心肌细胞膜上的Ca^{2+}通道,使通道开放时间延长。马钱子碱及其氮氧化物还可对抗黄嘌呤氧化酶对心肌细胞肌丝和线粒体的损害,保护心肌细胞。

(5) 对血液系统的影响 马钱子碱及其氮氧化物有类似阿司匹林样抑制血小板聚集及抗血栓形成的作用。

2. 其他药理作用

(1) 对中枢神经系统的作用 士的宁对整个中枢神经系统都有选择性兴奋作用。首先兴奋脊髓的反射功能,提高反射强度,缩短反射时间。过量则使脊髓反射的兴奋性显著亢进,引起强直性痉挛,可因呼吸肌痉挛而窒息死亡。大剂量士的宁对血管运动中枢、呼吸中枢、咳嗽中枢均有兴奋作用,可使血压升高,呼吸加深加快。马钱子碱小剂量对中枢神经系统也有兴奋作用,大剂量则出现明显的镇静作用。

(2) 抗肿瘤 马钱子碱对Heps和S180小鼠实体瘤有抑制作用,能使瘤重明显减轻;明显延长H_{22}小鼠的生存时间;对人宫颈癌细胞有细胞毒性。

【现代应用】

(1) 神经系统疾病 马钱子切片贴于患侧治疗面瘫、马钱子膏贴患侧治疗三叉神经痛、制马钱子研末口服治疗坐骨神经痛及重症肌无力等,均有较好疗效。

(2) 风湿性疾病 风痛散治疗风湿性关节炎和类风湿性关节炎,能明显缓解肌肉酸痛、胀麻、寒冷诸症。

(3) 格林巴利综合征 马钱子散口服治疗格林巴利综合征可提高患者肌力。

(4) 手足癣 马钱子药油外擦,治疗手足癣疗效较好。

【不良反应】马钱子有大毒,炮制不当、过量或久服均可导致中毒,可见全身肌肉强直性痉挛、惊厥、角弓反张,过度兴奋致呼吸肌痉挛性收缩引起窒息而死亡。另有腹痛、腹泻、箭毒样肌松作用及急性肾功能衰竭、尿毒症等不良反应。

【注意事项】本品所含有毒成分能被皮肤、黏膜吸收,故外用不宜大面积涂敷,口腔黏膜更须谨慎。忌生用、久用,不宜与麝香或延胡索配伍使用。体虚者慎服,孕妇禁用。

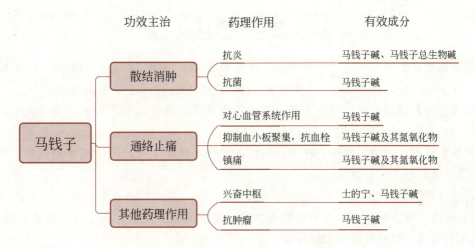

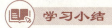

5mg 就能致死的毒物

番木鳖碱提取于马钱子,看起来平平无奇,但有着惊人的毒性。大剂量服用会引发严重而痛苦的肌肉痉挛,数小时内就可窒息。

中世纪时,当马钱子的种子传播到欧洲,番木鳖碱主要被用来毒杀老鼠之类的动物。到了 19 世纪,番木鳖碱摇身一变被开发出了另一番妙用。许多英国酒馆的老板会在兑水的啤酒中加入番木鳖碱,这样不仅能增加啤酒的苦味,还能让人产生一种接近纯啤酒的醉人感受。正因如此,也有人推测当时很多酗酒者看似因"醉酒"而死,而实际真正的凶手是番木鳖碱。

1811 年,巴黎的一位医生提出番木鳖碱有类似电流般的能量,也许可以刺激瘫痪病人的肢体,使其恢复正常功能。在他的影响下,其他科学家纷纷开始做进一步研究。虽然很快就有科学家指出"5mg 番木鳖碱就能致死",但仍无法阻止番木鳖碱制成的药品流行。比如 20 世纪 60 年代美国一家公司推出了一种叫做"宝石"的春药,每颗"宝石"中都包含了小剂量的番木鳖碱。除此之外,还有一种叫"超级健"的药,一种声称能帮助病后恢复健康和精力的药水,如今在英国依然可以轻易买到。20 世纪 70 年代,随着《英国医学期刊》的极力反对,番木鳖碱终于不再流行。如今在西方,番木鳖碱是违禁药品,但作为一种中枢神经兴奋剂,依然会有运动员服用,用这种不公平的手段去获得奖牌。

第三节 常用方剂

如意金黄散

【出处与组成】 本方出自《外科正宗》由姜黄 160g、大黄 160g、黄柏 160g、苍术 64g、厚朴 64g、陈皮 64g、甘草 64g、生天南星 64g、白芷 160g、天花粉 320g 组成。

【功效主治】 清热解毒，消肿止痛。主治热毒瘀滞肌肤所致疮疡肿痛、丹毒流注，症见肌肤红、肿、热、痛，亦可用于跌打损伤。

【用法】 外用。红肿、烦热、疼痛，用清茶调敷；漫肿无头，用醋或葱酒调敷，亦可用植物油或蜂蜜调敷。一日数次。

【药理作用】

（1）抗菌　本方在一定浓度下有抑菌作用，按细菌敏感性从大到小为：溶血性链球菌、金黄色葡萄球菌、绿脓杆菌和大肠杆菌。

（2）抗炎　本方可减少巴豆油所致的肉芽囊炎性模型渗出，显著抑制小鼠棉球肉芽肿生长。其作用其机理为：保护血管内皮细胞，降低血管通透性。

（3）镇痛　本方能明显提高小鼠热板法实验痛阈值。

（4）对巨噬细胞吞噬功能的影响　如意金黄散水煎液能增强小鼠腹腔巨噬细胞激活率和对异物吞噬功能，使吞噬细胞的体积增大，伪足增多，容泡增多，定向移动，从而达到吞噬、杀灭细菌的作用。

【临床应用】 用于静脉炎、蜂窝组织炎、乳腺炎、急性淋巴腺炎、慢性前列腺炎、痛风性关节炎、流行性腮腺炎、药物外渗性皮肤损伤、疮疡、带状疱疹、糖尿病足溃疡等。

【使用注意】 外用药，不可内服。

思考与练习

一、单项选择题

1. 下列哪项是马钱子的药理作用？（　　）

A. 镇痛　　　　　B. 降血压　　　　　C. 降血脂　　　　　D. 降血糖

E. 抗惊厥

2. 马钱子严重中毒的症状（　　）。

A. 心律失常　　　　　　　　　　　　B. 呼吸肌痉挛收缩甚至窒息死亡

C. 剧烈腹泻　　　　　　　　　　　　D. 严重水肿

E. 消化道出血

3. 马钱子的主要有效成分是（　　）。

A. 挥发油　　　　　　B. 番木鳖碱　　　　　C. 多种强心苷　　　　D. 多种多糖
E. 多种有机酸

4. 关于马钱子叙述错误的是（　　）。
A. 常用砂烫法炮制　　　　　　　　B. 用量为 0.3～0.6g
C. 炮制后入汤剂　　　　　　　　　D. 不宜生用
E. 孕妇禁用

5. 马钱子严重中毒的症状不包括（　　）。
A. 强直性痉挛　　　　　　　　　　B. 呼吸肌痉挛收缩甚至窒息死亡
C. 腹泻、腹痛　　　　　　　　　　D. 肾功能衰竭
E. 消化道出血

6. 雄黄具有的功效是（　　）。
A. 解毒杀虫　　　　　　B. 助阳通便　　　　　C. 燥湿止痒　　　　　D. 止血止泻
E. 健脾温胃

7. 雄黄使用的注意不包括（　　）。
A. 忌火煅　　　　　　　　　　　　B. 孕妇忌服
C. 不入汤剂　　　　　　　　　　　D. 不能大面积涂敷
E. 不能长久或大量服

8. 关于马钱子的药理作用，正确的是（　　）。
A. 外用清热解毒，内服清肺化痰　　B. 外用蚀疮去腐，内服劫痰平喘
C. 通络散结，消肿定痛　　　　　　D. 收湿敛疮，生肌止血
E. 明目去翳，收湿生肌

9. 马钱子的主要成分是（　　）。
A. 黄酮　　　　　　　　B. 皂苷　　　　　　　C. 生物碱　　　　　　D. 鞣质
E. 挥发油

二、问答题

外用药有哪些共性药理作用？

下篇 中药药理实验方法学

下篇共十二章,主要介绍中药药理研究中涉及的基础知识和实验方法,如常用实验动物的种类、基本操作技能、实验研究方法、实验用药的制备及开展各类药物研究中常用的实验方法。每章重点介绍 2~3 种相对成熟且可操作性强的实验方法,供教学使用。每项实验从原理、材料到过程方法,讲解详细清晰,学生既可以按照教程独立开展研究,也可以在教师指导下进行。实验结果、结论及讨论预留有空白,学生可将实验现象、结果及结论填入表格,并对实验过程中遇到的问题开展讨论并做以记录。实验项目的设置,搭建了"理论知识"和"实际应用"的桥梁,既加深了学生对理论知识的学习理解,也锻炼了其分析问题和解决问题的能力,使之能够胜任不同岗位对专业能力的要求。

第二十四章
常用实验动物和实验动物基本操作技能

第一节 常用实验动物

一、实验动物的要求

中药药理学实验绝大部分都需要用动物来操作，根据不同的实验目的选用对应合格的医学实验动物。实验动物按体内外微生物学和寄生虫学控制可分为四级：一级，普通级动物，要求必须不携带有人兽共患病的病原体及动物烈性传染病病原的实验动物；二级，清洁动物，在一级要求基础上还必须不携带对动物危害大和对科学研究干扰大的病原体，在微生物和寄生虫控制级别上略低于 SPF 级；三级，无特定病原体动物，除清洁级动物应排除的病原体外，不携带主要潜在感染或条件致病和对科学实验干扰大的病原体；四级，无菌动物，指用现有的检测方法未发现在体内携带其他种生命体的实验动物。教学实验可选用一级普通动物，科学研究实验必须用二级以上的实验动物。

为确保合格的实验动物，饲养动物的房舍应达到实验动物建筑设施标准、实验动物饲养环境空气质量标准和饲养动物环境噪声标准。室内无污物、无昆虫。室温保持在（24±5）℃，相对湿度 60%±20%。动物的饲料应为质量合格的全价饲料，不允许用霉烂、变质、虫蛀、污染的饲料喂养动物。一级动物的饮用水应符合城市生活饮水的卫生标准；达标的生活饮水经过灭菌处理后方可供二级以上实验动物饮用。

二、实验动物的种类

1. 小鼠

小鼠（mouse）属哺乳纲，啮齿目，鼠科。其温顺易捉，繁殖力强，价格低廉，对实验动物的要求比较容易满足，生活条件也容易控制，因此是实验中最常用的一种动物，特别适用于动物数量需求较大的实验，如药物的筛选、药物半数致死量的测定等。常用体重为18~22g。

2. 大鼠

大鼠（rat）亦属哺乳纲，啮齿目，鼠科。受惊时有攻击性，容易对实验者造成伤害，应注意防护。其用途与小鼠相似。大鼠的解剖结构更接近人类，可以复制多种人类疾病模型，如复制水肿、炎症、缺氧、休克、发热、胃溃疡、高血压以及肾衰等动物模型；大鼠的垂体-肾上腺功能较发达，常用来作应激反应、肾上腺及垂体等内分泌功能实验；大鼠的高级神经活动发达，因此，也广泛用于脑功能定位、神经元细胞外记录等实验中。常用体重为150~300g。

3. 家兔

家兔（rabbit）属哺乳纲，啮齿目，兔科。家兔为草食性动物，性情温顺，较易驯服，胆小易惊，善居安静、清洁、干燥环境，耐冷不耐热，耐干不耐湿，易于饲养。兔耳大，表面血管清晰，便于静脉注射和采血，故广泛用于研究药物的血管刺激性及溶血性；还可用于与呼吸功能、泌尿功能、心血管功能有关的实验，如呼吸运动的调节及呼吸衰竭的处理、血压的调节和心衰的处理等；心脏传导组织中几乎没有结缔组织，主动脉窦无化学感受器，仅有压力感受器。因而减压神经即主动脉神经与迷走神经、交感神经干完全分开；因家兔对致热源敏感，故常用于研究解热药和检查热源。常用体重为1.5~2.5kg。

4. 蟾蜍

蟾蜍（toad）属于两栖纲，无尾目。由于进化较低，其离体标本（如心脏、腓肠肌等）能在较长时间内保持着自律性和兴奋性，故常被用于研究药物对心脏的影响、反射弧分析以及神经肌接头等实验中。

5. 豚鼠

豚鼠（guinea pig）又称天竺鼠、荷兰猪。属哺乳纲，啮齿目，豚鼠科。其特点是性情温顺，对组胺和结核杆菌较敏感，易被抗原性物质所致敏。常用于复制哮喘、组胺过敏、结核病模型，对平喘药、抗组胺药以及抗结核药的实验研究，还可用于离体心脏、平滑肌实验。常用体重为300~500g。

6. 猫

猫（cat）属哺乳纲，食肉目，猫科。与兔相比，猫对外科手术的耐受性强，血压相对稳定，但极具攻击性。常用于去大脑僵直、下丘脑功能以及血压方面的实验研究。

7. 犬

犬（dog）常用于观察动物对冠状动脉血流量的影响、心肌细胞电生理研究、降压药及抗休克药的研究等；经过驯服，可与人合作，很适用于慢性实验，如条件反射试验；犬的体形大，对手术的耐受性较强，常用于其他小动物不易实施的手术，如胃瘘、肠瘘、膀胱瘘、胆囊瘘以及冠状动脉结扎等。在进行临床前长期毒性试验中，犬是常用动物。常用体重为5~15kg。

第二节
实验动物的捉持、固定和标记

一、常用实验动物的捉持及固定方法

1. 小鼠

（1）双手捉持法　如图 24-1 所示，用右手提起鼠尾，放在鼠笼盖上或粗糙面上，轻向后拉，趁小鼠用力抓住粗糙面，力图向前逃跑时，以左手拇指和食指捏住其两耳及头部皮肤，翻转鼠体使腹部向上平卧于掌心内，用无名指和小指压住鼠尾而将小鼠完全固定于手中。

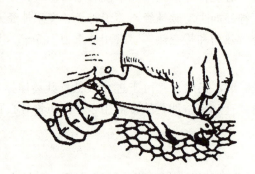

小鼠的捉持——双手法

图 24-1　小鼠双手捉持法

（2）单手捉持法　如图 24-2 所示，小鼠置于笼盖上，先用左手食指抓住小鼠尾巴，后用小指和手掌夹住尾巴，再以拇指和食指抓住其双耳及头颈部皮肤，本法适用于快速捉拿给药。注意：抓得不能太松，否则易回头咬人，也不能太紧以致其窒息，并使头颈部与身体保持伸展状态，以利于灌胃等操作。

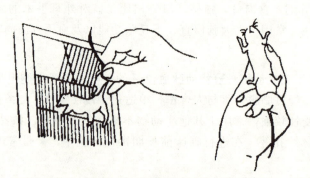

小鼠的捉持——单手法

图 24-2　小鼠单手捉持法

2. 大鼠

将大鼠放于粗糙面上，用右手拉其尾部，左手应戴防护手套，以拇指和食指握住其头

部，其余三指握住背、腹部。对于身体特大或凶狠易咬人的大鼠，可先以布巾包裹全身（露出口、鼻），然后进行操作。不要用力过大，切忌捏其颈部，以免窒息致死。

3. 家兔

用右手抓住家兔颈、背部皮肤，轻轻将兔提起，左手托住其臀部，根据需要可将兔体固定为各种姿势。如图 24-3 所示，A、B、C 均为错误的方法，D、E 均为正确，以 D 多用。

家兔的捉拿

家兔的称重

家兔的固定——兔盒固定

家兔的固定——兔台固定

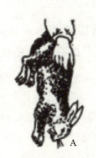 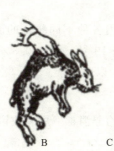 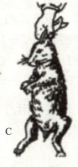 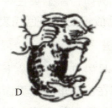 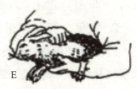

图 24-3　家兔的捉持法

家兔可固定在兔盒或兔台上，在手术台上用兔头夹固定头，把嘴套入铁圈内，调整铁圈至最适位置，然后将兔头夹的铁柄固定在手术台上。或用一根较粗棉线绳一端打个活结套住兔的两颗上门齿，另一端拴在实验台前端的铁柱上。做颈部手术时，可将一粗注射器筒垫于动物的项下，以抬高颈部，便于操作。

如须经口给药时，则应坐在椅上用一只手抓住兔颈、背部皮肤，另一只手抓住两后肢夹在大腿之间。大腿夹住兔的下半身，用空着的手抓住两前肢将兔固定。抓住颈、背部的手，同时捏着两个耳朵，不让其头部活动，即可操作。

4. 蟾蜍

左手握持，并用食指和中指夹住左前肢，拇指压住右前肢，将下肢拉直，用无名指及小指夹住固定。需长时间固定时，可捣毁其脑脊髓后，用大头针钉住四肢和头，固定在蛙板上。

5. 豚鼠

豚鼠性情温顺，一般不咬人，可用左手直接从背侧握持前部躯干，体重小者用一只手捉持，体重大者宜用双手，右手托住其臀部。

6. 猫

捉持方法同家兔，但要注意其利爪和牙齿会伤人。为保证安全多用套网或者固定袋固定。

7. 犬

对驯服犬，可用特制嘴套将犬嘴套住，并将嘴套上的绳带拉至耳后颈部打结固定。

二、常用实验动物的标记方法

标记方法有很多种，一般较大动物如狗、猪、猫及豚鼠可采用挂金属牌或在背部或耳部烙印号码的方法，也可在耳部打孔，这些方法一般在慢性实验时采用。在急性实验中，主要采用化学涂染剂，涂擦在动物皮毛标记。最常用的染料是苦味酸。良好的标记方法应满足标号清晰、持久、简便、实用的要求。

1. **大鼠、小鼠标记法**

多采用3%~5%苦味酸溶液，在动物背部不同部位涂上斑点，表示不同的号码。

大鼠和小鼠的标记方法　大鼠和小鼠的性别鉴别

（1）1~10号标记法　将动物背部分为肩、腰、臀三部分，按左、中、右分为9个区，从前到后，自左向右的顺序标记1~9号，未做标记的为10号动物。

（2）10~100号标记法　在上述编号的同一部位，用各种不同颜色的涂染剂擦上斑点，就可代表相应的十位数，例如：涂上黄色苦味酸代表1~10号，涂上0.5%中性红的红色代表11~20号，涂上2%硝酸银的咖啡色代表21~30号，以此类推。

2. **家兔、豚鼠标记法**

（1）用号码烙印钳将号码打刺在耳朵上。烙印前用乙醇消毒，用刺数钳刺上号码，然后在穿刺部位用棉球沾上溶在乙醇里的黑墨涂擦。

（2）用胶布将号码牌粘贴于耳内侧面固定。

（3）用化学药品涂染动物背毛标号，一般多在白色家兔背部毛上标号。

（4）用打孔机在家兔耳部一定位置打一小孔代表一定的号码；或用剪刀剪缺口，剪后用滑石粉捻一下，以防缺口迅速愈合后难以识别。此法编数较大，可用于数量较多的动物实验。

第三节
实验动物的给药方法

一、小鼠的给药方法

（1）腹腔注射（i.p）　将小鼠腹部向上固定后，右手持注射器，自左下腹部一侧向头部方向，与腹壁约呈45°角刺入后，即可注射药液。注射量0.1~0.2mL/10g，每只不超过0.5mL。

小鼠的给药方法——灌胃　小鼠的给药方法——腹腔注射　小鼠的给药方法——皮下注射　小鼠的给药方法——肌肉注射

（2）灌胃（i.g）　如图24-4所示，将小鼠固定后，使口部向上，将颈部拉直，右手持小鼠灌胃器，自口角插入口腔内，沿上颚后壁轻轻插入食管内，如插入无阻力、动物安静、无呼吸异常、无口唇发绀等现象，即可注入药液。若遇阻力，可抽出再插，以免穿破食管或误入气管内而致死亡。灌胃量0.1~0.2mL/10g体重，每只不超过0.5mL。

（3）皮下注射（i.h）　注射部位多为背部两侧或腹部皮下，进针角度15°。注射量每只

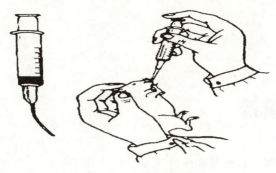

图 24-4 小鼠的灌胃

不超过 0.3mL。

(4) 肌肉注射（i.m） 由两人合作，一人固定小鼠，另一人抽取药液，将注射器针头刺入小鼠后肢外侧肌肉内注入药液，进针角度 60°。注射量每只腿不超过 0.1mL。

二、大鼠的给药方法

大鼠的给药方法基本同小鼠，只是针头略大，注药量稍多。大鼠的灌胃方法与小鼠相似，1~2mL/100g。皮下注射常注射于背部两侧皮肤，剂量一般 0.2mL/100g，最大剂量 1mL/只。肌内注射量一般每侧 0.15mL，最大剂量 0.4mL/只。成年大鼠静脉注射比较困难。幼鼠静脉注射，可采用尾静脉，方法基本同小鼠，注射量一般 0.5~1mL/100g，最大剂量 4mL/只；还可采用舌下静脉给药，或在麻醉后切开皮肤，暴露股静脉或颈外静脉注射给药。

三、家兔的给药方法

(1) 耳静脉注射 将家兔置于固定箱内（或由另一人用手固定），先除去兔耳外缘部位的毛，用 70% 酒精棉球涂擦耳部边缘静脉，使血管扩张，再以手指压住耳根部静脉，阻止静脉血液回流，使其充血；然后以左手食指放在耳下作垫，用拇指和中指固定兔耳后，右手持注射器由耳静脉末梢

家兔的给药方法——灌胃　　家兔的给药方法——耳缘静脉注射

部位向根部方向刺入血管内（不一定有回血），当针头进入血管约 0.5cm，即以左手拇指和中指将针头和兔耳固定，以防针头脱落，并解除静脉根部压力，缓缓推动针栓，如无阻力并见全条血管立即发白，表明针头已进入血管内，可将药液慢慢注入；若有阻力或见局部发白隆起，则系针头未刺入血管，应将针头退出，移向血管近心端再刺。注射完毕后，用干棉球压住针眼，拔出针头，并继续压迫数分钟，以防出血。注射量一般不超过 2mL/kg。

(2) 肌肉注射 可两人合作，一人将家兔固定，另一人持注射器将针头以 60°角刺入后肢外侧上部肌肉内，回抽针栓无回血后，注入药液。需注意针刺角度不宜太大，也不可太深，以免刺透肌层。肌内注射的最大容量为 1mL/kg。

(3) 皮下注射 主要用于防疫注射、药液注射和药量较大或不易吸收的油乳制剂等的注射。一般可在耳根后部、颈部、腋下、股内侧和腹下皮薄松软且易移动的部位进行注射，多选在耳根后部和颈部。先要固定好家兔，局部剪毛消毒。操作者左手食指和中指捏起皮肤，使皮肤呈三角形，右手持注射器如握笔状，针头在三角形皮肤的基部垂直于皮肤快速刺入皮下 1.5cm 左右，松开皮肤，回抽针栓不见回血后，注射药物。注射完药物后，拔出针头，用干棉球轻压针孔即可。注射量一般不超过 2mL。

第四节 实验动物的麻醉

为减少动物实验过程中的挣扎和保持其安静,并便于操作,常对动物采用必要的麻醉。由于动物种属间的差异等情况,所采用的麻醉方法和选用的麻醉剂亦有不同。

一、常用的麻醉剂

(1) 挥发性麻醉剂 包括乙醚、氯仿等。乙醚吸入麻醉适用于各种动物,其麻醉量和致死量差距大,安全度亦大,动物麻醉深度容易掌握,而且麻后苏醒较快。缺点是对局部刺激作用大,可引起上呼吸道黏膜液体分泌增多,再通过神经反射可影响呼吸、血压和心跳活动,并且容易引起窒息。故在乙醚吸入麻醉时必须有人照看,以防麻醉过深而出现以上情况。

(2) 非挥发性麻醉剂 种类较多,包括苯巴比妥钠、戊巴比妥钠、硫喷妥钠等巴比妥类的衍生物,氨基甲酸乙酯和水合氯醛。这些麻醉剂使用方便,一次给药可维持较长的麻醉时间,麻醉过程较平衡,动物无明显挣扎现象,缺点是苏醒较慢。

二、动物的麻醉方法

1. 全身麻醉法

(1) 吸入法 用玻璃钟罩或密闭箱作为容器,棉球吸收乙醚后转入容器内,将待麻醉动物放入,4~6min 即可麻醉。取出进行实验操作,麻醉变浅时将乙醚棉球套在鼻上使其补吸麻药。本法最适于大鼠、小鼠的短期操作性实验的麻醉,也可用于较大的动物。乙醚燃点很低,遇火极易燃烧,使用时一定要远离火源。

(2) 腹腔和静脉给药麻醉法 非挥发性麻醉剂和中药麻醉剂均可用作腹腔和静脉注射麻醉,操作简便,是实验室最常采用的方法之一。腹腔给药麻醉多用于大鼠、小鼠和豚鼠,较大的动物如家兔、犬等则多用静脉给药进行麻醉。各麻醉剂的作用时间长短以及毒性有差别,在腹腔和静脉麻醉时,一定要控制药物的浓度和注射量。常用麻醉剂的用法及剂量如表 24-1。

表 24-1 常用麻醉剂的用法及剂量

麻醉剂	动物	给药方法	剂量/(mg/kg)	常用浓度/%	维持时间
戊巴比妥钠	犬、家兔	静脉	30	3	2~4h,中途加上 1/5 量,可维持 1h 以上,麻醉力强,易抑制呼吸
	大鼠、小鼠、豚鼠	腹腔	40~50	3	
		腹腔	40~50	2	
硫喷妥钠	犬、家兔	静脉	15~20	2	15~30min,麻醉力强,宜缓慢注射
	大鼠	腹腔	40	1	
	小鼠	腹腔	15~20	1	

续表

麻醉剂	动物	给药方法	剂量/(mg/kg)	常用浓度/%	维持时间
乌拉坦	家兔	静脉	75～1000	30	2～4h,毒性小,主要适用于小动物的麻醉
	大鼠、小鼠	腹腔	800～1000	20	
	蟾蜍	淋巴囊注射	1mL/100g	10	

2. 局部麻醉

（1）猫的局部麻醉 一般应用0.5%～1.0%盐酸普鲁卡因注射。黏膜表面麻醉宜用2%盐酸可卡因。

（2）家兔的眼球手术麻醉 可于结膜囊滴入0.02%盐酸可卡因溶液，数秒钟即可出现麻醉。

（3）犬的局部麻醉 用0.5%～1%盐酸普鲁卡因注射。眼、鼻、咽喉表面麻醉可用2%盐酸可卡因。

第五节 实验动物的采血

采血方法的选择，主要决定于实验目的、所需血量以及动物种类。凡用血量较少的检验，可刺破组织取毛细血管的血；当需血量较多时，可作静脉采血。采血方法按动物和部位分为以下几种方法。

一、小鼠、大鼠采血法

1. 割（剪）尾采血

当所需血量很少时采用本法。固定动物并露出鼠尾。将尾部毛剪去后消毒，然后浸在45℃左右的温水中数分钟，使尾部血管充盈。将尾擦干，用锐器（刀或剪刀）割去尾尖0.3～0.5cm，让血液自由滴入盛器或用血红蛋白吸管吸取，采血结束后予以伤口消毒并压迫止血。每鼠一般可采血10余次以上，小鼠每次可采血0.1mL，大鼠每次可采血0.3～0.5mL。

2. 眼眶静脉丛采血

采血者的左手拇、食两指从背部较紧地握住鼠颈部（大鼠采血需带上纱手套），应防止动物窒息。当取血时左手拇指及食指轻轻压迫动物的颈部两侧，使眶后静脉丛充血。右手持硬质毛细玻璃管，使毛细玻璃管与鼠面成45°的夹角，由眼内眦旋转刺入眼球后部，若穿刺适当血液能自然流入毛细管中，当得到所需的血量后，即除去加于颈部的压力，并将采血器拔出。刺入深度，小鼠为2～3mm，大鼠为4～5mm。多次采血可左右两眼轮换。体重18～22g的小鼠每次可采血0.2～0.3mL；体重200～300g的大鼠每次可采血0.5～1.0mL。

3. 断头取血

采血者的左手拇指和食指从背部较紧地握住大（小）鼠的颈部皮肤，并作动物头朝下倾的姿势。右手用剪刀猛剪鼠颈，1/2～4/5 的颈部前剪断，让血自由滴入盛器。小鼠可采血 0.8～1.2mL；大鼠 5～10mL。

4. 心脏采血

鼠类的心脏较小，且心率较快，心脏采血比较困难，故少用。活体采血方法与豚鼠相同。若做开胸一次死亡采血，先将动物作深麻醉，打开胸腔，暴露心脏，用针头刺入右心室，吸取血液。小鼠可采血为 0.5～0.6mL；大鼠可采血为 0.8～1.2mL。

5. 颈动、静脉采血

先将动物仰位固定，切开颈部皮肤，分离皮下结缔组织，使颈静脉充分暴露，可用注射器吸出血液。在气管两侧分离出颈动脉，离心端结扎，向心端剪口将血滴入试管内。

6. 腹主动脉采血

最好先将动物麻醉，仰卧固定在手术架上，从腹正中线皮肤切开腹腔，使腹主动脉清楚暴露，用注射器吸出血液。

7. 股动（静）脉采血

先由助手握住动物，采血者左手拉直动物下肢，使静脉充盈。或者以搏动为指标，右手用注射器刺入血管。体重 18～22g 小鼠可采血 0.2～0.8mL；大鼠可采血为 0.4～0.6mL。

二、家兔采血法

1. 耳静脉采血

本法最为常用，可多次反复取血。将家兔放入仅露出头部及两耳的固定盒中，或由助手以手扶住。选耳静脉清晰的耳朵，备皮，用 75% 酒精棉球消毒。用手指轻轻摩擦兔耳，使静脉扩张，用 5 号针头的注射器在耳缘静脉末端刺入血管取血，取血完毕用干棉球压迫止血。此法一次最多可采血 5～10mL。

2. 耳中央动脉采血

将家兔置于兔固定箱内，用左手固定兔耳，右手取注射器，在兔耳中央动脉的末端，沿着动脉平行地向心脏方向刺入，取血完毕后注意止血。此法一次抽血可达 15mL。由于兔耳中央动脉容易发生痉挛性收缩，因此抽血前须先让兔耳充分充血，当动脉扩张，未发生痉挛性收缩之前立即进行抽血。针头一般用 6 号针头，针刺部位从动脉末端开始。

3. 心脏取血

将家兔仰卧固定，在第三肋间胸骨左缘 3mm 处注射针垂直刺入心室，血液随即进入针管。注意事项有：①动作宜迅速，以缩短在心脏内的留针时间和防止血液凝固。②如针头已进入心脏但抽不出血时，应将针头稍微后退一点。③在胸腔内针头不应左右摆动以防止伤及心、肺。此法一次可取血 20～25mL。

4. 后肢胫部皮下静脉取血

将家兔仰卧固定于兔固定板上，拔去胫部被毛，在胫部上端股部扎以橡皮管，则在胫部外侧浅表皮下可清楚见到皮下静脉。用左手两指固定好静脉，右手取带有5号针头的注射器内皮下静脉平行方向刺入血管，抽一下针栓，如血进入注射器，表示针头已刺入血管，即可取血。此法一次可取2～5mL。取完血后必须用干棉球压迫止血，时间要略长些。

第六节
实验动物的处死

实验结束后，由于基本不存在再次利用的价值，也为避免实验动物流出实验室对环境产生危害，因此需要将实验动物处死。处死方法主要有以下几种。

一、小动物的处死方法

颈椎脱臼法是最为常用的方法，适用于大鼠、小鼠。用拇指和食指用力往下按住鼠头，另一只手抓住鼠尾，用力稍向后上方一拉，使之颈椎脱臼，造成脊髓与脑髓断离，动物立即死亡。此外，还有急性大失血法、击打法、断头法等。

二、较大动物的处死方法

空气栓塞法是最常用的一种方法，适用于豚鼠、猫、家兔、犬等较大或更大一点的动物。将空气注入动物静脉，可在右心随着心脏的跳动使空气与血液相混致血液成泡沫状，如进入肺动脉，可阻塞其分支，进入心脏冠状动脉，造成冠状动脉阻塞，动物很快致死。此外，还有急性失血法、破坏延脑法、开放性气胸法、化学药物致死法等。

三、蛙类的处死方法

常用金属探针插入枕骨大孔，破坏脑脊椎。左手用湿布将蛙包住，露出头部，并且用食指按压其头部前端，拇指按压背部，使头前俯；右手持探针由头前端沿中线向尾方刺入，触及凹陷处即枕骨大孔所在。进入枕骨大孔后将探针尖端转向头方，向前探入颅腔，然后向各方搅动，以捣毁脑组织。脑组织捣毁后，将探针退出，再由枕骨大孔刺入，转向尾方，与脊柱平行刺入椎管，以破坏脊髓。如处死的是蟾蜍，在操作时要防止毒腺分泌物射入眼内，如不慎入眼，立即用大量生理盐水冲洗。

实验中因正常死亡的动物以及实验后处死的动物应装入垃圾袋内并交学校动物中心处理；因传染病死亡的动物，应将尸体焚烧或掩埋（1m以下），或固定后投入粪池，腐烂发酵后作肥料。

第七节
给药剂量的设计

一、药效学试验剂量的确定

观察药物作用时,应该给多大的剂量是实验开始时应确定的一个重要问题。剂量太小,难以显示药效,剂量过大,又可引起动物中毒乃至死亡,从而会导致片面或错误的结论。化学药物常以 LD_{50} 推算和摸索有效剂量,这对于中药不完全适用;但是,中药有一定的临床应用基础可借鉴,这是化学药物所没有的有利条件。下面介绍几种估算剂量的方法,但不论采用何种方法,最终必须通过预试验确定正式试验的剂量。

(1) 按临床等效剂量估算 一般认为药物的需要量同动物个体的体表面积成正比,因此用体表面积来衡量给药剂量。所谓临床等效剂量,是指根据体表面积折算法换算的在同等体表面积(m^2、cm^2)单位时的剂量。对具有长期用药基础的中药及其制剂,可以临床剂量作参考,故体表面积法已成为目前较为常用的方法。体表面积可根据体重和动物体型按下式近似地推算:$A = R \cdot W^{2/3}$。A 为动物体表面积(m^2),W 是体重(kg),R 是动物的体型系数:小鼠 0.06,大鼠 0.09,豚鼠 0.099,家兔 0.093,猫 0.082,犬 0.104,猴 0.111,人 0.1~0.11。按体表面积折算的等效剂量比率可按表 24-2 查询。

表 24-2 人和动物间按体表面积折算的等效剂量比率表

	小鼠 20g	大鼠 200g	豚鼠 400g	家兔 1.5kg	猫 2.0kg	猴 4.0kg	犬 12.0kg	人 70.0kg
小鼠 20g	1.0	7.0	12.25	27.8	29.7	4.1	124.2	387.9
大鼠 200g	0.14	1.0	1.74	3.9	4.2	9.2	17.8	56.0
豚鼠 400g	0.08	0.57	1.0	2.25	2.4	5.2	10.2	31.5
家兔 1.5kg	0.04	0.25	0.44	1.0	1.08	2.4	4.5	14.2
猫 2.0kg	0.03	0.23	0.41	0.92	1.0	2.2	4.1	13.6
猴 4.0kg	0.016	0.11	0.19	0.42	0.45	1.0	1.9	6.1
犬 12.0kg	0.003	0.06	0.10	0.22	0.23	0.52	1.0	3.1
人 70.0kg	0.0026	0.018	0.031	0.07	0.078	0.16	0.32	1.0

(2) 根据临床用量的体重计算 这是中药药理试验中常用的方法。具有长期大量用药基础的中药及其制剂,可根据人用剂量按体重折算,用量一般以计算单位内所含生药量(g 或 mg)表示,以体重(kg 或 g)计算用量。动物试验用量为人用剂量的数倍至数十倍。其粗略的等效倍数为 1(人),3(犬、猴),5(猫、家兔),7(大鼠、豚鼠),10~11(小鼠)。以上剂量大致等于等效量,误差允许达 0.5 倍至 1 倍。例如:小鼠有效量为 1.0mg/kg,则大鼠大致为 0.7mg/kg。

(3) 根据半数致死量(LD_{50})计算 凡能测出 LD_{50} 者,可用其 1/10、1/20、1/30、1/40 等相近剂量作为摸索药效试验高、中、低剂量组的基础。

（4）根据文献估计剂量　文献中有相似药物（处方、工艺）的用量，可作为参考，估算出供试药的剂量范围。

一般情况下，药效试验的高剂量应低于长期毒性试验的中剂量或低剂量。特殊情况下（如抗癌药），药效试验剂量可适当提高，但不应超过长期毒性试验的高剂量。

二、剂量组的设置

一般至少应设置 3 个剂量组，以便迅速获得受试药物的信息，如有无作用、作用强弱、与剂量之间的关系等资料。理想的试验是从不起作用的剂量开始，一直到接近完全反应的剂量。根据剂量与效应的关系，画出剂量效应曲线。大动物（猴、犬等）试验或特殊情况下，如来源较少、昂贵动物或试验难度大者，可设 2 个剂量组。

每组试验动物数，一般小鼠不得少于 10 只，大鼠多于 8 只，猫、犬等为 4 只以上，以避免因个体差异和实验误差，影响试验结果。

剂量组的设置，原则上按等比级数分组，在量效关系明确的情况下，根据剂量效应关系，以纵坐标表示效应强度（E），横坐标表示剂量（D），画出的曲线，在普通坐标纸上呈不对称的 S 形曲线，在对数表格纸上呈对称的 S 形曲线，其最大反应的 50% 处是对称的，而且，这个居中点的斜率最大，达到该点反应所需的药物剂量为半数有效量（ED_{50}）。

第二十五章 中药药理实验研究方法

第一节 中药药理实验方法的一般介绍

中药药理学的研究方法发展很快，种类繁多，归结起来主要分为以下两大类。

一、离体实验

离体实验主要以离体器官、组织、细胞为研究对象，能够排除体内各种复杂因素的干扰，直接进行观测，获得的实验结果准确、可靠。但实验体系缺少了机体完整统一的内环境和神经、体液的调控作用，与临床距离较远。

二、在体实验

在体实验以麻醉或清醒动物为研究对象，较为接近临床实际，所得实验结果可直接为临床所借鉴，也符合中医药特点。但在体实验结果易受体内神经调节、体液调节及其他因素的干扰。

离体实验与在体实验各有优势与不足。考虑中医药以整体观念为核心，重视整体的调控与调节，所以在进行中药药理实验设计时，应以在体实验为主，离体实验为辅。

第二节 实验设计中的几个问题

一、工作假说的形成

进行实验设计必须先有工作假说，即对于所研究的药物或方剂的作用要有初步估计，然后才能设计实验加以验证。工作假说的形成不是先验的，而是建立在文献资料或实验初筛的基础之上的。

二、实验指标

工作假说形成后，要验证假说就必须选择适当的实验指标，并取得数据。指标的选择应注意以下基本原则。

（1）特异性　即选定的指标应能特异地反映所要说明的问题。例如：要说明药物对血压的影响，则血压就是特异性的关键指标；如果要说明药物对急性肾炎的治疗作用，那么应该选择肾功能检查或尿液检查或肾形态学检查作为关键指标。中药药理研究中，难以找到单一的特异性指标时，可以用另一组指标作为补充。

（2）客观性和可测量性　理想的指标应该是客观的、可测量的。例如：要观察动物给药以后自发活动的变化，用肉眼估计会带有很大的主观性，而用光电计数仪计算动物活动时的遮光次数，或用 Animex 记录仪把小鼠在一定时间内行走的轨迹记录下来，把行走的路程、时间、停止不动的时间都分别测出来，那就是客观性、可测量性的指标。

三、预初实验

指标选定后要进行预初实验，其目的是为正式实验确定剂型、剂量、给药途径、动物数等。总之，要提供设计正式实验所需的一切资料。

（1）选定剂型　中药药理实验常用煎剂、浸膏剂、浸提液（如水煎醇沉或醇提水沉液等）、乳剂、丸剂或片剂制成的混悬液、某种溶剂（如乙醇、甲醇等）的提取物、某类中药成分（如生物碱、皂苷等）的总提取物、提纯的单体物质。

（2）决定给药途径　给药途径常常是根据制剂的性质决定，剂型不同给药途径不同。常用灌胃、肌肉注射、腹腔注射、皮下注射或静脉注射的给药方式。

（3）确定剂量　通过预初实验要摸索到药效较好时的给药剂量。剂量设置最好不止一个，而是几组不同的剂量，除要说明有无作用，还应分析剂量与效应的关系及规律性。

（4）估计正式实验的动物数　动物数主要与药物作用的显著性、生物变异的大小、要求达到的显著性水平（$p \leqslant 0.05$ 或 $p \leqslant 0.01$）、实验人员要求实验成功的把握度有关，根据以上几个因素可确定正式实验大致需要的动物数。

四、实验设计的基本原则

实验设计的三大原则：重复、随机和对照。

（1）重复　由于实验动物存在个体差异，常需多次重复实验方能获得可靠的结果，因此，重复是保证科学研究结果可靠性的重要措施。为保证实验的可重复性，实验中规定了动物的基本例数：①小型动物如小鼠、大鼠：计量资料每组 10 例，计数资料每组 30 例；②中型动物家兔、豚鼠：计量资料每组 8 例，计数资料每组 20 例；③大型动物如犬、猫：计量资料每组 6 例，计数资料每组 10 例。

（2）随机　是指随机遇而定，其目的是减少实验者主观因素的影响及偏性误差。实验中一切有可能影响实验结果的非研究因素都应随机处理，如动物分组、给药、检查、检测等。随机的手段可采用抽签法、随机数字表或计算器的随机数字键等。

（3）对照　对照是比较的基础，没有对照就没有比较，所以实验设计必须设立对照组。

常用的对照是组间对照，包括：①空白对照（用不给任何处理的正常动物进行对照观察）；②假手术对照（除不实施真正的处理因素外，其他处理如麻醉、注射、手术过程等均相同）；③模型对照（实施真正的处理因素，并给予一定剂量的受试药物）；④阳性对照（采用药典收载、同行公认、疗效确切的药物作为对照）。根据中药药理作用的特点，中药药理实验最好同时设立假手术对照组、模型对照组和阳性对照组。

五、实验结果的处理和分析

实验结束后应及时对原始记录进行整理分析。整理时要有严肃认真的态度，不得用任何方式改变或曲解原始结果，不论是预期结果还是非预期结果，均应实事求是地整理表达。对数据资料应以正确单位和数值做定量的表示，必要时进行统计学处理，以保证结论有较大的可靠性。为了便于分析比较，宜将有关数据用适当的统计表或统计图表示。

第三节 影响实验结果的因素

一、动物因素

（1）种类和系别　动物种类和系别不同对药物的反应存在很大差异，有时对实验的成败起着关键作用。药理实验最常用的是小鼠，但鼠类和家兔不会呕吐，如果要研究呕吐，则用猫、犬和鸽子比较合适；家兔体温变化灵敏，常用于观察研究解热中草药和检查热源；猫、犬和大鼠的血压稳定，适用于观察药物对血压的影响。不同种类的动物对药物敏感性不同也很多见，故实验时最好同时选用几种动物，以免结论有误。

（2）年龄　幼年和老年动物的生理功能同成年动物存在差异。新生动物肝药酶不足、肾清除率低，而老年动物肝、肾功能衰退，故幼年和老年动物的耐受力一般比较低。故除少数特殊情况（如抗老益寿需要老年动物等），一般实验均要求成年动物。

（3）性别　性别在人类的药效差异并不显著（性激素或计划生育有关的药物除外）。但许多生理生化指标的正常值，雌雄两性有明显差异，如血常规、血压、血脂等。所以只用一种性别比两种性别兼用者资料的离散度小。因此，除有些实验要求雌性外，一律都用雄性。例如：小鼠热板法测痛阈必须用雌鼠，因温热刺激可使雄鼠阴囊松弛下垂，受烫后易产生惊跳。

（4）机能状态　机体的功能状态会明显影响药物作用的结果。例如：红花煎液对子宫有兴奋作用，对妊娠期子宫作用更显著；大黄煎剂可使正常动物胃排空加快，但虚证动物则表现排空减慢。另外，给药前机体兴奋水平愈高，则兴奋性刺激引起的反应愈小；反之亦然。

二、环境因素

（1）环境温度　环境温度对于某些实验的影响特别明显。有研究比较了58种药物在8℃、26℃、36℃三种不同室温下大鼠LD_{50}的差异，发现绝大多数（55种）在26℃时毒性最小，36℃时毒性最大。

（2）昼夜节律　机体的神经和内分泌活动在昼夜24h存在着周期性的变化，这种变化会对药效或毒性产生影响。例如：实验证明乌头碱对小鼠的毒性在中午前后最大，夜间10点左右最低。

（3）饲养密度　动物独居还是群居会影响其对药物的反应。研究发现，独居动物对药物反应比较一致，实验数据离散度较小；群居动物（如一般饲养条件下每笼5只）的实验数据离散度较大。

（4）饮食　实验前胃充盈程度会改变灌胃药物在消化道内的吸收速度而影响药效，且进食量的多少会影响体重从而影响给药剂量，对实验结果产生影响。故有些实验（如药物LD_{50}的测定等）要求统一进食24h后再称重给药。

（5）适应性　陌生环境对实验动物的影响常被研究者所忽略。动物从一个饲养场所转移到一个新的饲养场所后，新环境、新群体结构（新"伙伴"）的改变，都会对动物构成刺激而引起应激反应，从而影响对药物的反应，故应至少在实验室饲养一周后再开始实验。

三、药物因素

（1）药物质量　药物质量对实验结果的影响是不言而喻的，但实验过程中常常被忽视。品种、产地、采收季节、炮制加工、霉变虫蛀等都会对药品质量产生严重影响，势必造成药效差异。

（2）剂型和给药途径　中药由于剂型和给药途径不同，药物的体内过程不同，从而影响药物作用、作用强度和持续时间。

第二十六章
中药药理实验用药的制备方法

第一节
水煎剂的制备

水煎剂,又称汤剂,系指将饮片加水煎煮,去渣取汁而得到的液体制剂。

一、水煎剂的制法

在饮片中加适量水浸渍适当时间,加热至沸腾,并维持微沸状态一定时间,滤取煎出液,药渣再依法加水煎煮1~2次,合并各次煎液,即得。煎液量一般儿童每剂为100~300mL,成人每剂为400~600mL,通常每剂按两份等量分装或遵医嘱。

二、注意事项

(1)煎煮器具的选用　传统多用砂锅;不锈钢容器耐腐蚀,大量制备时多选用。

(2)煎煮用水及加水量　用水量一般以浸过药面3~5cm为宜。待煎饮片应在煎煮前先行浸泡,时间一般不少于30min。

(3)煎煮火候与时间　一般选择沸前"武火",沸后"文火"。通常第一煎煮沸后再煎煮20~30min;解表类、芳香类药物不宜久煎,沸后再煎煮15~20min;滋补药物沸后,文火慢煎40~60min。第二煎的时间应当比第一煎略短,煎药过程中要搅拌药料2~3次。

(4)煎煮次数　一般煎煮2~3次。对组织致密、有效成分难于浸出的饮片,可适当增加煎煮次数或延长煎煮时间。

(5)特殊中药的处理　特殊饮片的处理方法主要包括先煎、后下、包煎、另煎、烊化等。此类药材在煎煮前均应先行浸泡,浸泡时间一般不少于30min。

第二节
浸膏与流浸膏的制备

一、浸膏的制法

在实际生产时,根据饮片有效成分的性质,采用适宜的溶剂与方法浸提,一般多采用渗漉法、煎煮法,也可采用回流法或浸渍法。某些以水为溶剂的中药浸膏,可用煎煮法制备,如益母草浸膏、贝母花浸膏等;也有浸膏是按溶解法制成的,如甘草浸膏等。除另有规定外,多用渗漉法制备。制备浸膏剂时溶剂的量,一般为中药量的4~8倍。若原料中含有油脂者应先脱脂,再进行浸提。

二、流浸膏的制法

流浸膏剂大多用渗漉法制备。饮片适当粉碎,以适应浓度的乙醇为溶剂依法渗漉。收集85%饮片量的初漉液,续漉液低温浓缩后与初漉液合并,测定其中有效成分含量与乙醇含量,调整至规定的标准。药液静置24h以上,滤过、分装,即得。流浸膏剂,应置遮光容器内密封,置阴凉处贮存。

第三节
酊剂的制备

酊剂系指原料药物用规定浓度的乙醇提取或溶解而制成的澄清液体制剂,制法有以下几种。

(1)溶解法 药物粉末加规定适量浓度的乙醇,溶解并调整至规定体积,静置,必要时滤过,即得。

(2)稀释法 流浸膏加规定适量浓度的乙醇,稀释至规定体积,静置,滤过,即得。

(3)浸渍法 将饮片中加入规定浓度的适量乙醇,密闭,定期搅拌或振摇,浸渍3~5日或至规定的时间,倾取上清液;依法再次浸渍至有效成分充分浸出,合并浸出液,加溶剂至规定体积,静置24h,滤过,即得。

(4)渗漉法 适当粉碎的饮片按照渗漉法操作,收集渗漉液至规定体积后,静置,滤过,即得。

第四节
注射剂的制备

注射剂系指原料药物或与适宜的辅料制成的供注入体内的无菌制剂。一般工艺流程：原辅料的准备→配制→滤过→灌封→灭菌→检漏→质检→包装等。中药注射剂原料可有三种形式：①以中药中提取的单体有效成分为原料；②以中药中提取的有效部位为原料；③以中药中提取的总提取物为原料。目前中药注射剂的配制原料仍以总提取物为主。

(1) 原料投料量的计算　以中药的有效成分或有效部位投料时，可按规定浓度或限（幅）度计算投料量；以总提取物投料时，可按提取物中指标成分含量限（幅）度计算投料量。

(2) 配液用具的选择与处理　配液用具必须采用化学稳定性好的材料制成，如玻璃、搪瓷、不锈钢、耐酸耐碱陶瓷及无毒聚氯乙烯、聚乙烯塑料等。使用前要用洗涤剂或清洁液处理，洗净并沥干。临用时，再用新鲜注射用水荡涤或灭菌后备用。

(3) 配液方法　配液方式有两种：一种是稀配法，即将原料加入所需的容器中一次配成注射剂所需浓度；另一种是浓配法，即将原料先加入部分溶剂配成浓溶液，加热溶解滤过后，再将全部溶剂加入滤液中，使其达到注射剂规定浓度。

(4) 注射液的滤过　一般分两步完成，即先初滤再精滤。操作时应根据不同的滤过要求，结合药液中沉淀物的多少，选择合适的滤器与滤过装置。初滤常以滤纸或绸布等为滤材，用布氏滤器减压滤过，大生产时则常采用板框压滤器或砂滤棒。精滤通常用 G4 垂熔玻璃滤器和微孔滤膜滤器。

(5) 安瓿瓶的洗涤与干燥灭菌　洗涤有甩水洗涤法（<5mL）、加压喷射气水洗涤法；干燥：120~140℃；干热灭菌：180℃，1.5h（干热灭菌后在层流环境下保存，存放时间不应超过 24h）；辐射元件组成的远红外干燥装置：350℃，5min。

(6) 注射剂的灌封　包括药液的灌装与容器的封口，这两部分操作应在同一室内进行，操作室的环境要严格控制，达到尽可能高的洁净度（例如 A 级）。

(7) 注射液的灭菌与检漏　灌封后的注射剂应及时灭菌。一般应在 12h 内完成。灭菌可采取几种方法联用。一般 1~5mL 的安瓿瓶可用流通蒸汽 100℃灭菌 30min，10~20mL 的安瓿瓶 100℃灭菌 45min，也可采用热压灭菌方法进行灭菌处理。

第五节
混悬剂的制备

混悬型液体制剂系指难溶性固体药物，以微粒状态分散于分散介质中形成的非均相液体制剂，也称为混悬剂。

制备混悬剂时，应使混悬微粒有适当的分散度，并应尽可能分散均匀、粒度均匀，以减少微粒的沉降速度，使混悬剂处于稳定状态。混悬剂的制备分为分散法和凝聚法。分散法是将粗颗粒的药物粉碎成符合混悬剂微粒要求的粒度，再分散于分散介质中制成混悬剂的方法。凝聚法包括物理凝聚法和化学凝聚法。物理凝聚法是将分子和离子分散状态的药物溶液，加入另一分散介质中，用物理方法使其在分散介质中凝聚成混悬液的方法。化学凝聚法是用化学反应法使两种药物生成难溶性的药物微粒，再混悬于分散介质中制成混悬剂的方法。使用化学凝聚法制备混悬剂时，为使微粒细小均匀，化学反应通常在稀溶液中进行，并应急速搅拌。化学凝聚法现已少用。

第六节
乳剂的制备

乳浊液型液体制剂也称乳剂，系指两种互不相溶的液体，经乳化制成的非均相分散体系的液体制剂。乳剂的制法包括以下几种。

（1）干胶法 本法的特点是先制备初乳，在初乳中油、水、胶（乳化剂）有一定的比例，若用植物油，其比例为 4∶2∶1；若用挥发油，其比例为 2∶2∶1；而用液体石蜡，其比例为 3∶2∶1。本法适用于阿拉伯胶或阿拉伯胶与西黄蓍胶的混合胶。制备时，先将阿拉伯胶（乳化剂）分散于油中，研均，按比例加水，用力研磨制成初乳；再加水将初乳稀释至全量，混匀，即得。如鱼肝油乳剂的制备。

（2）湿胶法 本法也需制备初乳，初乳中油、水、胶的比例与上法相同。先将乳化剂（胶粉）分散于水中，制成胶浆作为水相，再将油相分次加于水相中，用力搅拌研磨制成初乳；加水将初乳稀释至全量，混匀，即得。

（3）新生皂法 油水两相混合时，两相界面生成新生态皂类乳化剂，再搅拌制成乳剂。植物油中含有硬脂酸、油酸等有机酸，加入氢氧化钠、氢氧化钙、三乙醇氨等，在高温下（70℃以上）或振摇，已生成的新生皂为乳化剂，可形成乳剂。若已生成的钙盐为乳化剂，则可形成 W/O 型乳剂。

（4）两相交替加入法 向乳化剂中，每次少量交替地加入水或油，边加边搅拌，也可形成乳剂。天然胶类、固体微粒乳化剂等，可用本法制备乳剂。当乳化剂用量较多时，本法是一个很好的办法。本法应注意每次须少量加入油相和水相。

（5）机械法 将油相、水相、乳化剂混合后用乳化机械制成乳剂。机械法制备乳剂可不考虑混合顺序，借助于机械提供的强大能量，很容易制成乳剂。乳化机械主要有搅拌乳化装置、乳匀机、胶体磨、超声波乳化装置。

第二十七章
解表药、清热药实验方法

第一节 发汗作用

【项目名称】麻黄汤对大鼠足跖部汗液分泌的影响

【实验目的】学习着色法发汗实验方法。观察麻黄汤对大鼠足跖部汗液分泌量的影响。

【实验原理】碘与淀粉遇汗液产生紫色反应，汗液分泌量越多，紫色越深。

【实验材料】

(1) 实验器材　大鼠固定器，放大镜，大鼠灌胃器，秒表，棉签，天平，注射器。

(2) 实验药品　麻黄汤水煎液（按原方配比：麻黄 9g，桂枝 6g，杏仁 12g，炙甘草 3g，取 30g 生药材，水煎煮两次，浓缩两次滤液成 50mL 液），无水乙醇，和田-高垣试剂（A 液：取碘 2g 溶于 100mL 无水乙醇；B 液：取可溶性淀粉 50g，蓖麻油 100mL，两者均匀混合），苦味酸溶液。

(3) 实验动物　大鼠，雌雄皆可，(200±20) g。

【实验方法】

1. 禁食（不禁水）20~24h 大鼠，随机分生理盐水组和麻黄汤水煎液组，分别称重、标记。

2. 麻黄汤水煎液组大鼠按照 1mL/100g（体重）灌胃麻黄汤水煎液，生理盐水组大鼠灌胃等体积的生理盐水。

3. 给药后，大鼠仰位固定，暴露双后肢，40min 后，用干棉签擦干足跖部，均匀涂抹和田-高垣试剂 A 液，干燥后，均匀涂抹 B 液。

4. 用放大镜仔细观察紫色着色点，记录 30min 内出现的着色点数量及首次出现时间。

【实验结果】

麻黄汤对大鼠足跖部汗液分泌量的影响（$\bar{X}\pm S$）

组别	剂量/(g/kg)	着色点出现时间/min	着色点个数
生理盐水组			
麻黄汤水煎液组			

【实验结论】

【讨论】

【注意事项】
1. 固定大鼠时，操作应轻柔，尽量避免挣扎出汗。
2. 实验宜在恒温、恒湿条件下进行，室温控制在（26±1）℃，湿度控制在65%±5%。

【思考题】
1. 麻黄汤对正常大鼠足跖部汗液的分泌有何影响？为什么？
2. 汗液着色法的原理是什么？如何准确记录着色点？

第二节
解热作用

【项目名称】柴胡对发热家兔的解热作用

【实验目的】学习用内毒素造成家兔发热模型的方法。观察柴胡注射液的解热作用。

【实验原理】家兔耳缘静脉注射内毒素溶液，引起实验动物发热。柴胡皂苷、柴胡挥发油均有解热作用，能抑制下丘脑 cAMP 的合成和释放，使体温调定点下移而发挥解热作用。

【实验材料】
(1) 实验器材　数字体温计，注射器，台秤，家兔固定盒。
(2) 药品　柴胡注射液（2mL/支），大肠埃希菌内毒素（3μg），生理盐水，液体石蜡，75%酒精，苦味酸。
(3) 实验动物　家兔，雌雄不限，体重1.8～2.5kg。

【实验方法】
1. 禁食12h体重相近的家兔，随机分生理盐水组和柴胡注射液组，分别称重、标记。测量各组家兔肛温2次，取平均值为正常体温。
2. 各组家兔耳缘静脉注射内毒素0.5～0.6mL/kg，致发热（每隔0.5h测量肛温一次，体温升高0.8℃，即造模成功）。
3. 柴胡注射液组肌注柴胡注射液0.5mL/kg（体重），生理盐水组给予等量生理盐水。
4. 分别测定给药后30min、60min、90min、120min家兔肛温。

【实验结果】

柴胡注射液对发热家兔体温的影响（$\bar{X}\pm S$）

组别	正常体温/℃	致热后体温/℃	给药后体温/℃			
			30min	60min	90min	120min
生理盐水组						
柴胡注射液组						

【实验结论】

【讨论】

【注意事项】
1. 本实验宜在恒温、恒湿条件下进行，室温控制在 20~25℃。
2. 家兔体温在 38.5~39.5℃ 范围内，每次测肛温前应在肛温计前部涂以少许液体石蜡，测量肛温时操作应轻柔。
3. 测温计前部 3~3.5cm 处用胶布固定若干圈，保证每次测肛温时的插入深度一致。

【思考题】
1. 柴胡的解热作用有什么特点？
2. 该药理作用如何与其清热解毒功效相联系？其作用机制可能是什么？

第三节
抗菌作用

【项目名称】连花清瘟胶囊对金黄色葡萄球菌感染小鼠的保护作用

【实验目的】学习中药体内抗菌实验方法。观察连花清瘟胶囊对小鼠金黄色葡萄球菌感染的保护作用。

【实验原理】将致死量金黄色葡萄球菌经腹腔注射于动物体内造成感染，在感染后给予受试中药，以动物存活率及存活时间作为评价指标。

【实验材料】
(1) 实验器材　注射器，小鼠灌胃器，天平，酒精灯，灭菌试管，培养皿。
(2) 实验药品　连花清瘟胶囊（0.35g/粒），金黄色葡萄球菌，苦味酸。
(3) 实验动物　小鼠，体重（20±2）g。

【实验方法】
1. 将小鼠随机分生理盐水组和连花清瘟胶囊组，分别称重、标记。
2. 连花清瘟胶囊组给予连花清瘟胶囊混悬液 1.4g/kg（体重），生理盐水组给予等量生理盐水，每天一次，连续 5 天，末次给药前 12h 禁食。
3. 末次给药后 30min，每组分别注射致死量金黄色葡萄球菌 0.5mL/只。
4. 记录小鼠 48h 内存活情况。

【实验结果】

连花清瘟胶囊对金黄色葡萄球菌感染小鼠的保护作用

组别	给药剂量/(g/kg)	小鼠存活情况/只	
		存活	死亡
生理盐水组			
连花清瘟胶囊组			

【实验结论】

【讨论】

【注意事项】
1. 实验前应进行预实验，找出能造成小鼠 80%～100% 死亡率的菌液浓度。
2. 腹腔注射金黄色葡萄球菌混悬液应严格注意无菌操作。
3. 实验所用注射器、培养皿等要经过严格高压消毒。

【思考题】
1. 连花清瘟胶囊的功效与作用是什么？
2. 查找资料谈谈连花清瘟胶囊对新冠肺炎的作用。

第四节
抗病毒作用

【项目名称】小儿解表口服液对病毒性肺炎小鼠的保护作用

【实验目的】学习药物体内抗病毒实验方法。观察小儿解表口服液对病毒性肺炎小鼠的保护作用。

【实验原理】小儿解表口服液，由金银花、连翘、牛蒡子（炒）、蒲公英等成分制成。宣肺解表，清热解毒。用于外感风热引起的感冒恶寒发热，头痛咳嗽，鼻塞流涕，咽喉痒痛。

本实验以动物死亡率、肺指数为指标,观察药物对病毒性肺炎的影响。

【实验材料】

(1) 实验器材　天平,小鼠灌胃器,注射器,手术剪,眼科镊,棉球及棉棒,滤纸。

(2) 实验药品　小儿解表口服液,流感病毒鼠肺适应株FM,生理盐水,麻醉乙醚,苦味酸溶液。

(3) 实验动物　昆明种小鼠,体重(20±2)g。

【实验方法】

1. 将小鼠随机分生理盐水组和小儿解表口服液组,分别称重、标记。

2. 小儿解表口服液组小鼠按照0.2mL/10g(体重)灌胃,生理盐水组小鼠灌胃等量生理盐水,每日一次,连续6日。

3. 第二日,用乙醚轻度麻醉小鼠,流感病毒鼠肺适应株FM液滴鼻,0.05mL/只。

4. 第七日,将动物称重后脱颈椎处死,解剖摘取动物肺组织称取湿重,并肉眼观察肺部病变情况。计算肺指数和肺指数抑制率。

【实验结果】

小儿解表口服液对病毒性肺炎小鼠的保护作用 ($\overline{X}\pm S$)

组别	剂量/(mL/g)	动物数量/只	7日内死亡数量/只	肺指数/%	肺指数抑制率/%
生理盐水组					
小儿解表口服液组					

注:1. 肺指数=肺组织平均湿重(g)/平均体重(g)×100%。

2. 肺指数抑制率=(对照组肺指数-药物组肺指数)/对照组肺指数×100%。

【实验结论】

【讨论】

【注意事项】

1. 受到感染小鼠肺部病变情况可分为6级:无肺部病变者为"-",肺部病变占全肺1/4以下者为"±",病变占全肺1/4者为"+",病变占全肺1/2者为"++",病变占全肺3/4以上者为"+++",全肺几乎均有病变者为"++++"。

2. 本实验必须使用幼年动物,且动物体重应接近。

3. 实验器械应注意高压灭菌消毒,实验者应注意自身防护。

【思考题】

1. 小鼠感染流感病毒后有何症状?各组动物的表现有何不同?

2. 小儿解表口服液抗流感病毒的作用环节以及可能的作用机制?

第二十八章
泻下药实验方法

第一节
药物对离体肠管运动的影响

【项目名称】生大黄对离体肠平滑肌的作用

【实验目的】学习离体肠平滑肌的制备方法。观察药物对家兔离体肠平滑肌的影响。

【实验原理】大黄具有泻热通便功效,能增加肠蠕动和抑制肠内水分吸收等作用促进排便;利用多种动物(大鼠、豚鼠或家兔)的离体肠平滑肌在适宜的温度和充氧营养液中能维持较长时间自动收缩的原理,将用药前后肠肌收缩曲线进行比较,以此观察药物的作用。

【实验材料】

(1) 实验器材 BL-420生物机能分析系统,恒温平滑肌槽,张力换能器,双凹夹,手术剪,眼科镊,注射器,丝线,托盘,烧杯,移液枪等。

(2) 实验药品 生大黄水煎液1g/mL,2%硫酸阿托品,台氏液,生理盐水等。

(3) 实验动物 家兔,雌雄不限,体重2~2.5kg。

【实验方法】

1. 仪器调试安装。恒温平滑肌槽的水浴槽中加蒸馏水至刻度,营养槽内加入台氏液,温度设置在(38±0.5)℃,打开通气开关,气泡排出速度为1个/s;打开BL-420生物机能实验分析系统,选择消化实验类中"消化道平滑肌生理特征"实验模块;将张力换能器连入1通道,再用双凹夹将张力换能器固定在恒温平滑肌槽的金属杆上。

2. 标本的制备。家兔以木棒击其头枕部致昏,迅速剖开腹腔剪取一段空(回)肠段置于预冷的台式液中,剔去肠系膜,冲净肠内容物,剪成2cm左右的肠管备用;肠管两端对角各穿一线,一端打一空结(约1cm小套),另一端留长线打结;用眼科镊钳住空结固定于恒温平滑肌槽通气钩上,另一端长线的近端打一空结,挂在张力换能器的感应片上,调节连线的张力。

3. 曲线描记。点击启动键开始实验,待肠肌活动稳定并描记一段正常收缩曲线后,依次向槽内加入实验药物,并记录曲线变化。每次更换药液时,均应用温度为(38±0.5)℃的台氏液连续冲洗2~3次,待舒缩恢复到用药前水平后再加入下一药物观察。给药顺序为:

(1) 大黄水煎液 0.3mL，观察并记录肠管收缩曲线。

(2) 2%硫酸阿托品溶液 0.3mL，当肠肌舒张显著时立即滴加大黄水煎液 0.3mL，待大黄作用明显时，再滴加 2%硫酸阿托品溶液 0.3mL，观察家兔离体肠肌运动曲线的变化。

【实验结果】整理药物对家兔离体肠肌的作用曲线并对比最大值、最小值、平均值、面积等参数，分析其作用。

【实验结论】

【讨论】

【注意事项】
1. 剪取肠管、剥离肠系膜、冲洗肠内容物、挂线等操作过程须轻柔。
2. 肠管两端穿线时切勿将肠腔缝死。
3. 每次加药前必须备好更换用的 (38±0.5)℃台氏液。
4. 暂时不用的肠段，浸泡在通氧气的冷台氏液里备用。

【思考题】
离体实验与在体实验各有哪些优缺点？

第二节
药物对在体肠运动的影响

【项目名称】生大黄对小鼠小肠运动的影响

【实验目的】掌握整体动物泻下作用实验方法。验证生大黄对小肠推进运动的影响。

【实验原理】生大黄致泻主要有效成分为结合型蒽醌苷，其胆碱样作用及对肠黏膜的刺激作用促进小肠蠕动而发挥泻下作用。利用黑色炭末作为指示剂，通过炭末在肠道的推进距离观察生大黄对小肠推进运动的影响。

【实验材料】

(1) 实验器材　手术剪，眼科镊，长尺，注射器，小鼠灌胃器，托盘，烧杯。

(2) 实验药品　0.1g/mL 炭末生理盐水混悬液，1g/mL 生大黄水煎液（含 0.1g/mL 炭末），苦味酸溶液。

(3) 实验动物　昆明种雄性小鼠，(20±2) g。

【实验方法】

1. 禁食（不禁水）20~24h 小鼠，随机分生理盐水组和生大黄水煎液组，分别称重、标记。

2. 生大黄水煎液组小鼠按照 0.2mL/10g（体重）灌胃生大黄水煎液，生理盐水组小鼠灌胃等体积的生理盐水混悬液。

3. 给药 30min 后，颈椎脱臼处死小鼠。

4. 将小鼠腹面向上固定，用手术剪刀打开腹腔，分离肠系膜，剪取上端至幽门、下端至回盲部的肠管，置托盘上，将小肠拉直，测量肠管长度作为"小肠总长度"，从幽门至炭末前沿的距离作为"炭末推进距离"，计算炭末推进率。

【实验结果】

生大黄对小鼠小肠运动的影响（$\bar{X}\pm S$）

组别	剂量/(g/kg)	小肠总长度/cm	炭末推进距离/cm	炭末推进率/%
生理盐水组				
生大黄水煎液组				

注：炭末推进率＝（炭末推进距离/小肠总长度）×100％。

【实验结论】

【讨论】

【注意事项】

1. 给药至处死动物的间隔时间必须准确。
2. 剪肠管动作要轻，避免过度牵拉。
3. 取出的肠管用水浸湿，以免肠管与台面或托盘粘连。

【思考题】

1. 用于泻下时为何使用生大黄而不用制大黄？
2. 生大黄致泻的主要成分及作用机制是什么？

第二十九章 祛风湿药实验方法

第一节 抗炎作用

【项目名称】秦艽对蛋清致大鼠足跖肿胀的影响

【实验目的】掌握用鸡蛋清引起大鼠足跖急性炎性肿胀的方法。观察秦艽的抗炎作用。

【实验原理】蛋清作为异种蛋白注入大鼠足跖内会引起急性炎症,表现为局部组织肿胀。通过测量实验前、后大鼠足跖或踝关节的周长变化来观察秦艽的抗炎作用。

【实验材料】

(1) 实验器材 电子秤,鼠笼,软尺,注射器,剪刀。

(2) 实验药品 秦艽醇浸液(秦艽粗粉加 95% 乙醇冷浸 24h,过滤,滤液每 100mL 加蒸馏水 20mL,常压回收乙醇。浓缩液用 2% HCl 调至 pH 4~5,加蒸馏水至每 1mL 含生药 1g,再用 2% NaOH 调至 pH=7 备用),生理盐水,5mg/mL 地塞米松注射液,10% 蛋清溶液,苦味酸溶液。

(3) 实验动物 SD 大鼠,150~200g。

【实验方法】

1. 大鼠称重后随机分为甲、乙、丙三组,用苦味酸溶液标记。将大鼠后肢拉直,用软尺分别量取足跖或踝关节的周长,连测 2 次,取平均值为给药前的周长。

2. 大鼠分别腹腔注射以下药物:甲组注射生理盐水,乙组注射秦艽醇浸液,剂量均为 0.5~1mL/100g(体重),丙组注射地塞米松注射液 1mL/只。

3. 给药 30min 后,在每鼠右后肢足掌远端进针至踝关节附近,皮下注射 10% 蛋清液 0.1mL,注射后 0.5h、1.0h、1.5h 和 2h 分别测量大鼠右后足跖或踝关节的周长。

4. 综合全实验结果,按下式算出各药在致炎后不同时间内的足肿抑制率:

$$\text{肿胀度} = \frac{\text{致炎后足跖或踝关节周长(cm)} - \text{致炎前足跖或踝关节周长(cm)}}{\text{致炎前足跖或踝关节周长(cm)}} \times 100\%$$

$$\text{足肿抑制率} = \frac{\text{对照组肿胀度} - \text{给药组肿胀度}}{\text{对照组肿胀度}} \times 100\%$$

【实验结果】

秦艽醇浸液对蛋清致大鼠足跖肿胀的影响（$\bar{X}\pm S$）

组别	动物数/只	剂量/(mL/kg)	致炎前/cm	致炎后/cm			
				0.5h	1h	1.5h	2h
生理盐水组							
地塞米松组							
秦艽醇浸液组							

【实验结论】

【讨论】

【注意事项】
1. 用软尺量关节周长，应由专人来操作。
2. 测量足跖或踝关节周长时，每次均必须在同一位置上。
3. 尺子要求无伸缩性。
4. 须用新鲜鸡蛋清。

【思考题】
1. 比较秦艽醇浸液与地塞米松的抗炎作用有什么不同？
2. 秦艽的抗炎机制是什么？

【项目名称】秦艽对二甲苯致小鼠耳肿胀的影响

【实验目的】掌握利用化学药物致急性炎症动物模型的建立方法。观察秦艽的抗炎作用。

【实验原理】二甲苯是一种化学刺激剂，对皮肤黏膜有刺激作用，可致急性炎症，涂布小鼠耳廓有明显的致炎作用，可致小鼠耳廓肿胀，水肿后耳重增加。秦艽具有抗炎作用，可抑制化学致炎剂引起的耳重增加。

【实验材料】

（1）实验器材　电子秤，鼠笼，1mL注射器，直径9mm的打孔器。

（2）实验药品　秦艽醇浸液（配制方法同"秦艽对蛋清致大鼠足跖肿胀的影响"），生理盐水，5mg/mL地塞米松注射液，苦味酸溶液，二甲苯（分析纯）。

（3）实验动物　雄性昆明种小鼠，体重26～30g。

【实验方法】
1. 小鼠称重后随机分为3组，用苦味酸溶液标记。
2. 小鼠分别腹腔注射以下药物：甲组注射生理盐水、乙组注射秦艽醇浸液，剂量均为

0.5～1mL/100g（体重）；丙组注射地塞米松注射液 1mL/只。

3. 给药 30～60min 后，将 0.3～0.5mL 二甲苯滴于小鼠右耳（或在固定位置两面涂布 0.1mL/只），左耳不涂作为对照。

4. 2h 后将小鼠脱颈椎处死，用直径 9mm 的打孔器分别在左耳、右耳相同部位打下圆耳片，称重，以左耳、右耳重量差作为肿胀度，比较组间差异。

【实验结果】

秦艽醇浸液对二甲苯致小鼠耳肿胀的影响（$\bar{X} \pm S$）

组别	动物数/只	剂量/(mL/kg)	耳肿胀度/mg	抑制率/%
生理盐水组				
地塞米松组				
秦艽醇浸液组				

【实验结论】

【讨论】

【注意事项】

1. 小鼠一定要选雄性，避免雌性激素对实验的影响。
2. 每组动物给药、致肿、处死的时间应一致。
3. 致炎剂涂的部位、剂量应一致。
4. 打孔器必须锋利，一次冲下皮片。

【思考题】

实验还可采用何种致炎物质诱导小鼠耳肿胀？

第二节
镇痛作用

【项目名称】粉防己对小鼠的镇痛作用（热板法）

【实验目的】掌握用热板法测定镇痛药物的方法。观察粉防己的镇痛作用。

【实验原理】将小鼠置于一定温度的恒温热板上，以热刺激小鼠足部产生疼痛反应（舔后足），以小鼠出现舔后足的时间作为痛反应指标（痛阈值），判定药物是否具有镇痛作用。

【实验材料】

(1) 实验器材　热板测痛仪，烧杯，温度计，电子秤，注射器，小鼠灌胃器，秒表等。

(2) 实验药品　0.3g/mL 粉防己醇提液（粉防己粗粉用乙醇回流提取，浓缩后配制），生理盐水，苦味酸溶液。

(3) 实验动物　昆明种雌性小鼠，18～22g。

【实验方法】

1. 调定热板测痛仪温度，使之恒定于 (55±0.5)℃。

2. 取小鼠数只，以苦味酸溶液标记。依次置于热板测痛仪上，按"开始"键记录时间。自放入热板测痛仪至出现舔后足所需的时间 (s) 作为该鼠的痛阈值。凡在 30s 内不舔足或跳跃、逃避者弃置不用。

3. 取筛选合格的小鼠 20 只，随机分为 2 组，按上述方法重复测其正常痛阈值一次，将所测两次正常痛阈平均值作为该鼠给药前痛阈值。

4. 各组小鼠分别灌胃注射以下药物，第 1 组给予粉防己醇提液 0.2mL/10g（体重）(6g/kg)，第 2 组给予等容量的生理盐水作为对照。给药后 15min、30min、45min、60min 各测痛觉反应 1 次。在测试中，如 60s 内无痛反应，应立即取出，并以 60s 计算。

5. 实验完毕后，按下列公式计算不同时间的各鼠痛阈提高率：

$$痛阈提高率 = \frac{给药后痛阈值 - 给药前痛阈值}{给药前痛阈值} \times 100\%$$

【实验结果】

粉防己对小鼠痛阈的影响（热板法）($\bar{X}\pm S$)

组别	给药前痛阈/s	给药后痛阈值/s				痛阈提高率/%			
		15min	30min	45min	60min	15min	30min	45min	60min
生理盐水组									
粉防己组									

【实验结论】

【讨论】

【注意事项】

1. 小鼠以雌性为宜，因雄性小鼠过热时睾丸下垂，阴囊触及热板而致反应过敏。

2. 室温以 20℃ 左右为宜，过低则小鼠反应迟钝，过高则敏感易产生跳跃，不易得到正确结果。

3. 因动物个体差异大，故用药前必须挑选，痛反应时间在 30s 内者才能使用。

4. 痛反应时间超过 60s 应立即取出，以免烫伤足底，并影响以后测试结果。

【思考题】

1. 影响热板法准确性的因素有哪些？

2. 粉防己镇痛的主要成分及原理是什么？

【项目名称】粉防己对小鼠的镇痛作用（扭体法）

【实验目的】掌握用扭体法测定镇痛药物的方法。观察粉防己的镇痛作用。

【实验原理】小鼠腹腔注射化学物质，可刺激腹膜引起腹腔深部大面积且持久的疼痛，并引起小鼠"扭体"反应（腹部内凹，躯体与后腿伸张等），通过记录小鼠给药前后一定时间内扭体次数，可判定药物是否具有镇痛作用。

【实验材料】

(1) 实验器材　电子秤，鼠笼，注射器，小鼠灌胃器，计时器等。

(2) 实验药品：0.3g/mL 粉防己醇提液（粉防己粗粉用乙醇回流提取，浓缩后配制），0.6%冰醋酸溶液，生理盐水，苦味酸溶液。

(3) 实验动物：昆明种小鼠，18～22g，雌雄各半。

【实验方法】

1. 取小鼠数只随机分为 2 组，以苦味酸溶液标记，称重。

2. 各组小鼠分别灌胃注射以下药物，第 1 组给予粉防己醇提液 0.2mL/10g 体重（6g/kg），第 2 组给予等容量的生理盐水作为对照。

3. 给药后 30min 各组小鼠腹腔注射 0.6%冰醋酸溶液 0.2mL/只，记录 15min 内各小鼠扭体次数，按下式计算药物的镇痛率：

$$镇痛率 = \frac{对照组平均扭体次数 - 给药组平均扭体次数}{对照组平均扭体次数} \times 100\%$$

【实验结果】

粉防己对小鼠扭体反应的影响（扭体法）($\overline{X} \pm S$)

组别	动物数/只	剂量/(mg/kg)	扭体次数	抑制率/%
生理盐水				
粉防己				

【实验结论】

【讨论】

【注意事项】

1. 醋酸有挥发性，需现用现配。

2. 每只动物腹腔注射部位和操作技术需保持一致。

【思考题】

扭体法观察药物镇痛作用有哪些优缺点？

第三十章
温里药实验方法

第一节
药物对离体蛙心的作用

【项目名称】附子对离体蛙心的强心作用

【实验目的】学习斯氏（Straubs）离体蛙心灌注法。观察附子对离体蛙心的影响。

【实验原理】附子具有回阳救逆功效，其含有消旋去甲乌药碱具有明显的强心作用；利用离体蛙或蟾蜍心脏在任氏液环境中，一定时间内仍能产生节律性活动的特点，观察附子对离体蛙或蟾蜍心脏的强心作用。

【实验材料】

（1）实验器材　生物信号采集系统，斯氏蛙心插管，蛙心夹，蛙板，探针，注射器，吸管等。

（2）实验药品　4g/mL附子水煎醇沉液，任氏液，低钙任氏液，蒸馏水。

（3）实验动物　蛙或蟾蜍，50～200g若干只。

【实验方法】

1. 用探针破坏蛙或蟾蜍脑和脊髓，后背固定于蛙板上，依次剪开胸部皮肤、肌肉，打开胸腔并剪断双侧骨，剪开心包膜，暴露心脏。

2. 于主动脉下穿一线并打一松结，在左侧动脉沿心脏方向剪"V"形切口，约为主动脉口径的1/2，由此缺口向心方向插入插管，抵达动脉球后转向后方，同时用镊子轻提动脉球，向插管反方向上提，即可使插管尖进入心室。当见到管内液面随心跳而上下移动时就可将松结扎紧并固定，然后剪断左右侧动脉，手持斯氏插管，提起心脏，自静脉窦以下把其余的血管扎紧。在结扎线以下剪断血管，使心脏离体。用吸管吸尽管内和心室内的血液，最后使斯氏管内保留约1mL的任氏液。

3. 用带线的蛙心夹在心脏收缩时夹住心尖，线的另一端与张力换能器相连，待心脏收缩振幅稳定后，描记正常心脏活动曲线；然后用吸管吸出套管内的正常任氏液，换入低钙任氏液，稳定后描记心脏活动曲线，记录振幅和心率；再向套管内滴加0.4、0.8、1.6g/mL附子煎液20μL，使其终浓度为10、20、40mg/mL，观察记录药物对蛙或蟾蜍心率和收缩振幅的影响。

【实验结果】

附子对离体衰竭蛙或蟾蜍心率和收缩振幅的影响（$\bar{X} \pm S$）

组别	剂量/(mg/mL)	例数	心率/(次/min)	收缩振幅/mm
正常对照组	—			
低钙任氏液组	—			
附子煎液组	10			
	20			
	40			

【实验结论】

【讨论】

【注意事项】
1. 结扎其余血管时，一定要在静脉窦以下，切勿将静脉窦结扎，否则心脏会停止跳动。
2. 实验过程中在离体心脏表面适当滴加任氏液，以保持心脏表面湿润。

【思考题】
附子起强心作用的主要成分及作用机制是什么？

第二节
药物的抗心肌缺血作用

【项目名称】四逆汤抗心肌缺血的实验研究

【实验目的】学习心肌缺血实验方法。验证四逆汤对大鼠心肌缺血的保护作用。

【实验原理】四逆汤为回阳救逆之代表方，主治四肢厥冷、脉微欲绝等亡阳厥逆证。本实验利用动物大剂量静脉注射垂体后叶素造成冠脉痉挛而引起急性心肌缺血模型，观察四逆汤的抗心肌缺血作用。

【实验材料】

（1）实验器材　大鼠灌胃器，生物信号采集系统，针灸针，大鼠板。

（2）实验药品　四逆汤水煎液（2g/mL），垂体后叶素，戊巴比妥钠，苦味酸溶液。

（3）实验动物　雄性 SD 或 Wistar 大鼠，体重 180～220g。

【实验方法】

1. 大鼠随机分为四逆汤水煎液组和生理盐水组，分别称重、标记。
2. 四逆汤组灌胃 10mL/kg 四逆汤水煎液，生理盐水组灌胃等量生理盐水。给药 1h 后，戊巴比妥钠 40mg/kg 腹腔注射麻醉，仰位固定于鼠板上，皮下插入心电图电极，描记Ⅱ导联心电图。
3. 由舌下静脉或尾静脉注射垂体后叶素 0.75U/kg，10s 注射完毕。
4. 描记注射垂体后叶素后即刻、30s、1min、5min、10min、15min 的心电图。观察 T 波及 ST 段变化。

【实验结果】

四逆汤对大鼠急性心肌缺血 T 波幅度的影响（mV, $\bar{X}\pm S$）

组别	垂体后叶素前	垂体后叶素后					
		即刻	30s	1min	5min	10min	15min
生理盐水组							
四逆汤(20g/kg)组							

【实验结论】

【讨论】

【注意事项】

1. 垂体后叶素应临用前配制。
2. 大鼠注射垂体后叶素后一般 30s～2min 发生心律失常，持续 20s～5min 不等。

【思考题】

1. 四逆汤中起抗心肌缺血作用的主要成分及作用机制是什么？
2. 除以心电图变化为指标外，心肌缺血还有哪些评价指标？

第三节
药物的抗心律失常作用

【项目名称】附子水煎液的抗心律失常作用

【实验目的】学习心律失常实验方法。验证附子的抗心律失常作用。

【实验原理】附子具有抗缓慢性心律失常作用，能改善房室传导，加快心率。维拉帕米能阻滞心肌细胞慢通道，抑制 Ca^{2+} 细胞内流，能抑制窦房结的自律性，减慢心率，亦能延长房室结的有效不应期,减慢房室传导。

【实验材料】

(1) 实验器材　尾静脉注射器,生物信号采集系统,针灸针,小鼠板、

(2) 实验药品　附子水煎液(2g/mL),2.5mg/mL维拉帕米,1%戊巴比妥钠溶液。

(3) 实验动物　小鼠,雄性,18~22g。

【实验方法】

1. 小鼠随机分为附子水煎液组和生理盐水组,分别称重、标记。

2. 附子水煎液组灌胃附子水煎液 40mL/kg,生理盐水组灌胃等体积生理盐水。

3. 30min 后,分别腹腔注射戊巴比妥钠 30mg/kg 麻醉,固定,心电图稳定后记录Ⅱ导联心电图。

4. 尾静脉注射维拉帕米 8μg/g(体重),记录Ⅱ导联心电图,将实验结果记录到表格中。

【实验结果】

附子水煎液对维拉帕米诱发小鼠心律失常的影响 ($\bar{X} \pm S$)

组别	是否出现心动过缓	心动过缓持续时间	是否出现传导阻滞	传导阻滞持续时间
生理盐水组				
附子水煎液组				

【实验结论】

【讨论】

【注意事项】

小鼠尾静脉注射需要一定技巧,需要保证其成功率。

【思考题】

附子水煎液对维拉帕米引起的心律失常的作用有效成分和作用机制是什么?

第三十一章 止血药实验方法

第一节 药物对出血时间的影响

【项目名称】蒲黄对小鼠出血时间的影响

【实验目的】学习止血药的实验方法。观察药物对小鼠出血时间的影响。

【实验原理】出血时间的长短主要受血小板数量以及功能的影响,其次为血管壁的完整性和收缩功能。蒲黄可以增加血小板数量,使凝血酶原时间缩短;焙炭后使用止血效果更佳。

【实验材料】

(1) 实验器材 烧杯,灌胃器,秒表,手术剪,滤纸,电子秤。

(2) 实验药品 50%蒲黄水煎液,生理盐水,苦味酸溶液。

(3) 实验动物 昆明种雄性小鼠,(20±2)g。

【实验方法】

1. 小鼠若干只随机分为生理盐水组和蒲黄水煎液组,分别称重、标记。
2. 蒲黄水煎液组小鼠按照 0.2mL/10g(体重)灌胃蒲黄水煎液,生理盐水组小鼠灌胃等体积的生理盐水,每日 1 次,连续给药 7 日。
3. 末次药后 1h,将小鼠固定,距尾尖 3cm 处剪尾。
4. 每隔 20s 用滤纸轻蘸出血处,直至断端滤纸无血液,记录出血时间。

【实验结果】

蒲黄对小鼠出血时间的影响($\bar{X}\pm S$)

组别	剂量/(g/kg)	动物数/只	出血时间/s
生理盐水组			
蒲黄水煎液组			

【实验结论】

【讨论】

【注意事项】
1. 蒲黄必须连续灌胃3日以上才有可能出现阳性结果。
2. 室温对本实验影响较大,一般在16℃左右。
3. 用剪刀剪尾部的方向应一致。

【思考题】
蒲黄为何可以缩短出血时间?

第二节
药物对凝血时间的影响

【项目名称】三七对小鼠凝血时间的影响

【实验目的】学习用玻片法、毛细玻璃管法测定凝血时间的方法。观察三七缩短凝血时间的作用。

【实验原理】三七能促进血小板释放凝血活性物质,增高血液中凝血酶含量,从而缩短小鼠的正常凝血时间,达到止血之效。小鼠给药一定时间,取其血液,在毛细玻璃管内折断或载玻片出现血凝丝所需时间为凝血时间,观察三七的作用。

【实验材料】
(1) 实验器材 载玻片,毛细玻璃管,烧杯,灌胃器,秒表,手术剪,牙签,电子秤。
(2) 实验药品 10%生三七粉混悬剂,生理盐水,苦味酸。
(3) 实验动物 昆明种雄性小鼠,(20±2) g。

【实验方法】
1. 禁食(不禁水)20~24h小鼠,随机分为生理盐水组和生三七粉混悬剂组,分别称重、标记。
2. 生三七粉混悬剂组小鼠按照0.2mL/10g(体重)灌胃生三七粉混悬剂,生理盐水组小鼠灌胃等体积的生理盐水。
3. 给药1h后,用毛细玻璃管从眼睛内眦部插入眼底,直至血液从毛细玻璃管内流出,滴1~2滴至干净玻片上,立即开始计时。
4. 每隔15s折断毛细玻璃管1次(毛细玻璃管法)或用大头针沿血滴边缘轻轻挑动一次(玻片法),直至出现血丝,并记录时间,即为凝血时间。按下式计算凝血时间的缩短率:

$$凝血时间缩短率 = \frac{对照组凝血时间 - 给药组凝血时间}{对照组凝血时间} \times 100\%$$

【实验结果】

三七对小鼠凝血时间的影响 ($\overline{X}\pm S$)

组别	剂量/(g/kg)	动物/只	给药后凝血时间/s	凝血时间缩短率/%
生理盐水组				
生三七粉混悬剂组				

【实验结论】

【讨论】

【注意事项】

1. 实验时室温最好控制在15℃左右。
2. 毛细玻璃管采血后不宜长时间拿在手中,以免加速凝血时间。
3. 毛细玻璃管插入内眦后如无血柱出现,可将毛细玻璃管轻轻旋转一下即可。
4. 如出血不畅,血液在毛细玻璃管内时间过长会引起凝血,应更换毛细玻璃管。

【思考题】

1. 三七对小鼠凝血时间有何影响?此作用临床意义何在?
2. 阐述三七加速血液凝固的作用机制?
3. 出血时间测定与凝血时间测定实验的区别有哪些?

第三十二章
活血化瘀药实验方法

第一节
药物对冠脉血流量的影响

【项目名称】丹参、川芎和复方丹参对离体豚鼠心脏冠脉流量的影响

【实验目的】掌握离体心脏冠脉流量的测定方法。观察丹参、川芎和复方丹参对离体心脏冠脉流量、心率及心肌收缩力的影响。

【实验原理】垂体后叶素收缩冠脉，减少冠脉流量；异丙肾上腺素虽增加冠脉流量，但加快心率，增强心肌收缩力，使心肌需氧量增加。活血化瘀药丹参、川芎及复方丹参能扩张冠脉，增加冠脉流量，具有抗心绞痛发作的作用。

【实验材料】

(1) 实验器材　灌流装置，记录装置，超级恒温器，玻璃主动脉插管，量杯，培养皿，1mL注射器，剪刀，小镊子，烧杯，弹簧夹，充氧的橡皮球胆，秒表。

(2) 实验药品　丹参注射液0.75g/mL，川芎注射液1.25g/mL，复方丹参注射液3g/mL（丹参、降香各1.5g），硫酸异丙肾上腺素10μg/mL、脑垂体后叶素1U/mL、洛氏液。

(3) 实验动物　豚鼠，280~320g。

【实验方法】

1. 调节超级恒温器使其恒定在（37±1）℃。泵出的水打入冷凝管，使灌流液保持恒温。冷凝管下端经橡皮管与主动脉插管相连，冷凝管上端连灌流瓶。A灌流瓶中进气管之下端水平面即控制灌流液面之高度。调节灌流液面高度距离主动脉根部50cm左右。B灌流瓶不断通入恒定的氧气，使瓶内洛氏液被氧气饱和。当全部管道内充满已充氧气的洛氏液后用弹簧夹夹住。

2. 取豚鼠，用锤子击后脑致死，颈动脉放血。剪开胸腔和心包膜，轻轻提起心脏。剪断与心脏连接的血管，取出心脏，立即放入低温（4℃左右）洛氏液中并轻轻挤压，排出余血。在升主动脉与肺动脉间穿过一根丝线，在升主动脉最高处剪开一小切口，插入主动脉插管，结扎固定。打开弹簧夹，使洛氏液由冠脉经心肌而入右心房，从腔静脉和肺动脉的断端

流出。用蛙心夹夹住心尖，其连线连接于记录装置杠杆（或肌力换能器），描记心脏搏动曲线，用秒表记录心率；在心脏下方置一量筒以测定冠脉流量。

3. 使心脏适应和恢复 10～15min 后，冠脉流量、心率及心搏幅度基本稳定。连续测量 3min 的每分钟流量，若数量相近，以其平均值作为给药前的正常流量。豚鼠以 10～15mL/min 为宜，可根据心脏大小适当调节灌流压而加以控制。从主动脉插管上端的橡皮管（或主动脉插管之侧管）注入下述各药，测定给药后 1～10min 内每分钟流量、心率及心搏幅度，找出其极值，算出给药后流量之最大增减值。每给药 1 次，需待其恢复正常流量后再作第 2 次给药。

注：丹参注射液 0.2mL；复方丹参注射液 0.2mL；川芎注射液 0.2mL；硫酸异丙肾上腺素溶液 0.2mL。

【实验结果】

丹参、复方丹参及川芎对离体豚鼠心脏冠脉流量、心率及心搏幅度的影响（$\bar{X}\pm S$）

药物	浓度	冠脉流量/(mL/min)			心率/(次/min)			心搏幅度/mm		
		给药前	给药后	增减率%	给药前	给药后	增减率%	给药前	给药后	增减率%
空白组										
丹参组										
复方丹参组										
川芎组										
异丙肾上腺素组										

注：增减率＝[(给药后均值－给药前均值)/给药前均值]×100%。

【实验结论】

【讨论】

【注意事项】

1. 本实验也可采用大白鼠或家兔心脏。
2. 洛氏液必须用新鲜蒸馏水配制。
3. 制备离体心脏时注意保护心房，勿伤及窦房结。主动脉插管不能过深，以免堵塞冠脉，更不能插入左心室。整个手术和插管过程操作应迅速。
4. 实验必须在恒温、恒压和充氧下进行。

【思考题】

1. 丹参、川芎及复方丹参为什么可以用于治疗冠心病、心绞痛，而异丙肾上腺素则禁用于冠心病、心绞痛？
2. 为什么不能单纯以增加心脏冠脉流量作为筛选抗心绞痛药的指标？

第二节
药物对微循环的影响

【项目名称】 血府逐瘀汤对大白鼠肠系膜微循环的影响

【实验目的】 通过血府逐瘀汤对微循环影响的实验,揭示该方活血化瘀的部分实质。

【实验原理】 血府逐瘀汤为活血化瘀良方,能改善微循环。本实验借助显微电视录像装置观察大白鼠肠系膜微循环变化,以了解血府逐瘀汤对组织血流灌注的影响。

【实验材料】

(1) 实验器材　微循环显微彩色录像系统,冷光源,二道生理记录仪,大白鼠肠系膜观察台,超级恒温水浴,5000mL 广口瓶,小型水浴槽,手术剪,眼科镊,2mL 注射器,缝合线。

(2) 实验药品　血府逐瘀汤水煎醇沉液 2g/mL(当归 10g,生地黄 10g,桃仁 12g,红花 10g,枳壳 6g,赤芍 6g,柴胡 3g,桔梗 5g,川芎 5g,牛膝 10g,甘草 3g,共煎成 40mL);生理盐水;肝素钠注射液;乌拉坦溶液 20g/100mL;平衡克氏液(其中含 NaCl 7.7g、KCl 0.35g、$CaCl_2 \cdot H_2O$ 0.29g、$MgSO_4 \cdot 7H_2O$ 0.3g、$NaCHO_3$ 2g,蒸馏水加至 1000mL,充 95% N_2 和 5% CO_2 混合气体半小时,以排除平衡克氏液中的氧气)。

(3) 实验动物　SD 大鼠,180~220g。

【实验方法】

1. 选取空腹 12h 的大鼠 6 只,用乌拉坦溶液 1.4g/100g 肌肉注射麻醉。
2. 将手术野毛剪净。
3. 分离颈动脉,连接血压换能器,以二道生理记录仪监测血压,按 Chambers 法制备大鼠回肠系膜微循环标本,用 37℃恒温平衡克氏液不断向标本上滴注,每分钟(50±5)滴以保持标本的恒温、恒湿、恒 pH 和一定的离子浓度。
4. 用 Leitz 镜头(10T)和 CD-2 型彩色显微电视录像装置观测记录。
5. 在监测器屏幕上测定给药前后(小肠给药:血府逐瘀汤水煎醇沉液 0.8mL/100g)细动脉(A_3)细静脉(V_3)口径的变化,并用二道生理记录仪同步记录血压的变化,判断微循环改善的情况。

【实验结果】

血府逐瘀汤对大白鼠肠系膜血管口径的影响

动物号	A_3 口径/μm				V_3 口径/μm			
	给药前	给药后			给药前	给药后		
		10min 差值	20min 差值	30min 差值		10min 差值	20min 差值	30min 差值
1								
2								
3								

续表

动物号	A$_3$ 口径/μm				V$_3$ 口径/μm			
	给药前	给药后			给药前	给药后		
		10min 差值	20min 差值	30min 差值		10min 差值	20min 差值	30min 差值
4								
5								
6								
差值								
$\overline{X} \pm S$								
P 值								

【实验结论】

【讨论】

【注意事项】
1. 因温度对肠系膜微循环影响较大，保持活体肠系膜标本温度为（37±1）℃。
2. 腹部手术切口在 1.5～2cm 为宜。

【思考题】
根据本实验结果，讨论血府逐瘀汤活血化瘀作用的实质。

第三节
药物对血液流变学的影响

【项目名称】丹参和川芎对血瘀证大鼠血液流变学的影响

【实验目的】了解大白鼠急性血瘀证模型的复制方法。观察活血化瘀药丹参和川芎对急性血瘀证的防治作用。

【实验原理】给大白鼠注射大剂量肾上腺素模拟暴怒时的机体状态；随之以冰水浸泡动物，模拟外寒侵袭，复制出大白鼠血液流变性呈黏、浓、凝状态的急性血瘀证模型。观察丹参、川芎对血液黏、浓、凝状态的改善作用。

【实验器材】
（1）实验器材　剪刀，注射器，20mL 烧杯，水桶及冰块，试管，红细胞压积管，滴管，兽用长注射针头，离心机，黏度细胞电泳自动计时仪。

(2) 实验药品　肝素钠粉剂，生理盐水，肾上腺素 1mg/mL，丹参水煎液 1.5g/mL，川芎水煎液 1.5g/mL。

(3) 实验动物　Wistar 大白鼠，280～350g。

【实验方法】

1. 将 Wistar 大白鼠按下列设计分组，每组 8 只，雌雄各半。

2. 空白对照组。每天灌胃水 10mL/kg，连续 7 天，第 7 天皮下注射肾上腺素 0.8mg/kg，4h 后再注射 1 次，共 2 次。在第 1 次注射后 2h，将大白鼠浸入冰水 5min，然后禁食，于次日清晨进行实验检测。

3. 中药实验组。每天灌胃丹参或川芎水煎液 15g/kg，连续 7 天。于第 7 天复制血瘀模型，于次日清晨取血检测。

上述各组动物均不麻醉，剪开颈动脉放血。每只动物血样分别置于 2 支离心管内，其中 1 支加入少量肝素钠抗凝，另 1 支不加任何药品，让血液自然凝固。用血黏细胞电泳自动计时仪检测，并计算下列各项血液流变学指标：

(1) 全血黏度（比）（ηb）：高切变速度（700～600/s）、低切变速度（70～20/s）之全血黏度分别计算：

全血黏度（比）＝全血流速/生理盐水流速　　　　　　　　　　　　　　　　（式1）

(2) 全血还原黏度（比）＝（ηb－1）/红细胞压积　　　　　　　　　　　　（式2）

(3) 血清（或血浆）黏度（比）＝血清（或血浆）流速/生理盐水流速　　　　　（式3）

(4) 纤维蛋白原黏度（比）＝血浆黏度（比）－血清黏度（比）　　　　　　　（式4）

(5) 红细胞电泳率＝单位时间移动距离/单位电场强度　　　　　　　　　　　（式5）

[附] 血样准备

① 全血：取抗凝血放置 10min，用单层纱布过滤除去杂质和小凝块。用前充分混匀。

② 血清：直接取血，放置后离心即可。

③ 血浆：测定全血黏度后，将所余抗凝血离心即可。

④ 红细胞压积：将抗凝血用带长针头的 2mL 注射器注入压积管内，以 3000r/min 离心 30min。观察红细胞液面刻度，记下读数。

【实验结果】

药物对大白鼠急性血瘀证血流变学的影响（$\bar{X}\pm S$）

分组	动物数	全血黏度		血清黏度（比）	血浆黏度（比）	纤维蛋白黏度（比）	红细胞电泳时间/s	红细胞压积/%
		低切变速度（70～20/s）	高切变速度（700～600/s）					
空白对照组								
血瘀模型组								
丹参组								
川芎组								

【实验结论】

【讨论】

【注意事项】
1. 抗凝血样一般在室温下存放,不要存放于冰箱内,采血后,应在 4h 内完成测量工作。
2. 将血样注入黏度仪前,使血样充分混匀,并使血样沿壁缓缓流入,不宜出现气泡。

【思考题】
1. 血瘀证的形成受哪些因素影响?
2. 本实验两种刺激因素产生血瘀证的机理如何?

第四节
药物对血栓形成的影响

【项目名称】当归抗大鼠血栓形成的作用

【实验目的】掌握大鼠体外颈总动脉-颈外静脉血流旁路形成血栓的方法。观察当归抗血栓形成的作用。

【实验原理】当动脉血流中的血小板接触丝线的粗糙面时黏附于线上,血小板聚集物便环绕线的表面形成血小板血栓。血小板的黏附聚集功能受到抑制时,形成血栓的重量就较轻。因此,从血栓重量可测知血小板的黏附聚集功能。当归为活血药物,其有效成分阿魏酸钠对血小板聚集功能有抑制作用,可抑制大鼠血栓的形成。

【实验材料】
(1) 实验器材 手术剪,手术钳,丝线(4号、7号),聚乙烯管(内径 1~2mm),动脉夹,注射器(5mL、0.25mL),分析天平,称量瓶。
(2) 实验药品 当归水煎乙醇沉淀液 1g/mL,肝素钠注射液 12500U/mL,戊巴比妥钠 3g/dL,阿司匹林,生理盐水。
(3) 实验动物 SD 大鼠,330~370g。

【实验方法】
1. 取雄性大鼠,称重后随机分为当归组和空白对照组两组,每鼠经腹腔注射戊巴比妥钠 0.05g/kg 麻醉。
2. 气管内插入聚乙烯管以清除分泌物。
3. 分离右颈总动脉和左颈外静脉。动脉插管由连接在一起的 3 段聚乙烯管组成,两端的长约 3cm,中段长 6cm。在其中段(约 6cm)放入一根长 5cm 的 4 号手术丝线,将肝素钠生理盐水溶液 50U/mL 充满聚乙烯管。当管的一端插入左颈外静脉后,从聚乙烯管注入肝素钠 50U/kg。夹住管壁,插管的另一端插入右颈总动脉。
4. 手术完成后立即静脉注射药物(当归组)或生理盐水(空白对照组)。

5. 5min 后开放血流，则血液从右颈总动脉流经聚乙烯管，返回左颈外静脉。

6. 开放血流 15min 后中断血流，迅速取出丝线称重。总重量减去丝线重即血栓湿重。

【实验结果】

当归对血栓形成的影响（$\overline{X}±S$）

组别	动物数/只	剂量/(mg/kg)	血栓湿重/mg	血栓形成抑制率/%
对照组				
当归组				

注：血栓形成抑制率＝［(对照组血栓重-给药组血栓重)/对照组血栓重］×100%。

【实验结论】

【讨论】

【注意事项】

1. 手术过程要求迅速、操作熟练。

2. 注意及时吸出气管分泌物，保持呼吸道通畅。

3. 严格控制并准确给予肝素钠的剂量，否则会影响血栓的形成。

【思考题】

通过本实验，试讨论当归抗血栓形成的作用和机理。

第三十三章 化痰止咳平喘药实验方法

第一节 药物的平喘作用

【项目名称】蛤蚧定喘丸对组胺和乙酰胆碱致豚鼠哮喘模型的影响

【实验目的】学习组胺和乙酰胆碱喷雾引喘法。观察蛤蚧定喘丸的平喘作用。

【实验原理】蛤蚧定喘丸具有滋阴清肺、止咳定喘功效。利用组胺、乙酰胆碱可引起豚鼠呼吸急促、喘息、窒息甚至抽搐跌倒,观察蛤蚧定喘丸的平喘作用。

【实验材料】

(1) 实验器材 大鼠灌胃器,注射器,喷雾装置,秒表,天平。

(2) 实验药品 蛤蚧定喘丸(9g/丸),0.4%磷酸组胺溶液,2%氯化乙酰胆碱,苦味酸溶液。

(3) 实验动物 豚鼠6只,清洁级,雄性,体重500~600g。

【实验方法】

1. 取禁食12h、筛选合格的豚鼠6只,随机分为2组,分别为对照组和给药组,标记、称重。给药组豚鼠灌胃蛤蚧定喘丸混悬液2.6g/kg(体重),给药容量为1mL/100g(体重),对照组灌胃等容量蒸馏水。

2. 给药40min后,各组豚鼠分别放入密闭的喷雾装置内,随即喷入磷酸组胺和氯化乙酰胆碱(1:2)混合液15s。豚鼠在吸入混合液后经过一段潜伏期即产生哮喘反应。哮喘反应可分为4级:Ⅰ级呈现呼吸加速,Ⅱ级呈现呼吸困难,Ⅲ级抽搐,Ⅳ级跌倒,记录引起哮喘反应的潜伏期(自开始喷雾至跌倒时间)。

【实验结果】

蛤蚧定喘丸对组胺和乙酰胆碱致豚鼠哮喘模型的影响($\bar{X}\pm S$)

组别	动物数/只	给药剂量/(g/kg)	哮喘潜伏期/s
对照组			
给药组			

【实验结论】

【讨论】

【注意事项】
1. 实验前最好对豚鼠进行预选,潜伏期超过 150s 者弃之不用。
2. 本实验一般观察 360s,引喘潜伏期超过 360s 者则按 360s 计算。
3. 豚鼠昏倒后及时取出,否则会引起死亡。

【思考题】
平喘实验选择豚鼠的原因是什么?

第二节
药物的镇咳作用

【项目名称】复方甘草片对浓氨水致小鼠咳嗽的影响

【实验目的】学习浓氨水引起小鼠咳嗽的实验方法。观察复方甘草片的止咳作用。

【实验原理】复方甘草片所含的甘草流浸膏、阿片粉有较强的镇咳作用;樟脑及八角茴香油能刺激支气管黏膜,反射性地增加腺体分泌,使痰液稀释易于咳出。利用小鼠吸入刺激性化学药物反射性引起咳嗽,观察复方甘草片的镇咳作用。

【实验材料】
(1) 实验器材　注射器,小鼠灌胃器,500mL 烧杯,秒表,棉球,天平。
(2) 实验药品　复方甘草片,浓氨水,苦味酸溶液。
(3) 实验动物　雄性小鼠,体重 18~22g。

【实验方法】
1. 取禁食 12h 体重相近的小鼠,随机分为 2 组,分别为对照组与给药组。分别称重、标记。给药组小鼠灌胃复方甘草片 0.36g/kg,给药容量为 0.2mL/10g(体重);对照组灌胃等容量蒸馏水。
2. 给药后 40min,将小鼠放入倒置的 500mL 烧杯内,内放一棉球,往棉球上注入浓氨水 0.1mL,用秒表计时,记录咳嗽潜伏期(从注入浓氨水到出现咳嗽的时间)及 3min 内的咳嗽次数。将实验结果填入记录表。

【实验结果】

复方甘草片对浓氨水致小鼠咳嗽的影响（$\bar{X}\pm S$）

组别	动物数/只	咳嗽潜伏期/s	咳嗽次数
对照组			
给药组			

【实验结论】

【讨论】

【注意事项】

1. 观察小鼠的咳嗽动作应统一标准，以小鼠腹肌收缩、同时张大嘴、有时有咳嗽声，算作 1 次咳嗽。
2. 棉球应注意及时更换，每测完一只小鼠就应更换一个。
3. 观察小鼠咳嗽次数时最好将小鼠从烧杯内取出。

【思考题】复方甘草片中甘草流浸膏和阿片粉的镇咳作用机理是什么？

第三节
药物的祛痰作用

【项目名称】养阴清肺丸对小鼠气管段酚红排泄量的影响

【实验目的】学习酚红气管排泄法。观察养阴清肺丸对小鼠的祛痰作用。

【实验原理】养阴清肺丸具有养阴润燥、清肺利咽之功，能增强呼吸道的分泌功能。小鼠腹腔注射酚红后，酚红可部分从气管分泌排出。将气管段放入定量的生理盐水中，加 NaOH 使其显色，用分光光度计测出酚红的排泄量，可观察养阴清肺丸的化痰作用。

【实验材料】

（1）实验器材 手术剪，眼科镊，注射器，小鼠灌胃器，小试管，离心机，分光光度计。

（2）实验药品 养阴清肺丸（9g/丸），0.5％酚红溶液，1mol/L NaOH 溶液，苦味酸溶液。

（3）实验动物 小鼠雄性，体重 18～22g。

【实验方法】

1. 取禁食 12h 体重相近的小鼠，随机分为 2 组，分别为对照组和给药组，分别称重、标记。给药组小鼠灌胃养阴清肺丸混悬液 4.6g/kg（体重），给药容量为 0.2mL/10g（体重）；对照组灌胃等容量蒸馏水。

2. 给药后 40min，由腹腔注射 0.5％酚红生理盐水溶液 500mg/kg（体重）。30min 后，颈椎脱臼处死小鼠，仰位固定，剪开颈前皮肤，分离气管，剥去气管周围组织，剪下自甲状软骨至气管分支处的一段气管，放进试管中。用注射器共吸取 2mL 生理盐水分次反复冲洗气管腔，并振摇；再加入 1mol/L NaOH 溶液 0.1mL 振摇，2500r/min 离心 10min，取上清液，722 型分光光度计于 545m 处测定吸光度（OD）值。将实验结果填入记录表。

【实验结果】

养阴清肺丸对小鼠气管段酚红排泄量的影响（$\bar{X}±S$）

组别	动物数/只	给药剂量/(g/kg)	吸光度
对照组			
给药组			

【实验结论】

【讨论】

【注意事项】
1. 注意准确掌握动物处死时间。
2. 取气管段应统一标准。

【思考题】
为什么可以利用吸光度值评价药物的祛痰作用？

第三十四章 安神药实验方法

第一节 镇静作用

【项目名称】酸枣仁对小鼠自主活动的影响

【实验目的】掌握药物镇静作用的实验方法。观察酸枣仁对小鼠自主活动的影响。

【实验原理】在活动箱内,光线照射到对侧光电感应器上,动物在箱内每活动1次,感应电流发生改变,经过放大装置,使电脉冲驱使继电器启动,通过记录器记录动物活动次数。

【实验材料】

(1) 实验器材 XZC-4型小鼠自主活动测定仪,天平,注射器等。

(2) 实验药品 1g/mL酸枣仁水煎液,生理盐水。

(3) 实验动物 小鼠,雌雄各半,体重20(±2)g。

【实验方法】

1. 取小鼠,随机分对照组和酸枣仁水煎液组,分别称重、标记。

2. 酸枣仁水煎液组小鼠按照0.2mL/10g(体重)灌胃酸枣仁水煎液,对照组小鼠灌胃等体积的生理盐水。

3. 25min后将小鼠置于小鼠自主活动记录仪中,适应5min,然后记录5min内小鼠活动的次数。可间隔30min再记录1次,以观察药物作用持续时间。

【实验结果】

酸枣仁对小鼠自主活动的影响 ($\bar{X}\pm S$)

组别	剂量/(g/kg)	动物数/只	活动次数/(给药30min)	活动次数(给药1h)
对照组				
酸枣仁水煎液组				

【实验结论】

【讨论】

【注意事项】
1. 小鼠宜事先禁食12h，以增加其觅食活动。
2. 动物放入活动箱要有适应过程，各组间实验条件应力求一致以保证实验结果可靠。

【思考题】
酸枣仁抑制小鼠自主活动的机制是什么？

第二节
催眠作用

【项目名称】酸枣仁汤对戊巴比妥钠所致小鼠睡眠时间的影响

【实验目的】观察酸枣仁汤的催眠作用。掌握催眠药物实验方法。

【实验原理】戊巴比妥钠是中枢抑制药，阈剂量会引起小鼠翻正反射消失。酸枣仁汤由炒酸枣仁15g，炙甘草3g，知母6g，茯苓6g，川芎6g组成，能使阈剂量戊巴比妥钠所引起的小鼠睡眠时间明显延长。

【实验材料】
（1）实验器材　小鼠灌胃器，托盘，烧杯，计时器等。
（2）实验药品　1g/mL酸枣仁汤水煎液，生理盐水，0.4%戊巴比妥钠。
（3）实验动物　小鼠，雌雄各半，体重（20±2）g。

【实验方法】
1. 取小鼠，随机分对照组和酸枣仁汤水煎液组，分别称重、标记。
2. 酸枣仁汤水煎液组小鼠按照0.2mL/10g（体重）灌胃酸枣仁汤水煎液，对照组小鼠灌胃等体积的生理盐水，连续给药7天。
3. 末次给药30min后，各组小鼠按照0.1mL/10g（40mg/kg）（体重）腹腔注射戊巴比妥钠溶液。观察睡眠小鼠（翻正反射消失1min以上）的只数，计算入睡百分率；记录入睡小鼠的睡眠时间（翻正反射消失到翻正反射恢复的时间）。

【实验结果】

酸枣仁汤对戊巴比妥钠所致小鼠睡眠时间的影响（$\bar{X}\pm S$）

组别	剂量/(g/kg)	动物数/只	入睡百分率/%	潜伏期/min	睡眠时间/min
对照组					
酸枣仁汤水煎液组					

【实验结论】

【讨论】

【注意事项】
1. 实验前要进行预实验，找出戊巴比妥钠的阈剂量（90%个体入睡的剂量）。
2. 冬季室温低，动物不易苏醒，应注意保温。

【思考题】
1. 酸枣仁汤催眠作用的机制是什么？
2. 利用本方法筛选中枢抑制药有哪些优缺点？

第三节 抗惊厥作用

【项目名称】安神宁对硝酸士的宁引起小鼠惊厥的影响

【实验目的】学习抗惊厥药实验方法。了解安神方药的药理作用。

【实验原理】安神宁由刺五加浸膏、灵芝、五味子组成，具有扶正固本、益气健脾、补肾安神功效，用于神经衰弱、食欲不振等。本实验利用硝酸士的宁的兴奋中枢作用，观察安神宁的抗惊厥作用。

【实验材料】

（1）实验器材　小鼠灌胃器，托盘，烧杯，天平，注射器，秒表。

（2）实验药品　6%硝酸士的宁溶液，生理盐水，2%安神宁混悬溶液。

（3）实验动物　小鼠，雌雄各半，体重（20±2）g。

【实验方法】

1. 小鼠随机分对照组和给药组，分别称重、标记。
2. 给药组按照0.2mL/10g（体重）灌胃安神宁溶液，对照组灌胃等体积的生理盐水。
3. 给药后30min后，各组小鼠按照1.5mg/kg（体重）腹腔注射硝酸士的宁，观察惊厥潜伏期（从注射兴奋药至惊厥发生的时间），死亡时间（从惊厥开始至发生死亡的时间），计算死亡率。

【实验结果】

安神宁对硝酸士的宁引起小鼠惊厥的影响 ($\overline{X}\pm S$)

组别	剂量/(g/kg)	动物数/只	惊厥潜伏期/min	死亡潜伏期/min	死亡率/%
对照组					
给药组					

【实验结论】

【讨论】

【注意事项】

1. 除硝酸士的宁外，也可用戊四唑、印防己毒素等制备惊厥模型。
2. 给予致惊剂后，宜将动物置于鼠笼内观察。
3. 不要随意触碰动物，以免诱发惊厥。

【思考题】

1. 硝酸士的宁诱发惊厥的原理是什么？诱发动物惊厥发作还有哪些方法？
2. 查找安神宁的组成并分析其抗惊厥的作用原理。

第三十五章
补虚药实验方法

第一节
药物对免疫器官重量的影响

【项目名称】六味地黄丸对小鼠脾脏和胸腺重量的影响

【实验目的】学习掌握免疫器官重量测定实验方法。观察六味地黄丸对小鼠免疫器官（脾脏、胸腺等）重量的影响，并了解其对免疫功能的作用及机制。

【实验原理】泼尼松为免疫抑制剂，可使免疫器官减重。六味地黄丸可对抗泼尼松的免疫抑制作用。通过观察给药前后动物免疫器官重量的变化来判定六味地黄丸是否具有增强免疫功能的作用。

【实验材料】

（1）实验器材　电子秤，鼠笼，手术剪刀，眼科镊子，1mL注射器，滤纸等。

（2）实验药品　六味地黄丸（市售），0.25％醋酸泼尼松溶液，生理盐水，苦味酸溶液。

（3）实验动物　昆明种小白鼠，雌雄各半，14～20g。

【实验方法】

1. 小鼠称重后随机分为甲、乙、丙3组，用苦味酸溶液标记。

2. 分别按下列方案给予药物：

甲组灌胃给予生理盐水0.1mL/10g（体重），每日1次，连续7天。

乙组分别于第1、3、5、7日灌胃给予0.25％醋酸泼尼松溶液0.2mL/10g（体重），同时每日1次、连续7天灌胃给予生理盐水0.1mL/10g（体重）。

丙组分别于第1、3、5、7日灌胃给予0.25％醋酸泼尼松溶液0.2mL/10g（体重），同时每日1次、连续7天灌胃给予六味地黄丸4.8g/kg（体重）。

3. 末次给药后24h，脱颈椎处死小鼠，立即取出胸腺和脾脏，用滤纸吸干血液后称重，胸腺（脾脏）指数单位：mg［胸腺（脾脏）重量］/10g（小鼠体重）。

【实验结果】

六味地黄丸对小鼠脾脏和胸腺重量的影响（$\bar{X} \pm S$）

组别	动物数/只	脾脏重量/mg	脾脏指数/(mg/10g)	胸腺重量/mg	胸腺指数/(mg/10g)
甲组					
乙组					
丙组					

【实验结论】

【讨论】

【注意事项】
1. 必须用年幼的动物。
2. 胸腺和脾脏称重前，必须把其他组织分离干净。

【思考题】
六味地黄丸对免疫器官胸腺和脾脏有何影响？为什么？

第二节
药物对吞噬细胞功能的影响

【项目名称】当归补血汤对小鼠单核巨噬细胞吞噬功能的影响（碳粒廓清法）

【实验目的】掌握碳粒廓清法测定单核巨噬细胞功能的方法。观察当归补血汤对小鼠单核巨噬细胞功能的影响。

【实验原理】常用一些颗粒异状物（如胶体碳、印度墨汁、中华墨汁、刚果红染料等）静脉注入小鼠血液循环后，迅速被单核巨噬细胞所清除，主要被定居在肝脏和脾脏的巨噬细胞所吞噬。若将异物量恒定，则从血流中消除的速率可反映单核巨噬细胞的吞噬功能。

【实验材料】
(1) 实验器材 电子秤，鼠笼，1mL 注射器，毛细玻璃管，721 分光光度计。
(2) 实验药品 1g/mL 当归补血汤水煎液（黄芪 5g，当归 1g，共煎成 6mL），0.25% 醋酸泼尼松，生理盐水，0.5% 肝素钠溶液，0.1% Na_2CO_3 溶液，印度墨汁（用生理盐水稀释 2～4 倍），苦味酸溶液。
(3) 实验动物 昆明种小白鼠，雌雄各半，18～22g。

【实验方法】
1. 小鼠称重后随机分为 3 组，用苦味酸溶液标记。

2. 分别按下列方案给予药物：

甲组、乙组处理方法同"六味地黄丸对小鼠脾脏和胸腺重量的影响"；丙组分别于第1、3、5、7日灌胃给予0.25%醋酸泼尼松溶液0.2mL/10g（体重），同时每日1次、连续7天灌胃给予当归补血汤0.2mL/10g（体重）。

3. 末次给药60min后，每只小鼠尾静脉注射印度墨汁0.1mL/10g（体重），取预先用肝素钠润湿的毛细玻璃管，分别于注射印度墨汁后第2min、12min自眶后静脉丛取血20μL，溶于2mL 0.1% Na_2CO_3溶液中摇匀，以0.1% Na_2CO_3溶液为空白，测量各组样品在600nm处的吸光度值。

4. 脱颈椎处死小鼠，取其肝脏及脾脏并分别测定重量。按下式计算廓清指数K或校正廓清指数α。

$$K=\frac{\log OD_1-\log OD_2}{t_2-t_1}$$

$$\alpha=\sqrt[3]{K}\times 体重/（肝重+脾重）$$

式中，OD_1、OD_2为不同时间所取血样的光密度值；t_2-t_1为取两血样的时间差。

【实验结果】

当归补血汤对小鼠单核巨噬细胞吞噬功能的影响（$\overline{X}\pm S$）

组别	动物数/只	剂量/(mg/kg)	廓清指数K	校正廓清指数α
甲组				
乙组				
丙组				

【实验结论】

【讨论】

【注意事项】

1. 印度墨汁预先用生理盐水稀释，否则可致动物死亡。
2. 墨汁放置后碳粒会沉积于瓶底，用前需摇匀。
3. 须保证静脉注射碳粒的量、取血时间和取血量的准确。
4. 若肝、脾重量差异不大，则只计算廓清指数K值即可。

【思考题】

1. 机体免疫功能包括哪几方面？巨噬细胞吞噬功能属于哪方面的功能？
2. 试分析当归补血汤对免疫功能的影响？

第三节
药物对记忆功能的影响

【项目名称】复方党参对小鼠记忆获得性障碍的影响（跳台法）

【实验目的】学习记忆损伤动物模型的制备方法。观察复方党参对小鼠记忆获得障碍的改善作用。

【实验原理】动物在训练中受到电击，可以跳上跳台逃避电击，获得记忆。如训练前给予樟柳碱可造成记忆获得障碍；训练后短时间内樟柳碱可造成记忆巩固障碍；测验前给予樟柳碱可造成记忆再现障碍。可在记忆障碍动物模型上观察益智药物对动物学习记忆能力的影响。

【实验材料】

(1) 实验器材　跳台反射箱，注射器。

(2) 实验药品　复方党参口服液（浓度为 0.5g/mL）（党参 0.42g，炙甘草 0.08g，茯苓、陈皮、苍术、木香、大枣各 0.1g，炼蜜 0.33g），樟柳碱，生理盐水。

(3) 实验动物　昆明种小白鼠，雄性，18～22g。

【实验方法】

1. 取健康小鼠，称重，标记，随机分为 3 组。

2. 甲组和乙组灌胃生理盐水，丙组灌胃复方党参口服液，给药容积均为 0.2mL/10g（体重），每日 1 次，连续 10 日。

3. 末次给药后 1h，进行跳台训练。训练前 10min 乙组和丙组腹腔注射樟柳碱 5.5mg/kg（体重），造成小鼠记忆障碍模型；甲组腹腔注射等容量生理盐水。训练时将小鼠放在跳台仪内，适应环境 3min 后，通电（电压 36V），小鼠受电击后跳上跳台，跳下时双足同时接触铜栅为触电，视为错误反应。训练 5min，并记录触电次数。

4. 24h 后测试记忆成绩（5min 内跳下次数）。

【实验结果】

复方党参对小鼠记忆获得性障碍的影响（$\bar{X} \pm S$）

组别	动物数/只	剂量/(g/kg)	记忆错误(5min 内错误数)	
			训练期	测试期
甲组				
乙组				
丙组				

【实验结论】

【讨论】

【注意事项】
1. 对电刺激的反应，小鼠之间差异较大，测量两前肢脚掌电阻在 150~300kΩ 之间作为合格，否则弃之不用。
2. 每次实验要采用同一批动物进行，找出樟柳碱的最适剂量。
3. 实验过程中及时清理铜栅上的大小便，以免影响触电效果。
4. 具有益智作用的药物多作用缓慢，给药时间不宜过短，通常不少于 3~5 日。

【思考题】
1. 樟柳碱造成实验小鼠记忆障碍的机制是什么？
2. 复方党参改善实验小鼠记忆障碍的机制是什么？

第四节
药物的抗氧化作用

【项目名称】炙甘草汤对小鼠 SOD 活性的影响

【实验目的】学习抗氧化药物的研究方法。观察甘草对小鼠 SOD 的作用。

【实验原理】SOD 是体内清除自由基的重要物质，能催化 O^{2-} 与 H^+ 结合生成 O_2 和 H_2O。炙甘草汤能增强 SOD 活性，对 O^{2-} 有专一性抑制作用，使其清除增加。

【实验材料】
（1）实验器材 鼠笼，1mL 注射器，手术器械，离心机，721 分光光度计。
（2）实验药品 1g/mL 炙甘草汤（炙甘草 12g，人参 3g，桂枝、生姜、麦冬、麻仁、阿胶各 9g，生地 30g，大枣 15g），维生素 E，SOD 测定试剂盒。
（3）实验动物 昆明种小白鼠，雌雄各半，18~22g。

【实验方法】
1. 取健康小鼠，称重，标记，随机分为 2 组。
2. 甲组小鼠灌胃生理盐水，乙组小鼠灌胃炙甘草汤，给药容积均为 0.2mL/10g（体重），每日 1 次，连续 20 日。
3. 末次给药后小鼠眼眶取血，离心后分离血清，按照 SOD 测定试剂盒说明书加样，于 550nm 测定各样品的吸光度值，并计算 SOD 活性。

【实验结果】

炙甘草汤对小鼠 SOD 活性的影响（$\bar{X} \pm S$）

组别	动物数/只	剂量/(g/kg)	SOD 活性/(μ/mL)
正常对照组			
炙甘草汤组			

【实验结论】

【讨论】

【注意事项】
样品除选择血清外,也可选红细胞或其他组织。

【思考题】
1. 炙甘草汤抗氧化的作用机制是什么?
2. 自由基与衰老有什么关系?

第五节
药物对血糖的影响

【项目名称】 六味地黄丸对糖尿病模型小鼠血糖的影响

【实验目的】 学习化学性损伤胰岛 β 细胞造成糖尿病动物模型及测定血糖值的方法。观察六味地黄丸的降血糖作用。

【实验原理】 四氧嘧啶是一种 β 细胞毒剂,可选择性损伤多种动物的胰岛 β 细胞,导致胰岛素缺乏,血糖水平升高,形成四氧嘧啶糖尿病。通过观察药物对糖尿病模型小鼠血糖水平的影响来评价药物的降血糖作用。

【实验材料】
(1) 实验器材 鼠笼,1ml 注射器,毛细玻璃管,721 分光光度计等。
(2) 实验药品 六味地黄丸,四氧嘧啶,肝素,苦味酸溶液。
(3) 实验动物 昆明种小白鼠,雌雄各半,18~22g。

【实验方法】
1. 取禁食 12h 的健康小鼠,尾静脉注射新鲜配制的四氧嘧啶生理盐水溶液 50~90mg/kg(体重),3 日后,取禁食 12h 的小鼠,眼眶取血约 6 滴,肝素抗凝后离心(2500r/min)10min,测定血浆葡萄糖值。血糖值 >11.1mmol/L 的为制备成功的糖尿病模型小鼠。血糖测定采用葡萄糖氧化酶法。葡萄糖氧化酶是一种需氧脱氢酶,能催化葡萄糖生成葡萄糖酸和过氧化氢,后者在过氧化物酶作用下释放氧,与 4-氨基安替比林和酚氧化缩合,生成红色醌类化合物,在 505nm 波长处有特定吸收峰。

2. 将上述成功制备的糖尿病小鼠随机分为 2 组,分别灌胃生理盐水或 30% 六味地黄丸溶液 0.1mL/10g(体重),每日一次,连续 7 天。另取正常小鼠灌胃等容积生理盐水作为正常对照组。

3. 末次给药并禁食 12h 后，按上述方法再次测量各组小鼠的血糖值，并进行组间比较。

【实验结果】

六味地黄丸对四氧嘧啶糖尿病小鼠血糖的影响 ($\bar{X} \pm S$)

组别	动物数/只	剂量/(g/kg)	血糖值	
			给药前	给药后
正常对照组				
模型组				
六味地黄丸组				

【实验结论】

【讨论】

【注意事项】

1. 试剂需现用现配。
2. 动物需禁食 12h 后取血测定血糖。

【思考题】

补虚药中具有降血糖作用的药物有哪些？分别通过何种途径实现降糖作用？

习题答案（部分）

第一章 绪论

1. A 2. E 3. D 4. C 5. B

第二章 中药药效学

1. A 2. E 3. E 4. D

第三章 中药毒理学

1. E 2. E 3. C 4. E 5. D 6. C 7. C 8. E 9. B 10. A

第四章 中药药性理论的现代研究

1. B 2. D 3. E 4. C 5. C 6. A 7. E 8. B 9. A 10. D 11. B 12. E

第五章 影响中药药理作用的因素

1. C 2. D 3. D 4. A 5. D 6. C 7. A 8. B 9. C 10. D

第六章 解表药

1. D 2. E 3. D 4. A 5. A 6. A 7. D 8. A 9. C 10. E 11. C 12. B 13. E 14. C 15. C 16. B 17. A 18. E 19. E 20. E

第七章 清热药

1. E 2. E 3. D 4. E 5. C 6. D 7. D 8. D 9. B 10. A 11. A 12. C 13. D 14. E 15C

第八章 泻下药

1. E 2. C 3. C 4. D 5. B 6. D 7. E 8. A 9. E 10. D 11. B

第九章 祛风湿药

1. A 2. E 3. B 4. B 5. C 6. A 7. D 8. C 9. A 10. D 11. A 12. C

第十章 芳香化湿药

1. B 2. A 3. B 4. A 5. A 6. E 7. B 8. C 9. A 10. C 11. D 12. E

第十一章 利水渗湿药

1. D 2. C 3. A 4. B 5. A 6. D 7. A 8. E 9. D 10. B 11. A 12. A 13. E 14. E 15. B 16. B 17. D 18. E

第十二章 温里药

1. B 2. D 3. E 4. B 5. B 6. E 7. E 8. A 9. B 10. C 11. A 12. D 13. A 14. C 15. E 16. B 17. A 18. D 19. E 20. E

第十三章 理气药

1. B 2. B 3. E 4. C 5. A 6. C 7. A 8. D 9. B 10. D 11. D 12. D 13. C 14. A 15. A 16. A 17. E 18. C 19. E 20. E

第十四章 消食药

1. E 2. D 3. E 4. B 5. B 6. A 7. B 8. A 9. B 10. A 11. A 12. C 13. C 14. E 15. C

第十五章 止血药

1. B 2. C 3. D 4. E 5. C 6. C 7. A 8. C 9. A 10. A 11. B 12. A 13. B 14. B

第十六章 活血化瘀药

1. E 2. B 3. E 4. D 5. E 6. D 7. D 8. C 9. A 10. B 11. E 12. C 13. B 14. D 15. C 16. A 17. B 18. B 19. A 20. C

第十七章 化痰止咳平喘药

1. E 2. E 3. B 4. B 5. A 6. B 7. D 8. C 9. C 10. D 11. A 12. C 13. E 14. E 15. B 16. B 17. A 18. E 19. E 20. E

第十八章 安神药

1. A 2. E 3. C 4. E 5. A 6. A 7. C 8. A 9. E 10. A 11. A 12. B

第十九章 平肝息风药

1. C 2. B 3. B 4. B 5. A 6. C 7. E 8. E 9. A 10. D 11. B 12. C 13. C 14. A 15. B 16. E

第二十章 开窍药

1. A 2. C 3. D 4. D 5. A 6. B 7. E 8. D 9. E 10. E 11. B 12. A

第二十一章 补虚药

1. C 2. C 3. E 4. D 5. D 6. B 7. E 8. E 9. C 10. E 11. D 12. E 13. B 14. E 15. E 16. E 17. A 18. D 19. C 20. A 21. C 22. D 23. D 24. A 25. B 26. E 27. D 28. A 29. B 30. A

第二十二章 收涩药

1. D 2. D 3. A 4. B 5. D 6. A 7. B 8. B 9. E 10. D

第二十三章 外用药

1. A 2. B 3. B 4. C 5. E 6. A 7. C 8. C 9. C

参考文献

[1] 沈映君. 中药药理学 [M]. 2版. 北京：人民卫生出版社，2011.
[2] 陈奇. 中药药理研究方法学 [M]. 3版. 北京：人民卫生出版社，2011.
[3] 陆茵，马越鸣. 中药药理学 [M]. 2版. 北京：人民卫生出版社，2016.
[4] 彭成，彭代银. 中药药理学 [M]. 2版. 北京：中国医药科技出版社，2014.
[5] 袁先雄. 中药药理学 [M]. 3版. 北京：人民卫生出版社，2009.
[6] 徐宏喜. 中药药理学 [M]. 3版. 上海：上海科学技术出版社，2008.
[7] 李仪奎. 中药药理实验方法学 [M]. 2版. 上海科学技术出版社，2006.
[8] 中华人民共和国药典（一部）2020版.
[9] 李芝奇，范琦琦，陈美琳，等. 中药肝毒性的物质基础与作用机制研究进展 [J]. 中草药，2021，52（13）：4082-4095.
[10] 费晓雅，蒯仂，李秀丽，等. 麻黄主治效用探微 [J]. 世界中医药，2020，15（16）：2503-2506.
[11] 王淞，潘琳琳，朱俊楠，等. 国医大师张志远运用麻黄汤加减的经验 [J]. 中华中医药杂志，2020，35（04）：1801-1803.
[12] 陈光玮，田彦芳，万海同，等. 麻黄汤有效组分对发热大鼠的解热作用及与药动学相关性研究 [J]. 中国中药杂志，2019，45（03）：655-663.
[13] 刘艳，张国媛，陈莎，等. 经典名方麻黄汤的处方考证及历史沿革分析 [J]. 中国实验方剂学杂志，2020，27（1）：7-16
[14] 白雪，付瑞嘉，乐世俊，等. 雷公藤治疗类风湿性关节炎研究进展 [J]. 中草药，2020，51（01）：272-282.
[15] 许欣，李刚敏，孙晨，等. 附子水溶性生物碱及其药理作用研究进展 [J]. 中药药理与临床，2021，37（05）：213-219.
[16] 白娟，刘燕，王丹妮，等. 柴胡疏肝散在肝郁证中的作用机制 [J]. 中国实验方剂学杂志，2019，26（03）：199-204
[17] 董嘉琪，陈金鹏，龚苏晓，等. 山楂的化学成分、药理作用及质量标志物（Q-Marker）预测 [J]. 中草药，2021，52（9）：2801-2818.
[18] 杨丽，周易，王晓明，等. 炮制对半夏化学成分及药理作用研究进展 [J]. 辽宁中医药大学学报，2021，24（02）：49-53.
[19] 王依明，王秋红. 半夏的化学成分、药理作用及毒性研究进展 [J]. 中国药房，2020，31（21）：2676-2682.
[20] 黄凤英，高健美，龚其海. 半夏药理作用及其毒性研究进展 [J]. 天然产物研究与开发，2020，32（10）：1773-1781.
[21] 邓亚羚，任洪民，叶先文，等. 桔梗的炮制历史沿革、化学成分及药理作用研究进展 [J]. 中国实验方剂学杂志，2019，26（02）：190-202.